AF500430

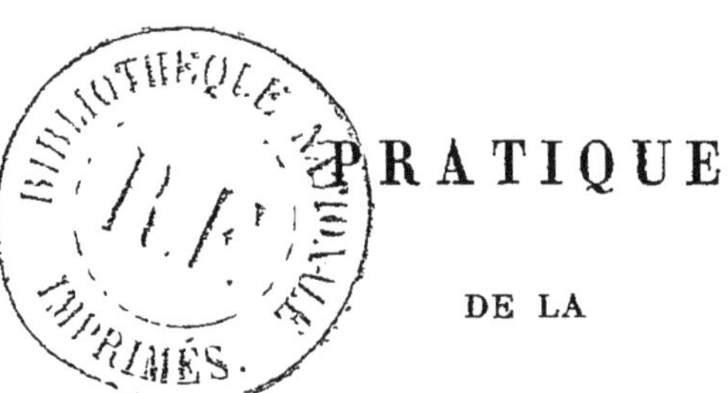

PRATIQUE

DE LA

CHIRURGIE ANTISEPTIQUE

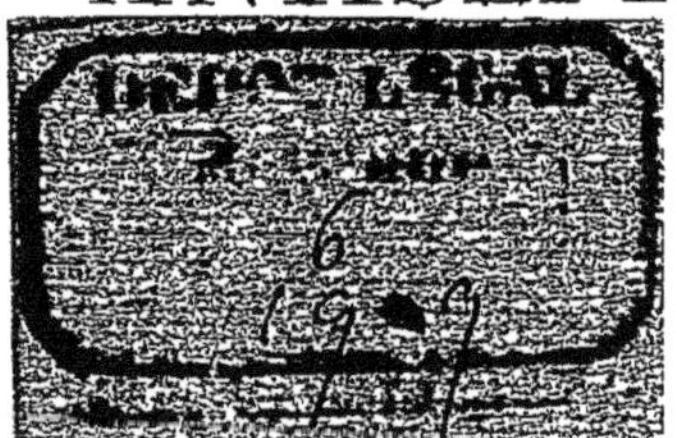

PRATIQUE

DE LA

CHIRURGIE ANTISEPTIQUE

LEÇONS PROFESSÉES A L'HOTEL-DIEU

PAR

Le Docteur Just LUCAS-CHAMPIONNIÈRE

CHIRURGIEN HONORAIRE DE L'HOTEL-DIEU
MEMBRE DE L'ACADÉMIE DE MÉDECINE
MEMBRE DU CONSEIL D'HYGIÈNE ET DE SALUBRITÉ DU DÉPARTEMENT DE LA SEINE

Avec un portrait de Lord Lister

PARIS
G. STEINHEIL, ÉDITEUR
2, RUE CASIMIR-DELAVIGNE, 2

1909

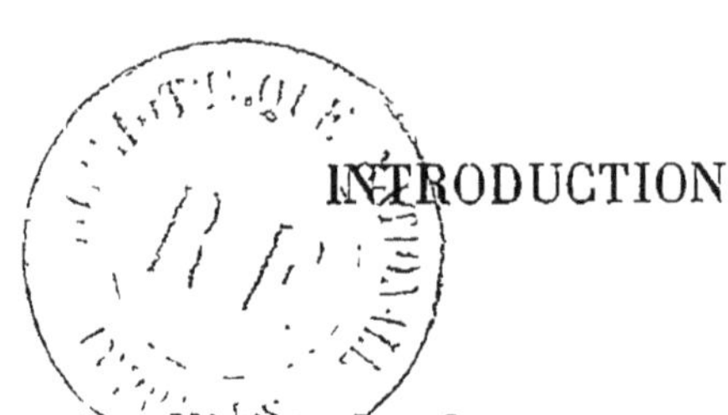

INTRODUCTION

Souvent sollicité de donner une nouvelle édition de mon *Manuel de chirurgie antiseptique*, j'ai pensé que cette publication n'avait plus de raison d'être, parce qu'il serait maintenant impossible de réduire la méthode antiseptique aux limites étroites d'un manuel. Celui-ci prendrait les allures d'un compendium, car il n'y a pas un fait chirurgical qui puisse être soustrait à cette *méthode antiseptique*.

J'estime au contraire que la publication de mes Leçons de l'Hôtel-Dieu consacrées à ma pratique antiseptique, donnant l'indication précise d'une pratique restée fidèle à l'enseignement du Maître de la chirurgie moderne peut rendre des services surtout aux jeunes chirurgiens, ou aux praticiens qui ne sont pas obnubilés par l'enseignement de certains Maîtres ou inféodés à des Écoles théoriques et intransigeantes.

J'ai cherché, moins à reproduire exactement mon enseignement oral parce qu'il a eu quelques succès, qu'à en extraire ce qui est immédiatement utile et ce qui peut guider très exactement pour les applications de la méthode.

Je voudrais surtout, aujourd'hui, comme autrefois, déterminer un certain nombre de chirurgiens d'esprit suffisamment indépendant, à expérimenter une méthode qu'ils n'ont jamais expérimentée.

Le grand obstacle, aujourd'hui comme autrefois, à l'extension de la chirurgie antiseptique est la méconnaissance absolue d'une méthode que l'on croit connaître parce qu'on interprète le nom d'antiseptique et parce qu'on adapte plus ou moins correctement les notions d'antisepsie aux données ordinaires de la pathologie chirurgicale.

La méthode antiseptique n'est pas seulement une application quelconque du principe de la suppression des germes. C'est une méthode clinique que l'on n'invente pas, qu'il faut apprendre, qu'il faut appliquer avec une fidélité persévérante.

Ce qui caractérise cette méthode clinique et ce qui a constitué le progrès chirurgical, c'est la constance et la perfection du résultat. Cette constance amenant la suppres sion absolue des complications qui menacent toujours la réparation des plaies est telle que si la méthode est régulièrement suivie les résultats sont identiques pour tous ceux qui l'appliquent.

Ceux qui voudront procéder à ces essais avec la persévérance suffisante sont assurés d'obtenir des résultats identiques à ceux que j'ai obtenus.

Il est impossible que la constatation de ces résultats, de la simplicité de cette méthode ne ramène plus ou moins directement à la chirurgie antiseptique ceux qui l'ont oubliée ou ceux qui ne l'ont jamais apprise.

Lorsque j'ai soutenu le principe antiseptique on m'a reproché d'avoir méconnu la chirurgie aseptique qui est le progrès, et d'avoir sur ce sujet des idées préconçues.

Il faut bien peu me connaître pour me faire un semblable reproche. Il faut avoir oublié ce que j'ai fait en chirurgie ou ne l'avoir jamais su.

Toujours passionné pour le nouveau et le progrès, j'ai compris et vu la chirurgie moderne avant tous mes contemporains. J'ai personnellement provoqué un mouvement considérable par des efforts, par des campagnes difficiles qui ont eu tant de succès qu'on les oublie volontiers aujourd'hui.

J'ai étudié les faits nouveaux invoqués par la chirurgie aseptique comme j'avais étudié la chirurgie de Lister. Mais en regardant de près, en me servant de tous les termes de comparaison, je suis arrivé à la conviction très documentée que la chirurgie aseptique n'a rien d'une méthode nouvelle. Elle ne présente que l'acquis de quelques moyens utiles de stérilisation et certaines applications techniques à des cas particuliers.

La chirurgie aseptique s'est exercée surtout pour la chirurgie abdominale. On est trop enclin à attribuer à l'asepsie les résultats merveilleux que le perfectionnement des techniques a apportés dans cette chirurgie. Chaque fois que l'on expérimente sur une autre partie de la chirurgie on rencontre des difficultés ou des imperfections qui montrent bien que l'asepsie ne répond pas à la généralité, à l'ensemble des faits chirurgicaux.

En sa généralisation actuelle elle ne représente qu'un recul très marqué sur la conception géniale de Lister et une pratique qui sera fatalement modifiée aussitôt qu'un engouement très explicable aura été atténué par l'expérience et le temps.

Cet engouement actuel et mondial a deux causes :

La première est la tendance naturelle à l'amour des complications, sentiment commun qui fait admettre que le progrès est en raison des difficultés de technique. C'est une erreur scientifique absolue. Le progrès dans les sciences comme dans l'industrie dépend toujours de la simplification des méthodes. Les complications actuelles de la chirurgie devraient être, pour tout esprit scientifique, indice de l'erreur commise.

La seconde cause est la méconnaissance absolue des propriétés des antiseptiques par la plupart de ceux qui en discutent l'action. Là je ne trouve rien de différent de ce que j'ai connu, il y a quarante ans, lorsque j'ai commencé à publier les faits acquis par l'expérience de Lister. On imagine qu'on a fait de la chirurgie antiseptique parce qu'on a utilisé quelques antiseptiques.

La négation des propriétés des antiseptiques est faite exactement dans les mêmes conditions d'erreur. Je ne connais aucun des chirurgiens pratiquant ce qu'on appelle l'asepsie qui ait sérieusement et suffisamment expérimenté les antiseptiques.

On vous dit aujourd'hui que les antiseptiques détruisent ou irritent les tissus comme on nous disait autrefois qu'ils provoquent l'inflammation et empêchent la guérison. Cette donnée opposée à la chirurgie antiseptique est toujours erronée.

C'est précisément parce que les motifs d'opposition sont exactement ceux que j'ai trouvés autrefois que j'ai la confiance parfaite dans l'avenir. Sans doute les conditions sont différentes parce que la pratique d'aujourd'hui que je veux remplacer ne donne plus cette situation formidable que nous avons pourtant eu tant de peine à modifier. La chirurgie que personne ne consentait à changer, contre laquelle nous avons lutté pendant des années, donnait la mort sans phrases pour la plupart des opérations courantes aujourd'hui. Les plus banales donnaient des mortalités effrayantes.

La mortalité après la kélotomie était la règle. Une statistique sincère de l'amputation du sein donnait 35 0/0 de mortalité pour des opérations presque toujours partielles, mais toujours incomplètes. Il est inutile de rappeler les rares tentatives de grandes opérations.

Toute la chirurgie était à l'avenant. On tenait pourtant à la conserver immuable.

Aujourd'hui, au contraire, la guérison est la règle. La chirurgie moderne emprunte assez aux doctrines et à la pratique de Lister pour avoir conservé un certain degré de sécurité, dont on se contente malgré des complications antiscientifiques. On conçoit donc toute la pein que peuvent avoir à expérimenter le nouveau ceux qui, satisfaits de leur pratique, se sont accoutumés à ces difficultés et se sont même attachés à elles par une conception scientifique erronée.

Mais j'espère trouver parmi mes lecteurs, comme j'ai trouvé parmi mes élèves, ceux qui auront l'esprit assez indépendant pour expérimenter avec quelque fidélité et quelque suite la pratique chirurgicale que j'enseigne et dont ils constateront bientôt la simplicité et la perfection.

Il serait facile d'accumuler en preuves les statistiques

les plus variées. Je ne veux ici qu'indiquer deux ou trois chiffres topiques et rappeler quelques données fondamentales.

J'ai cité au premier rang de mes opérations les résections du genou, l'une des opérations restées graves en notre temps, qui jusqu'à mon cent trente-troisième opéré, mort de délire alcoolique, ne m'avait donné aucune mort mais une perfection de réparation qu'aucun chirurgien n'a dépassée.

J'ai pratiqué la chirurgie articulaire, la plus dangereuse de toutes, sans jamais observer un cas de septicémie. J'ai pu montrer ainsi pourquoi je suis très partisan de la suture de la rotule pour laquelle je ne prends aucune des précautions recommandées par les chirurgiens aseptiques, alors que j'ai fait, je crois, plus de sutures de rotules qu'aucun autre chirurgien dans le monde.

En chirurgie péritonéale ma statistique de cure radicale de hernie qui comprend 1135 hernies inguinales et crurales ne compte que quatre cas de mort, aucun de septicémie (deux cas de congestion pulmonaire, un cas d'étranglement, une mort de chloroforme).

Encore faut-il remarquer pour ce chiffre comme pour tous les autres qu'ils comprennent tous ceux des périodes d'essais où la mortalité, pour les autres chirurgiens, a souvent été considérable.

J'ai fait le premier la chirurgie cérébrale et je reste l'un des chirurgiens qui l'ont pratiquée le plus longtemps et le plus complètement. Cependant on ne trouverait pas dans toute ma pratique, qui porte sur plus de trente années, un seul fait de septicité. On ne trouverait pas davantage un accident dû à l'irritation par les antiseptiques.

Quelle que soit la nature de l'opération abordée, mes résultats sont égaux ou supérieurs à tous ceux que je vois cités.

Mais l'absence de mortalité n'est pas la meilleure preuve de la perfection de la chirurgie.

Du moment que certaines précautions fondamentales sont prises, sauf pour quelques cas spéciaux comme le cas des opérations articulaires, la mortalité par septicémie ne peut plus être qu'accidentelle.

La perfection de la réparation est un fait bien plus caractéristique. Les petites suppurations secondaires, les cicatrices qui tardent à se faire, les retours de suppurations, les contaminations des points de drainage, et surtout les éliminations des fils profonds forment un criterium bien autrement caractéristique. Or, ayant fait sur ces sujets des enquêtes prolongées, j'ai constaté que si la perfection de réparation se rencontre chez un petit nombre de chirurgiens, il y en a beaucoup, parmi les plus résolument aseptiques, chez lesquels on ne la rencontre point. En témoignage me suffisent *les procès continuels faits aux fils perdus*, aux fils de suture que l'on accuse d'empoisonner la profondeur des plaies par défaut de stérilisation. C'est un fait que je n'ai jamais vu au cours de ma chirurgie.

Les suppurations secondaires, très rares et très limitées que j'ai vues avaient toutes pour cause manifeste quelque faute grossière commise lors des pansements. *Je n'ai jamais vu une élimination de fil* causer une semblable complication.

Cependant je n'emploie ni gants, ni masques, je ne baigne même pas mes opérés ; j'ai toujours admis dans ma salle d'opération tous les spectateurs quelconques, et tout en préférant un local bien disposé, facile à nettoyer, j'ai toujours eu peu de souci du milieu opératoire. J'ai toujours trouvé la même sécurité dans les milieux les plus défectueux où les blessés les plus divers sont confondus. Cette chirurgie est tellement régulière, elle simplifie tellement la question hospitalière, elle donne partout une telle puissance personnelle au chirurgien pour les cas difficiles, qu'il est impossible que l'expérience n'y ramène chacun.

Si ces leçons peuvent convaincre quelques lecteurs et ramener l'exercice de la chirurgie à un mode plus pratique, de simplicité plus scientifique, elles auront rempli leur but.

Non seulement il est plus près des enseignements de Lister, mais il découle plus directement des découvertes de Pasteur, quoi qu'on en ait pu dire.

Lorsque d'autres que moi auront mené cette même campagne avec quelque succès le progrès s'affirmera à nouveau.

De façon à donner à ces leçons le caractère le plus pratique possible, j'en ai supprimé bien des digressions qui avaient un caractère plutôt scientifique et qui avaient leur place surtout dans un enseignement complet destiné aux élèves.

En revanche, j'ai laissé subsister un certain nombre de répétitions de formules et d'indications pratiques. Ces répétitions sont utiles pour éviter au lecteur qui doit mettre immédiatement en œuvre l'enseignement de faire des recherches pour retrouver une indication thérapeutique donnée. On ne verra pas là une négligence d'auteur, mais le fait voulu pour faciliter l'action chirurgicale de ceux qui demanderont à ce livre les éléments d'une pratique méthodique, à suivre le plus facilement possible.

C'est pour la même raison que j'ai fait succéder à mes leçons sur la chirurgie antiseptique quelques-unes se rapportant à des applications de transaction que nécessite la chirurgie des cas septiques que personne n'a le droit d'oublier.

L'une des conséquences de la chirurgie aseptique est la négligence de cette chirurgie pour laquelle nous consultent l'immense majorité des blessés. J'ai donné les considérations principales qui s'appliquent à cette chirurgie générale.

I

THÉORIE ET PRATIQUE DE LA CHIRURGIE ANTISEPTIQUE

PROGRÈS RÉELS ACCOMPLIS DEPUIS SA DÉCOUVERTE. ÉTAT ANCIEN, ÉTAT ACTUEL. ERREURS ET DÉCOUVERTES RÉELLES.

Il y a un peu plus de trente ans, en novembre 1874, jai fait à l'hôpital de Lariboisière la première expérience de la chirurgie antiseptique en France. C'était l'une des premières faites dans le monde.

Je remplaçais Panas pour quelques semaines dans l'un des services les plus encombrés et les plus infectés de Paris. Dans la salle même où je soignai les opérés dès le premier jour, il y avait plusieurs sujets mourants d'érysipèle et d'infection purulente et aucun amputé n'y avait guéri de toute l'année.

Je résolus de faire toutes mes opérations suivant la méthode antiseptique, malgré la pauvreté des moyens dont je disposais, ne consistant qu'en acide phénique dissous dans l'eau.

Mais je pus préparer les aides, les mains, les instruments, la peau du sujet, en un mot suivre toutes les indications données par Lister et remédier par la fréquence des pansements quotidiens à l'insuffisance des pièces de pansement.

J'avais pris le service le vendredi 19 novembre 1874.

Le samedi matin 20, je fis une kélotomie pour hernie étranglée, le soir une désarticulation de l'épaule, le lendemain 21 une trépanation du crâne chez un sujet atteint de crises épileptiformes à droite et dans le coma.

Ces trois malades guérirent et j'eus l'occasion de faire en

outre dans ce mauvais milieu bien d'autres opérations qui furent heureuses pendant le court séjour que je fis à cet hôpital (il ne dépassa pas deux mois).

Le 27 janvier 1875 j'ai communiqué à la Société de chirurgie la très curieuse observation de trépanation du crâne qui devint pour moi l'origine de mes travaux sur les localisations cérébrales [1].

Un rapport de M. Duplay (17 mars 1875), élogieux pour ce succès, *critiquait l'importance que j'avais attribuée dans mon succès à la méthode antiseptique*, et montrait bien que la méthode antiseptique était vraiment inconnue pour tous.

J'estimai au contraire que je tenais là une première preuve de l'efficacité de la méthode pour laquelle j'avais entrepris une campagne de propagande depuis le 10 janvier 1869, époque à laquelle j'avais publié dans mon *Journal de médecine et de chirurgie pratiques* (10 janvier 1869) une description complète de la méthode observée par moi en 1868 à Glascow.

En 1875 j'allai à Edimbourg pour étudier l'état présent de la méthode et j'en rapportai tout le matériel nécessaire pour faire en grand l'application de cette méthode dans le service hospitalier de l'hôpital temporaire, qui est devenu depuis l'hôpital Laënnec, et pour lequel je venais d'être désigné.

En possession d'un grand service, pendant six mois je pus faire une application rigoureuse avec toutes les pièces de pansement, faire des opérations dites dangereuses et publier mon premier *Manuel de chirurgie antiseptique* en 1876.

Après de si longues années consacrées à la diffusion de la méthode antiseptique, j'ai quelque droit de rappeler que je puis être fier d'avoir vu, moi tout jeune, ce que devait être l'avenir de la chirurgie. J'ai fait plus; le jour de cette publication j'ai donné la première forme concrète et scientifique de la méthode de Lister. Le Maître s'était contenté de publier

1. *La trépanation guidée par les localisations cérébrales.* Académie de Médecine, 9 janvier 1877 et vol. de 150 pages, 1878.

des leçons isolées, de montrer des résultats, de faire des communications aux Sociétés savantes et n'avait pas présenté un ouvrage d'ensemble. Le mien fut le premier. Je pense que s'il fut lucide, bien présenté, fidèle au Maître, s'il montra la technique de la méthode et donna la théorie de la chirurgie de l'avenir, cela tenait à ce que j'étais dès longtemps pénétré des doctrines de Pasteur sur lesquelles Lister fondait scientifiquement sa méthode.

Les difficultés matérielles s'ajoutaient aux difficultés scientifiques ; les chirurgiens, qui aujourd'hui font construire aisément des salles d'opération et trouvent qu'un service où on a dépensé moins de cent mille francs est indigne d'eux, ne songent guère qu'il était alors impossible d'obtenir les quelques pièces de pansement nécessaires pour expérimenter une méthode nouvelle.

Pendant longtemps ce fut à mes frais que tous les pansements furent faits dans mon service et dans ceux dans lesquels j'allais expérimenter. Ce n'est pas que la dépense fût énorme, mais elle me permit une indépendance absolue et j'expérimentai à mon gré dans mon service et dans tous les autres où j'étais appelé par mes amis.

On peut même de ce souvenir tirer un petit détail, historique aujourd'hui. Les seuls chirurgiens qui de bonne heure me demandèrent de faire venir d'Édimbourg des pièces de pansements furent, en 1876, MM. Guyon et Verneuil.

Au commencement de 1877, Panas me demanda tous les renseignements pour faire venir à son tour des pièces de pansements.

Parmi les chirurgiens titulaires de services ce furent d'abord *les seuls* qui nous encouragèrent. Dans les services de Guyon et Verneuil je fis plusieurs opérations dès 1875 et Guyon le premier publia une courte statistique d'opérations réellement faites avec méthode.

Mon livre fut immédiatement traduit en anglais, en italien, en espagnol, en russe et souvent traduit en d'autres langues par des auteurs qui ne le citèrent pas toujours.

Depuis 1868, époque à laquelle j'avais vu Lister à Glascow, j'étais convaincu, j'étais acquis à la méthode qui avait été pour moi la révélation de la chirurgie de l'avenir. J'étais bien résolu à l'appliquer aussitôt que faire se pourrait.

En 1870, pendant la guerre, j'avais espéré trouver une bonne occasion. J'eus pendant quelque temps à diriger seul une section de l'ambulance n° 5 de la Société de Secours aux blessés à laquelle j'appartenais. Nous avions un petit approvisionnement d'acide phénique que l'on employait quelquefois en vagues pansements à des doses infimes. Je voulus emporter en un déplacement cet approvisionnement. Mon chef de service s'y opposa. Je n'en pus trouver d'autre dans le pays où je soignai de nombreux blessés qui mouraient d'infection purulente. La provision d'acide phénique en question fut, sans être utilisée, rapportée dans nos bagages à Paris.

Après 1871 je n'eus plus aucun service chirurgical à ma disposition. Je ne pus faire autre chose que diverses publications pour propager la méthode et essayer de déterminer son emploi.

Nommé Chirurgien des Hôpitaux de Paris en juillet 1874, je fis mon premier remplacement chirurgical le 19 novembre de cette année et immédiatement je fis l'application la plus méthodique possible des principes de Lister.

Dès le début, comme je viens de le rappeler, mes succès furent incontestables.

Dans les services que j'occupai je fis les opérations les plus hardies et les moins admises à l'époque, en les variant de toutes façons.

Je ne me contentai pas des opérations que je faisais dans les services qui m'appartenaient. J'allai de service en service appelé par les uns, forçant un peu la main aux autres et, dans les plus mauvaises conditions que l'on puisse imaginer, avec les ressources matérielles les plus modestes, je montrai les succès les plus frappants dans les services mêmes où les accidents régnaient sans aucune rémission.

Bien que je veuille vous parler surtout chirurgie, je ne puis m'empêcher de rappeler qu'à l'époque même à laquelle j'ai fait connaître en France la chirurgie antiseptique j'ai été le premier à appliquer aux accouchements la méthode antiseptique et à obtenir une réduction de la mortalité puerpérale à laquelle personne ne voulut croire pendant longtemps.

De 1874 à 1877 pendant des remplacements à la Maternité j'avais fait des essais préparatoires.

En 1878, nommé chirurgien de la Maternité de Cochin, je fis aux accouchements la première application de la méthode antiseptique, la première en France comme en tous pays.

La maternité de Cochin que je dirigeais présentait un perfectionnement des bâtiments nouveaux sur les bâtiments plus anciens. Malgré cela, l'échec en ce qui concernait les inflammations puerpérales était complet. Une très bonne tenue de la maison, qui était du reste fermée à tous les élèves, n'avait pas empêché d'abominables épidémies de fièvre puerpérale vraie et la mortalité y restait toujours élevée.

J'instituai pour toutes les femmes un traitement post-opératoire inspiré des pratiques de la chirurgie antiseptique et dont les éléments furent les suivants :

Préparer antiseptiquement tout ce qui vient en contact ou au voisinage de la plaie utérine. L'accouchement terminé, nettoyer la plaie utérine et la région vaginale avec un antiseptique puissant, puis laisser la réparation se faire dans le repos le plus absolu de la plaie (suppression des injections secondaires).

Dès mon année 1878 les résultats ont été les suivants : Accouchements : 770. Morts : 5. Une mortalité brute de 0,69 p. 100.

Chiffre que l'on peut opposer aux mortalités courantes officielles de 9,31 et au minimum de 2,32 pour cent de la Maternité voisine.

Mais trois femmes étaient mortes d'accidents non puerpéraux : une phtisique entrée au dernier degré, une péricardite sortie d'un service de médecine, une éclamptique morte deux heures après son entrée.

Il n'y avait eu en réalité que deux cas de mort, soit une mortalité puerpérale de 0,23, malgré de nombreuses opérations. J'ajouterai même que cette mortalité n'avait porté que sur des cas venus infectés du dehors.

Telle qu'elle était, elle était d'autant plus remarquable que j'avais ouvert largement le service aux élèves auxquels je faisais des leçons quotidiennes pendant les accouchements. La morbidité était très faible aussi.

A cette époque la mortalité à la maternité de Tarnier où on ne recevait jamais une femme enceinte suspecte d'accident, où on refusait même une femme qui avait de l'œdème des jambes, était restée fort élevée.

Continuellement Tarnier faisait arrêter les entrées pour empêcher de nouveaux cas de se développer.

Mon essai fut fait au milieu de difficultés inouïes aujourd'hui. Un détail vous amusera peut-être et vous donnera en même temps une idée des difficultés matérielles que nous avions à vaincre.

Comme j'exigeais que mes élèves eussent les mains lavées comme je les avais moi-même, et comme le savon administratif était détestable, j'en apportai pour mes élèves.

Le directeur de l'hôpital émit la prétention de m'empêcher d'introduire du savon dans l'hôpital. Ce ne fut qu'après des querelles homériques que je pus apporter à mes élèves le savon, les cure-ongles et tout ce qu'il fallait pour obtenir des mains propres *malgré l'administration.*

Là du reste, comme ailleurs, je ne demandai aucun sacrifice à l'administration et je me servis du matériel qui avait été utilisé au cours des épidémies les plus violentes.

Pour ce faire je n'avais besoin que de déployer quelque ingéniosité.

La grande difficulté était de vaincre la mauvaise volonté et les mauvaises habitudes du personnel, des élèves, des infirmières qui prenaient toutes les formes possibles.

Malgré l'activité que je développai et malgré ces preuves par moi toujours renouvelées, les chirurgiens furent bien lents à venir à la nouvelle méthode. A part quelques amis, j'étais partout mal accueilli. Beaucoup ont dit depuis avoir accepté le progrès et en avoir même pris la tête qui l'avaient combattu et même ne l'ont jamais appliqué depuis.

Je ne vous parle que pour mémoire d'une sorte de persécution dont j'ai été l'objet pendant bien des années de la part de ceux dont je dérangeais violemment la quiétude scientifique et dont les contemporains seuls pourraient garder le souvenir.

Depuis ce temps pourtant la pratique de la chirurgie a bien changé, les plus mal disposés ont dû transiger. Il a été impossible de résister à une part du progrès, il a fallu accepter une foule de modifications qui ont, pour tout le monde, transformé la chirurgie.

Mais ne croyez pas que l'esprit des hommes ait beaucoup changé pour cela. Apportez des preuves relatives à des faits qui contrarient de vieux préjugés et vous retrouverez le même doute, la même défiance, et la même confiance en soi-même. Vous avez vu ici bien des faits contradictoires de ce que vous observerez ailleurs. Ailleurs vous les verrez interprétés d'une manière toute différente de celle que je vous expose.

Je me suis efforcé de vous montrer ici une chirurgie régulière, non seulement sans infection, mais sans à-coup, sans les courtes suppurations secondaires, sans les éliminations de fils, chirurgie simple et toujours la même, quelle que soit la région intéressée.

Pour des opérations d'une extrême variété, dans les régions les plus dangereuses, je vous ai montré cette chirurgie donnant en général des résultats qu'aucune autre pratique n'a dépassés et pour certaines opérations particulières donnant une constance et une sécurité qu'aucune autre pratique n'a pu obtenir.

Je vous ai montré cette chirurgie simple, sans préparation compliquée, sans souci des prétendues sécurités nécessaires, sans souci des assistants, des voisins, et de bien des promiscuités redoutées, sans crainte du milieu, sans nécessités architecturales et matérielles.

Ne vous étonnez pas cependant de ce que vous ne verrez pas cette pratique régulièrement imitée et de ce que ce progrès que je vous montre réalisé, sans conteste possible, est loin d'être apprécié à sa juste valeur dans la science chirurgicale. Le résidu des vieilles doctrines est tel qu'aux expériences les mieux documentées, aux observations chirurgicales les plus prolongées on oppose la même défiance.

Vous avez quelque droit d'être étonnés que des faits que vous observez tous les jours ici, qui doivent par leur répétition vous paraître vulgaires, soient encore contestés. Ce n'est pourtant que la répétition de l'opposition que j'éprouvai autrefois. Seulement ceux qui méconnaissent ces faits pour les contester ont changé de prétexte. Ce n'est pas la science du passé qu'ils invoquent, c'est celle de l'avenir.

Ils imaginent que parce qu'ils connaissent mal les résultats incontestables de l'antisepsie ils ont fait des progrès extraordinaires avec l'asepsie.

Cette prétention au progrès nouveau, due simplement à des auteurs qui méconnaissent le progrès passé, peut étonner au premier abord. Avec quelque philosophie et quelque souvenir de ce passé on en trouve aisément l'explication.

Ce qui choquait le plus les chirurgiens lors de l'avènement de la chirurgie antiseptique c'était la simplicité du moyen employé. On admettait difficilement que toutes les suites de la chirurgie fussent changées simplement par des précautions qui suivaient un ordre déterminé en utilisant des éléments, des substances bien connues, qui avaient été utilisées vainement par bien des chirurgiens les plus autorisés. On accusait l'auteur et les propagateurs de la méthode d'en imposer par des rites quasi religieux. On la méconnaissait parce qu'on n'en pouvait comprendre l'importance, le mécanisme, l'évolution et surtout la *simplicité.*

En se souvenant de ceci il est facile de comprendre pourquoi les chirurgiens toujours férus des vieux principes, des vieilles habitudes ont profité de la première occasion pour chercher le progrès dans des complications, dans l'utilisation de moyens complexes qui flattent bien mieux leurs vieilles routines. La situation de la chirurgie actuelle n'a pas d'autre origine que ce sentiment de réaction et de retour aux erreurs du passé, du temps dans lequel on cherchait par les moyens les plus difficiles à échapper aux mystérieuses complications chirurgicales.

Lorsqu'on eut constaté qu'il n'y avait pas de résistance possible, que la différence entre les résultats des pratiques anciennes et celui des pratiques nouvelles était telle qu'il fallait aborder la nouveauté, fidèle aux vieux préjugés qui faisaient admettre qu'il y aurait lieu pour bien faire de recourir à des choses difficiles, antérieurement inconnues, on s'est précipité vers la difficulté et la complication qui devait donner des résultats merveilleux en proportion avec ces difficultés. Confiant dans la valeur préjugée de ces complications, les novateurs qui n'avaient pu comprendre la haute portée de simplicité de l'invention ont cru à la valeur de leur œuvre. Ils ont même pu être surpris de la facilité avec laquelle ils ont fait admettre de tous l'importance de ces complications dont ils n'ont jamais démontré l'utilité.

Mais leur œuvre est exactement la même que tant d'œuvres réactionnaires que l'on observe à la suite des grandes découvertes. On voit surgir des améliorations, de prétendues modifications de doctrines, des pratiques nouvelles avec un luxe prodigieux de moyens compliqués, tandis que l'œuvre primitive comme toutes les œuvres géniales, était simple et n'employait que les moyens justes, que ceux qui répondaient exactement à la réalité scientifique du progrès.

Aussi en présence des prétentions extraordinaires de la

chirurgie actuelle, des affirmations sans base de tant de ceux qui voudraient faire passer les complications actuelles de la pratique pour des progrès incontestables, j'ai pensé qu'il serait intéressant d'examiner devant vous les progrès véritables que la chirurgie a faits depuis ce temps, ce qu'elle a gagné, ce qu'on peut utiliser de *pratiques nouvelles basées sur de nouvelles données scientifiques.*

Sans doute si vous vous en rapportez à certaines publications, vous imagineriez aisément que ces progrès sont immenses, que tout a été bouleversé depuis ce temps et qu'il ne subsiste pas grand'chose de la pratique qui avait été fondée sur les principes modernes de la science de Pasteur.

Mais, pour estimer la valeur d'un progrès quel qu'il soit, il ne suffit pas de porter quelque jugement en l'air avec l'ignorance parfaite de ce qu'ont fait les prédécesseurs. Il faut bien savoir, avoir bien vu ce qui a été fait et comparer avec ce qui est fait actuellement.

Il ne faut pas confondre l'agitation avec le progrès, prendre quelque changement de nomenclature pour une découverte. Dans un temps de révolution scientifique, il arrive ce qui arrive après toute révolution. Il y a un progrès accompli, puis il y a les excès, puis les réactions, et en fin de compte, il n'est pas rare que le progrès soit étouffé par quelque réaction. Le temps seul ramène à la juste condition du véritable progrès.

Ce que Lister avait mis hors de doute et contre tous, ce que personne n'avait démontré avant lui, bien qu'on l'eût soupçonné pendant des siècles, c'est que ni les complications des plaies, ni la suppuration même ne sont une fatalité de l'évolution des plaies. Il ne faut accuser, comme on l'avait fait jusque-là, ni le milieu, ni l'air lui-même, ni le génie morbide, ni les mauvaises dispositions de la race. En dehors du sujet existent des germes et c'est leur pénétration dans la plaie qui amène tous les accidents et la suppuration, qui est une déviation de la réparation naturelle.

Si par une série de pratiques bien combinées on prévient

cet accès des germes dans la plaie, la réparation naturelle reprend son cours, la réparation sans suppuration et les accidents des plaies disparaissent.

Lister, qui avait scientifiquement suivi toute l'expérimentation de Pasteur sur les germes, chercha le procédé de stérilisation des plaies et des milieux où nous évoluons pour éviter l'accès des germes.

Pour réaliser ce desideratum Lister eût pu songer à créer des milieux sans germes. Il eût pu avoir l'idée qui règne actuellement de faire vivre les malades et les opérés dans les laboratoires complexes et, pour ce faire, il n'eût même pas eu grand'chose à créer.

Il ne faut pas croire en effet que ce soit chose si neuve en principe que les constructions actuelles des laboratoires et des salles d'hôpital compliquées. Le règne des architectes et des ingénieurs est déjà bien ancien. Il ne fait que se renouveler et changer de forme.

On avait déjà inutilement construit des hôpitaux compliqués comme celui de Tarnier pour les femmes en couches. On avait transporté des malades à la campagne. On les avait isolés. La construction de l'Hôtel-Dieu dont vous constatez aujourd'hui la désastreuse conception avait été longtemps discutée et passait pour devoir donner des résultats utiles.

Ce sont les mêmes errements qui recommencent. Les prétentions actuelles des nécessités d'isolement, les abus du luxe local, les précautions prises à force de dépenses et de multiplication de difficultés matérielles : tout cela flatte de vieilles habitudes et de vieux préjugés. Toutes ces choses sont *trop rationnelles* pour ne pas séduire ceux qui ne peuvent se détacher de vieilles méthodes.

Sans doute depuis Lister les architectes et les ingénieurs mieux guidés feront une besogne moins vaine. Mais cette besogne restera bien insuffisante, bien au-dessous du progrès acquis par Lister dont le grand sens clinique et la conception géniale avaient donné comme base à la chirurgie une sorte de formule simpliste. « Il suffit de stériliser une zone étroite, la zone opératoire. Il faut chercher cette stérilisation absolue et la maintenir jusqu'à la cicatrisation de la plaie. »

Il avait montré que cette stérilisation était réalisable et complètement acquise par l'emploi des antiseptiques et non comme l'ont cru tant de gens par le contact ou le pansement permanent par les antiseptiques.

Il n'a pas voulu inventer le pansement topique avec une substance antiseptique. Il n'a pas davantage inventé ce mot *d'antiseptique.*

Le pansement par les substances antiseptiques est bien vieux et la tradition chirurgicale nous fait retrouver l'emploi topique des substances antiseptiques jusque dans une antiquité très reculée.

Depuis que la chirurgie est régulièrement enseignée, les substances *cicatrisantes* étaient connues.

On savait qu'avec certains topiques la guérison était plus régulière qu'avec d'autres. Si par une extraordinaire aberration de pratique les chirurgiens du commencement du XIXe siècle l'avaient oublié, ceux du XVIIIe et leurs Maîtres l'enseignaient sans hésiter.

Au XIXe siècle même une réaction se faisait. L'énumération serait longue des chirurgiens qui, au cours du siècle dernier, ont fait des efforts pour remplacer l'abominable pratique des émollients et du banal cérat par l'emploi des substances dites astringentes, *cicatrisantes*, et depuis *antiseptiques.*

Cependant Lister ne voulait pas panser par le *topique antiseptique.* Il ne voyait dans l'usage de l'antiseptique qu'une action passagère sur tout ce qui devait toucher la plaie, sur la plaie elle-même et après la terminaison de l'opération à la périphérie de cette plaie *sans contact avec elle.*

« L'action de l'antiseptique est aussi nuisible aux éléments anatomiques qu'aux germes, disait-il, et il faut la réduire au minimum dans son action comme dans sa durée. »

Tous ceux qui ont procédé autrement se sont grossièrement trompés.

Ce sont eux qui ont motivé ce qu'on appelle la chirurgie aseptique. Ce sont leurs excès. Ce sont eux qui ont empoisonné des blessés avec du sublimé, avec de l'acide phénique ou avec beaucoup d'autres substances, ce qui n'est jamais arrivé ni à Lister ni à ses vrais élèves.

Lister lui-même a, dès ses premières années, dirigé la chirurgie dans ce sens. Il a cherché à modifier les conditions d'applications de l'acide phénique, de façon à le rendre le plus inoffensif possible.

Il a changé d'antiseptique. Il a étudié, non le sublimé, antiseptique irrationnel, toxique et instable, mais divers sels de mercure dont il a tiré des effets puissants.

Puis, avec son grand sens clinique, il a terminé en revenant aux *formules les plus simples* et en montrant que l'efficacité, la régularité et la facilité d'action de l'acide phénique dominait encore la chirurgie.

Mais ceux qui lui ont succédé dans cette période de quarante ans ont-ils changé quelque chose de fondamental dans sa théorie et dans sa méthode ? A coup sûr non ! Si depuis quarante ans des progrès ont été faits, ce ne sont que des progrès de détails.

La *théorie* de la réparation des plaies d'après Lister reste intacte; et la *pratique* que l'on croit extraordinairement différente reviendra fatalement à un emploi judicieux des antiseptiques que bien des chirurgiens, *antiseptiques honteux* se proclamant aseptiques, emploient plus ou moins régulièrement et qu'ils *emploieraient davantage s'ils les connaissaient mieux.*

On trouvera fort outrecuidante cette assertion relative *à une prétendue ignorance* de nos contemporains. Cependant rien n'est plus exact. La plupart des chirurgiens qui parlent antiseptiques et les proscrivent ne le font que parce qu'ils *les connaissent mal et ne les ont jamais expérimentés*. Qui du reste leur aurait appris à les connaître ? puisqu'aucun de leurs

Maîtres ne savait les utiliser suivant la méthode de Lister? Or il ne suffit pas de connaître leur nom ou d'avoir une idée vague de leurs propriétés bactéricides pour savoir les utiliser méthodiquement.

Sans doute on vous a dit que la théorie des germes était erronée, que les pansements antiseptiques contenaient tous des organismes. Ces prétendues notions positives nouvelles et contradictoires acquises par des microbiologues qui ont examiné des plaies traitées par les antiseptiques n'ont *jamais* été recherchées que chez des chirurgiens qui ne pratiquaient pas la méthode de Lister avec exactitude. Elles ont toujours été en contradiction avec les recherches pratiquées par Lister lui-même sur ses opérés ou par les élèves de Lister qui ont acquis une notoriété considérable en microbiologie.

Ni ceux qui ont prétendu trouver dans des plaies bien méthodiquement traitées la multiplication des germes, ni ceux qui ont prétendu reconnaître leur disparition sans antiseptiques n'ont fait avancer la pratique chirurgicale, ni la science chirurgicale.

On peut dire que dans cette période, si quelques progrès matériels ont été faits, ce qui n'a rien de surprenant, aucun progrès théorique n'a été réalisé qui fût de nature à modifier notre manière de voir relative à la réparation.

1° Progrès et changements dans la théorie.

Les progrès scientifiques faits depuis quarante années, les multiples observations, les expérimentations nouvelles n'ont rien pu changer aux données tirées par Lister des découvertes de Pasteur, données sur lesquelles il fonda toute la pratique *de la méthode antiseptique*.

Lister a construit tout son système chirurgical sur cette donnée :

« La réparation des tissus et des organes suivrait une marche régulière, jamais troublée par les complications des plaies, jamais modifiée par la suppuration, aboutissant toujours à la réunion par première intention, si n'intervenaient des germes qui existent seulement à l'extérieur des corps, à l'extérieur des organismes de l'homme et des animaux.

« Il a considéré ces germes comme la semence de la fermentation qui engendre dans la plaie des troubles divers, mais toujours nuisibles à la réparation. »

Qu'y a-t-il de changé aujourd'hui à cette conception ? On a mieux déterminé la nature des germes qui engendraient les accidents. On a reconnu certains germes pathogènes. On a vu que certains germes sont presque inoffensifs, sans toutefois en déterminer un seul dont l'innocuité soit suffisamment évidente pour qu'il y ait prudence en pratique à ne pas tenir compte de sa présence.

On a fait une meilleure distinction des organismes développés, des bactéries, et des germes proprement dits ou spores.

Cela a permis de démontrer que les uns sont beaucoup plus fragiles que les autres. Par conséquent, les uns sont faciles à éliminer, tandis que les autres doivent nécessiter des actions plus puissantes.

Cette connaissance des spores n'a pu qu'ajouter un argument à la nécessité d'agir vivement et d'assurer les efforts de protection avec une constance et une suite qui n'est réalisée que par l'action des antiseptiques puissants.

Il y a une notion qui peut être considérée comme nouvelle, c'est celle de l'existence au sein des tissus de germes, même lorsque la peau était intacte en apparence.

En étudiant la suppuration, au début, Lister avait pensé que tout foyer de suppuration qui n'a pas été ouvert ne contient pas de germes et que l'on peut l'ouvrir sans le stériliser et voir la réunion se produire, si on n'a pas laissé pénétrer de germes.

On reconnut bientôt que si le fait clinique est exact, il doit recevoir une autre interprétation et que tout véritable foyer purulent, même fermé, contient des organismes.

La voie de pénétration de ces organismes dans les foyers est variable.

Mais la constatation du fait montre une fois de plus la nécessité de stériliser tout foyer de suppuration, quel qu'il soit.

A-t-on pu démontrer que, contrairement à la doctrine de Lister, des éléments microbiens existent dans un organisme qui n'a pas été entamé?

Le progrès de la science a précisément fait la détermination exacte des cas rares de cette pénétration. Rare est peut-être un mot inexact. Mais si on se place au point de vue pratique du développement de la chirurgie et surtout de la chirurgie opératoire on peut affirmer que la donnée fondamentale de Lister est restée vraie.

Nous ne rencontrons pas d'éléments microbiens dans les tissus au milieu desquels nous agissons, si nous ne les avons introduits nous-même.

Vous pourriez penser que la découverte de la phagocytose a pu jouer un rôle considérable dans les modifications apportées aux pansements et aux traitements des plaies.

On vous a même dit sans doute que la constatation du rôle de défense du globule blanc qui a constitué dans le leucocyte un organe de destruction des microbes nous a enseigné que le rôle du chirurgien doit être borné à la protection du leucocyte. On vous a dit encore que pour jouer ce rôle l'action de l'antiseptique devient dangereuse.

Eh bien, quoi qu'on ait pu vous dire à ce sujet, la notion du leucocyte et de son rôle de destruction microbienne n'a eu à apporter dans la modération de l'action du chirurgien aucune modification.

« *L'organisme a une tendance naturelle à se défendre contre les microbes et il faut garder le plus intactes possible les forces de cet organisme pour assurer sa défense.* »

C'est au nom de ce principe que Lister usait de la plus petite quantité possible d'antiseptique.

C'est au nom de ce principe qu'il évacuait les liquides inutiles pour éviter la tension dans les tissus.

C'est au nom de ce principe qu'il repoussait la présence dans ces tissus de tout corps étranger inutile.

C'est encore au nom de ce principe qu'il demandait d'exercer sur les tissus en voie de réparation un certain degré de compression qui lui paraissait favoriser la vitalité des tissus et par conséquent favoriser les phénomènes élémentaires de défense de l'économie.

Les microbiologues modernes attribuent toute cette défense à l'action du leucocyte qu'ils ont surpris dans son action intime et dévorante sur les microbes.

C'est une constatation de fait dont l'intérêt n'est pas douteux. Mais elle ne change absolument rien aux nécessités de la pratique d'une chirurgie dirigée contre les évolutions microbiennes.

En réalité, de cette théorie de la leucocytose et du phagocyte il n'y avait rien à tirer de pratique, parce qu'*avant toute découverte relative à la leucocytose et au phagocyte*, Lister avait établi les conditions de résistance de l'économie qu'il ne faut pas troubler. Il avait insisté sur ce fait qu'il faut laisser à l'économie ses éléments de défense en lui épargnant l'action exagérée des antiseptiques. Le premier il avait montré la mesure qu'il faut mettre dans l'usage des substances qui pourraient troubler le mouvement normal de nutrition des tissus

En un mot il prenait depuis longtemps toutes les précautions que l'on conseille aujourd'hui au nom du phagocyte.

Il est même bon de vous faire remarquer, en passant, que dans son étude des actions élémentaires des phénomènes qui se passent dans l'intimité des tissus, alors qu'aucun microbe n'intervient et *que les forces naturelles et élémentaires de l'économie sont suffisamment protégées par le chirurgien*, Lister avait fait des constatations fort curieuses avant toutes les expériences modernes, qui sont restées très inférieures aux preuves tirées de sa pratique chirurgicale.

Lister a montré que si les microbes n'interviennent pas, les éléments morts de l'économie disparaissent sans laisser de trace. Leur résorption *sous l'influence de l'action des antiseptiques* est régulière, sans à-coup et on observe le fait pour tous les éléments frappés de mort jusqu'à des parties considérables d'organes. On voit même se produire la résorption des séquestres osseux ; on voit enfin au milieu des tissus bien protégés la résorption de corps organiques morts comme le catgut, les os décalcifiés et nombre de substances tout à fait étrangères à la région.

On a cru pouvoir tirer des conséquences importantes de la distinction des organismes ennemis en *aérobies et anaérobies.*

On avait pensé que la condition de la vie de ces organismes étant différente, certaines substances auraient eu une action sur les organismes anaérobies en leur apportant plus ou moins d'air et surtout d'oxygène.

Dans ce cas des substances n'auraient été antiseptiques que par cet apport et sans être toxiques en aucune façon.

En pratique cette distinction entre microbes aérobies et microbes anaérobies est sans grand intérêt.

D'abord la variété des microbes associés rend très difficile leur séparation. Puis les microbicides fournisseurs d'oxygène sans action toxique, connus comme microbicides avant cette distinction, ont une action redoutable sur l'économie par l'action réductrice très puissante qu'ils exercent sur tous les éléments anatomiques.

Par le fait et très heureusement, cette action réductrice permet qu'ils aient action *au moins égale sur les microbes aérobies et anaérobies.*. La distinction est donc en pratique dépourvue d'intérêt.

Deux constatations postérieures aux premiers travaux de

Lister ont paru très capables d'ébranler ses doctrines et de déconsidérer les principales pratiques de sa chirurgie.

L'une a trait à l'*absence des germes*, dans l'atmosphère, l'autre à la *présence de germes* dans les plaies pansées antiseptiquement.

Le fait de l'absence de germes dans l'atmosphère a eu une importance considérable. Il ne faut pas oublier que Lister au début de sa carrière était convaincu que les germes atmosphériques jouaient un rôle considérable dans la genèse des accidents des plaies. Après avoir cherché par divers moyens à protéger les plaies de leur accès, par la rapidité de ses pratiques, par l'application d'une compresse huilée, par l'application d'une compresse humide, il avait fini par les protéger par un nuage de liquide antiseptique pulvérisé : *le spray*. On peut même dire aujourd'hui que cette pulvérisation fut alors une sorte de symbole et de drapeau et l'étude des pulvérisateurs a joué un grand rôle. Le *pulvérisateur a forcé* l'attention et certainement beaucoup contribué à favoriser le mouvement de protection des plaies.

On a vu assez rapidement que l'existence des germes voltigeant dans l'atmosphère est plus irrégulière qu'on ne l'avait cru d'abord. On y trouve les microbes pathogènes beaucoup plus rarement qu'on ne les trouve fixés sur les objets et à la surface du corps.

Mais pourtant la présence des germes dans l'atmosphère est une réalité. Il n'y a point d'atmosphère sans germes.

L'abondance de ces germes croît très rapidement avec la présence de l'homme, avec les troubles de l'atmosphère. Dans les milieux hospitaliers elle atteint son maximum.

On avait cru pouvoir affirmer que, les germes étant absents de l'atmosphère, en supprimant avec soin tous ceux qui préexistent dans les objets matériels, en supprimant le contact des mains (gants), on met la plaie suffisamment à l'abri des germes et on peut se dispenser de faire subir aux tissus l'action pernicieuse des antiseptiques.

Eh bien, cette donnée théorique est fausse et c'est l'un des défenseurs les plus autorisés de la chirurgie aseptique qui l'a démontré. M. Quénu a, par des expériences très intéressantes, prouvé que dans l'atmosphère la plus pure il y a des germes en suspension, il a démontré en outre, ce qui était logiquement probable, que plus le local est habité, plus il est rempli de malades et plus l'atmosphère devient microbienne.

Ajoutez à cela que le représentant le plus éminent de la chirurgie aseptique, le professeur Terrier, disait à la Société de chirurgie que les fils les mieux aseptisés, qui ont séjourné quelques instants à l'air, sont devenus septiques.

Vous aurez après cette seule citation une idée de la difficulté que doit appeler le problème de la chirurgie sincèrement aseptique, c'est-à-dire de la chirurgie sans antiseptiques. Cette difficulté peut être exprimée en quelques mots.

Précautions minutieuses, installations coûteuses dont la perfection ne peut jamais être atteinte.

Incertitude pour les résultats, car un incident peut toujours survenir qui amène dans la plaie des germes dont la destruction n'est point assurée.

En pratique, la chirurgie aseptique n'est possible que dans des milieux extraordinairement préparés, dans de véritables laboratoires et malgré cela elle peut toujours mener à un désastre par l'apport de germes dont *la destruction n'est pas prévue par la méthode*.

Une autre constatation scientifique bien autrement grave passe pour avoir été faite, constatation qui devrait être fatale à la doctrine et à la pratique Listérienne :

Toutes les plaies sous les pansements antiseptiques contiendraient des germes, des microbes développés en abondance, malgré l'usage et la présence des antiseptiques.

Chose singulière : Lister et ses élèves directs qui ont pratiqué avec le plus grand soin et la plus grande compétence les recherches de ces faits n'ont jamais fait de constatations simples et contradictoires de leurs théories.

En revanche les auteurs qui ont publié de ces faits ont étudié les plaies traitées par des chirurgiens dont la pratique n'avait que de lointaines ressemblances avec celle de Lister. Encore même chez eux les constatations n'ont montré que des résultats très différents de ceux que l'on peut observer avec des pansements pas du tout antiseptiques.

Chez des chirurgiens réellement antiseptiques la réalité microbicide du pansement a toujours été constatée, même si toute disparition définitive d'éléments vivants n'avait pu être obtenue. Tout d'abord, sous un pansement antiseptique bien exécuté dans de bonnes conditions, et quand le renouvellement du pansement est fait avec les soins nécessaires au bout de trois ou quatre jours on ne trouve aucun organisme au voisinage de la plaie.

Si la durée du séjour d'un pansement est prolongée, ou si on examine une région voisine de la plaie, où il y a eu beaucoup d'écoulement, on trouve quelquefois des organismes misérables et point développés.

Si le renouvellement du pansement est fait dans de bonnes conditions, on ne retrouvera pas davantage de nouveaux organismes lors des pansements suivants.

A mesure que l'on s'éloigne de la date de l'opération, si la plaie est tout à fait régulière, aucun organisme n'est trouvable à son niveau.

Si, comme il arrive si communément, des croûtes subsistent au niveau des sutures, on trouve quelques rares organismes et si on n'a le soin de débarrasser la région à l'aide de quelques antiseptiques, des microbes peuvent se développer au voisinage d'une façon secondaire qui n'infecteront pas violemment la plaie, mais cependant qui retarderont son évolution d'une façon relative.

Que prouvent ces constatations contre la théorie ou contre la pratique ? rien absolument, si ce n'est que la pratique est difficile et que rares sont ceux qui l'accomplissent avec perfection.

Cela est tellement vrai que je n'accepterais que bien peu des observations microbiennes qui ont été faites dans des services que l'on nous cite comme vraiment antiseptiques.

Watson Cheyne, un des élèves de Lister, qui depuis bien longtemps a fait ces recherches avec conscience et persévérance, a constaté à maintes reprises que l'exclusion *absolue* des germes est chose plus rare qu'on ne l'avait pu admettre tout d'abord.

Mais il a constaté que la presence des organismes dans les liquides d'écoulement ou jusqu'au voisinage de la plaie n'avait rien montré de commun avec ce que l'on observe pour les plaies qui ne sont pas protégées antiseptiquement.

Les germes qui se développent ne sont pas les mêmes, ils sont misérables et sans vitalité. Ils ne menacent ni la plaie ni l'économie.

Il faut donc maintenir comme un dogme indiscutable que, partout où la *méthode antiseptique est rigoureusement appliquée*, les accidents sont écartés et la réparation est favorisée par l'obstacle à l'*évolution des germes* que réalise la méthode antiseptique.

Cela veut-il dire qu'aucune chirurgie n'est possible avec les germes ?

C'est précisément le contraire qu'il faut admettre. Les méthodes modernes ont raréfié ces germes, mais sans aller jusqu'à l'exclusion.

Elles nous ont débarrassés des micròbes pathogènes. Elles ont éliminé un certain nombre de microbes pyogènes.

Il subsiste un bon nombre de microbes dits inoffensifs parce qu'ils ne sont pas très nuisibles. Les chirurgiens, qui se contentent d'un à peu près peuvent faire ainsi une chirurgie qui n'a sans doute aucun rapport avec la chirurgie meurtrière du passé, mais qui n'a pas la sécurité absolue, la perfection à laquelle le progrès acquis par Lister donne droit et qui reste encore sujette à bien des aléas que l'on oublie trop. Pour que la chirurgie arrive à toute la perfection dont elle est actuellement susceptible, il faut qu'elle suive la théorie de Lister.

Est-ce à dire qu'aucun progrès, aucune modification n'a été faite pour la méthode et qu'il faille suivre pas à pas la technique que j'ai vu enseigner à Glascow en 1868, à Édimbourg en 1875, à King's College à Londres en 1878 et en 1881.

La réponse est bien simple. A chacune de ces époques Lister qui n'avait pas changé de théorie, de méthode, avait changé ou simplifié quelque chose dans sa pratique. L'étude clinique ou l'étude scientifique lui avait apporté des faits nouveaux qui lui avaient permis de progresser. Mais il procédait toujours en suivant *les mêmes principes*.

Si vous étudiez ma technique, vous en pourrez dire autant. Sans doute j'ai modifié çà et là beaucoup de choses dans cette technique et une opération faite par moi diffère beaucoup de celle que vous auriez pu voir faire par Lister en 1868 et même en 1881. Mais les principes restés les mêmes, le même ordre nécessaire des précautions donnent la même *régularité dans l'enchaînement des actes antiseptiques*, et la même régularité, la même précision dans le résultat. L'ensemble de cette chirurgie était caractérisé précisément par ce fait que *chaque détail est prévu et que nulle part l'accès d'un germe non prévu ne peut se produire*. Par conséquent nulle surprise dans l'évolution de la plaie.

Il y a plus, si vous examinez attentivement les pratiques des chirurgiens dits aseptiques, qu'y trouvez-vous? exactement la même marche, la même succession des pratiques destinées à stériliser la plaie pour le présent et pour l'avenir. Le moyen diffère, il a la prétention de faire appel à des moyens de stérilisation qui n'amènent pas de contact de l'antiseptique et de la plaie. Dans bien des cas il triche avec sa propre théorie et ses promesses. Mais en admettant même le cas bien rare de la fidélité la plus pure à sa propre doctrine, il suit exactement la succession des manœuvres qui constitue l'essence de la méthode antiseptique, que vous retrouverez, si vous dégagez ces manœuvres des extraordinaires complications dont elles ne peuvent se passer.

Au contraire, pour la méthode antiseptique, la théorie n'étant pas modifiée, l'expérience clinique a permis bien des modifications de pratique qui ont *constitué surtout des simplifications*. J'y insiste, en les passant en revue, parce que pour moi elles constituent le véritable témoignage que les chirurgiens antiseptiques *tiennent la vérité*.

Dans toute méthode scientifique, le progrès amène avec lui, comme caractéristique, la *simplification*. C'est bien ainsi qu'ont procédé ceux qui sont restés fidèles à la méthode antiseptique. Ceux au contraire qui se sont targués du progrès dit aseptique n'ont cessé de *compliquer* la chirurgie au point de la rendre inexécutable hors un matériel et des circonstances difficiles. Voyons donc en quoi ont pu consister les véritables progrès d'origine matérielle.

2° Progrès dans la pratique.

Si la théorie de Lister n'a pas été modifiée, la pratique et la clinique nous ont-elles apporté de grands progrès ?

Ici, nous avons répondu oui avec certitude. Pourtant ce oui doit être conditionnel, parce que nous n'admettons pas que la pratique actuelle et générale de la chirurgie soit en véritable progrès sur celle de Lister. Elle comporte certainement des éléments de progrès si on suit la méthode de Lister. Elle est très inférieure si ces éléments de progrès font abandonner la voie montrée par Lister.

Il est certain qu'il y a quarante ans, au moment où Lister organisait tous les détails de sa pratique, il fallait lutter contre bien des causes d'infection qui ont disparu par certains progrès matériels.

Exemple : tous les linges, tous les tissus que nous employons contiennent normalement des germes pathogènes ou non.

Avec la chirurgie de Lister faite dans les plus mauvais milieux il fallait en tenir compte et procéder à la stérilisation courante de tous ces éléments.

Aujourd'hui, avec les étuves ou les autoclaves, ces éléments nous peuvent arriver stérilisés.

C'est évidemment une simplification que nous aurions tort de négliger.

Ces mêmes autoclaves peuvent servir pour nos instruments. Il faut pourtant savoir les utiliser et je dis avec intention savoir, car c'est un art plus difficile que l'on n'imagine.

En passant en revue les manœuvres et les procédés employés par la chirurgie il sera facile de constater les progrès qui ont pu être acquis, de rejeter un bon nombre de complications qui n'ont que l'apparence du progrès, et de voir une fois de plus que les progrès de détails n'ont rien changé à la théorie qui continue à dominer toute la chirurgie du siècle.

A. — Progrès dus aux antiseptiques.

Antiseptiques agents de lavages. — Les antiseptiques agents de lavages, qui servent à stériliser les téguments, les cavités ou la surface des plaies, sont au premier rang de ceux qu'il faut considérer méthodiquement. Il est donc capital, par une indication rapide, relative à quelques types, de vous dire ce que les temps modernes ont apporté de perfectionnements dans leur multiplication ou dans leur mode d'emploi.

Cette revue n'est pas destinée à vous tout apprendre. Mais elle doit vous donner une idée des conditions requises pour un progrès antiseptique. Rien d'absolu en effet ne doit être formulé à leur propos. Tout est relatif. Quel que soit l'antiseptique, on peut l'employer et réussir, on peut même réussir sans aucun antiseptique.

Mais toute la question est de savoir si un *antiseptique a une valeur pratique*, a droit à la généralisation *et donne la sécurité absolue qu'on a le devoir de lui demander.*

Quelques citations vous montreront bien le sens dans lequel il faut diriger et poursuivre cette étude.

Acide phénique. — Lister qui fonda dès le début sa pratique sur l'usage habituel de l'acide phénique a cherché, dès ce début, à supprimer les qualités irritantes ou toxiques de l'acide phénique. Vous verrez dans le cours de ces leçons pourquoi il est regrettable que beaucoup de ses imitateurs ne l'aient pas suivi dans cette voie et n'en aient pas compris l'importance.

Lister vit rapidement que l'acide phénique *même cristallisé* conservait des corps étrangers toxiques et adopta l'acide phénique *mécaniquement purifié* (phénol absolu, acide phénique neigeux) qui aujourd'hui, pour quelques centimes de différence, vous donne un produit dont la mauvaise odeur et la toxicité sont infiniment modifiés. On ne devrait jamais employer une autre substance.

Il montra aussi que l'acide phénique dissous dans l'alcool était beaucoup plus irritant que celui dissous dans l'eau directement.

J'ai montré, pour ma part, que les propriétés irritantes de l'acide phénique disparaissaient encore mieux si on le dissout au préalable dans une petite quantité de glycérine.

Combien parmi ceux qui critiquent l'acide phénique savent tout cela ?

Je vous dirai plus tard, en vous faisant étudier le détail, comment j'ai pour ma part augmenté par la chaleur la valeur antiseptique de l'acide phénique. Mais dès maintenant je tiens à vous signaler ce fait sur lequel je reviendrai parce que je l'ai mis en relief le premier et je n'ai cessé de le faire bien connaître.

L'action de la chaleur donne à l'acide phénique une augmentation d'énergie que vous retrouverez du reste *pour tous les antiseptiques dont on élève la température.*

C'est avec la plus grande satisfaction que j'ai vu l'année dernière à Londres le professeur Horsley, qui fait son antisepsie avec un sel double de mercure, n'employer que la solution la plus chaude possible même en la mettant très largement en contact avec la substance cérébrale.

L'action d'un antiseptique employé aussi chaud que les doigts peuvent le supporter, c'est-à-dire vers soixante degrés, est infiniment multipliée. Elle est beaucoup plus rapide.

Il est inutile de répéter les contacts.

Depuis vingt ans j'ai procédé ainsi en élevant progressivement la température, en simplifiant mes moyens matériels pour obtenir cette température des solutions et en montrant que les antiseptiques que l'on disait être détruits par la chaleur, comme l'eau oxygénée, ont une action plus sûre par cette élévation de la température.

Multiplicité des antiseptiques. — On a multiplié à l'envi les antiseptiques et bien des chirurgiens se sont imaginés que du jour au lendemain ils allaient faire une invention parce qu'ils changeaient l'antiseptique et en choisissaient un qui leur avait paru efficace dans les verres à expérience ou dans les bouillons de culture.

Sublimé. — L'adoption du sublimé est l'exemple le plus extraordinaire. Lister, dès son apparition, avait estimé que d'autres sels mercuriels pouvaient être adoptés, mais qu'il fallait choisir des sels plus constants et point toxiques.

Depuis, le sublimé a passé par bien des fortunes, a été adopté sans examen sérieux par toute une génération de chirurgiens et à l'heure actuelle il justifie absolument l'appréciation des chirurgiens dits aseptiques, à savoir que la solution de sublimé est, sans inconvénient, remplacée par de l'eau simple stérilisée.

En revanche il continue à produire des accidents formidables. Sans compter ceux dont il est la cause en chirurgie, rappelons le nombre de morts qu'il a causées et qu'il cause encore parmi les accouchées et que Tarnier, son promoteur, avait été du reste le premier à signaler en donnant le conseil de l'abandonner.

Eau oxygénée. — L'eau oxygénée mérite une place à part parmi les antiseptiques.

En effet, tandis que les autres antiseptiques connus agissent pour la plupart sur les organismes microbiens en quelque sorte à titre de toxique, l'eau oxygénée, point toxique, détermine une sorte de combustion de cet organisme par l'oxygène qu'il fournit. Il arrête la vie du microbe, mais ne saurait être un poison à proprement parler pour l'économie du sujet.

L'usage du bioxyde d'hydrogène a constitué une innovation de valeur considérable et un progrès réel.

L'histoire même de cet usage est instructive et montre bien que dans l'emploi des antiseptiques, tout est méthode clinique et qu'en dehors de la méthode il ne faut pas compter sur le progrès.

J'ai pris une part considérable à l'adoption de l'eau oxygénée et cependant ce n'est pas moi qui l'ai conseillée d'abord. Mais ce n'est qu'après que j'ai montré comment l'usage devait en être réglé, que j'ai déterminé le rôle qu'elle devait jouer, qu'on l'a adoptée.

En effet, on l'a présentée d'abord comme un antiseptique topique et on a voulu en faire la matière d'un pansement. C'était une grosse erreur. Il est de toute évidence, pour quiconque a étudié les antiseptiques, qu'elle devait être d'utilité médiocre comme topique permanent.

Aussi peu à peu son usage fut abandonné, puis limité à de très petites actions.

Dans une communication à l'Académie (6 décembre 1898), j'ai montré l'extraordinaire puissance que l'eau oxygénée avait comme agent de lavage et d'imprégnation. En certains cas son action était supérieure à celle de tous les antiseptiques connus. Elle pouvait donc être employée non seulement comme antiseptique courant, mais surtout mise en usage contre l'envahissement septique des plaies.

A la suite de cette communication la consommation de l'eau oxygénée, jusque-là insignifiante dans les hôpitaux de Paris, fut de 16.000 litres pour une année et l'on me demanda s'il n'y aurait pas matière à substitution d'un antiseptique moins coûteux. Elle est actuellement de 102.000 litres.

Je pense que cette preuve de l'utilité de mon intervention serait difficile à nier. Si je la cite, c'est pour rappeler que son mérite était d'être fondée sur l'expérience clinique.

En effet, l'eau oxygénée est d'une puissance antiseptique indiscutable. Elle est telle que l'on peut aisément la substituer à tous les antiseptiques pour la pratique de la chirurgie. Toutefois, si on l'étudie avec soin, on verra qu'il ne serait pas sage de faire cette substitution, parce que cet antiseptique puissant a, sur toutes les matières organiques, une action réductrice puissante aussi. Il est destructeur de la cellule. Il ne faut l'employer qu'en certaines circonstances. Il n'est pas toxique, mais il peut arrêter l'évolution d'une plaie, retarder une cicatrisation, altérer un fil de suture. On pourra avec lui ne pas craindre le désastre de la septicité, mais il faudra se défier d'un défaut, d'un retard dans la réparation des plaies. En somme on sera loin d'avoir avec lui la régularité et la sécurité dans la réparation des plaies que l'on peut obtenir par l'utilisation de l'acide phénique, topique moins puissant mais plus facile à manier.

Permanganate de potasse. — Le permanganate de potasse appartient à une classe de médicaments antiseptiques dont l'action se rapproche de celle de l'eau oxygénée. Ce n'est pas un toxique au sens propre du mot. On n'a pas à craindre, par son usage, d'empoisonnements.

Chlorure de zinc. — Le chlorure de zinc méritait une place à part dans la série des antiseptiques. Il a joué dans la chirurgie de Lister un rôle considérable. Il a été chez nous un peu effacé. Il sera repris à coup sûr. Cette substance s'est montrée très puissante dans la chirurgie de la tuberculose sans qu'on ait bien déterminé sa valeur antiseptique qui paraît plutôt appartenir à celle des agents destructeurs des tissus qu'à celle de l'antisepsie proprement dite.

Autres agents de lavage. — Je viens de vous indiquer les agents de lavage principaux qui ont joué un rôle capital dans le progrès de la chirurgie moderne. Il est presque inutile de vous faire remarquer que si je voulais même simplement énumérer les agents utilisés ou utilisables je ne terminerais pas cette leçon aujourd'hui. Je n'ai voulu vous citer que des types. Je vous ferai connaître dans d'autres leçons chacun de ces types minutieusement et pratiquement étudiés et j'aurai l'occasion de vous parler d'autres substances. Ne soyez donc pas surpris si je n'insiste pas ici sur ces autres substances, les acides, les naphtolates, l'acide borique, les émulsions diverses et tant d'autres substances qui, même pour les lavages, sont appelés à jouer un rôle important.

N'oubliez pas qu'il y a beaucoup plus d'antiseptiques utilisables que l'on n'imagine. Il n'y a pas jusqu'au savon commun qui ne soit un antiseptique de valeur et dont l'utilisation méthodique ne puisse rendre de véritables services en chirurgie.

Antiseptiques fixes et corps nouveaux antiseptiques.— Dans la pratique de la chirurgie antiseptique on a apporté un véritable progrès par l'usage de ce que j'appelle les *antiseptiques fixes* pour les opposer aux agents de lavages et d'imprégnation, agents solubles, diffusibles, volatils dont l'action passagère est momentanément nécessaire, tandis que ces antiseptiques fixes assurent la création d'un milieu antiseptique indispensable pour organiser, lors des suites opératoires, la permanence d'une protection antiseptique autour de la plaie, empêcher des invasions avec lesquelles il faut compter et dont les chirurgiens aseptiques se défendent mal par la consommation prodigieuse des masses du pansement et par des renouvellements inutiles.

Lister au début s'était adressé à un antiseptique unique pour remplir les deux fonctions, et il en résultait de nombreux inconvénients.

Pour utiliser l'acide phénique en pansement permanent, après l'avoir utilisé comme agent de lavage, il avait dû constituer des pièces de pansement assez compliquées pour retenir la substance volatile. Il avait employé un *protective* pour défendre la plaie du contact direct de l'acide phénique et de ses vapeurs. Il avait utilisé un *imperméable* pour assurer la présence de ces vapeurs au voisinage de la plaie.

Or, tout en conservant l'acide phénique ou d'autres antiseptiques humides et diffusibles pour les plaies comme pour les instruments, on a cherché les substances fixes qui pourraient exercer une action antiseptique continue sur les sécrétions, tout en créant une barrière aux circumfusa microbiens tendant à envahir la pansement et la plaie. L'une des premières substances employées et qui est restée certes la plus importante fut *l'iodoforme*.

Iodoforme. — Il est incontestable que l'iodoforme a joué un rôle considérable en chirurgie en amenant une simplification des pansements.

Pas plus pour cet antiseptique que pour les autres, je n'ai jamais été pour les abus singuliers qu'il a fait naître. Je ne le considère pas comme la substance indispensable en chirurgie, parce que j'estime qu'en chirurgie, une seule chose est indispensable ; c'est la méthode. Mais j'estime que son usage bien conduit a amené des progrès considérables et que jusqu'ici on n'a trouvé aucun corps qui puisse le remplacer pour toutes ses propriétés utiles.

Mais il ne faut le prendre que pour ce qu'il est. L'iodoforme *n'est pas un antiseptique* au sens propre du mot. Il ne *devient* un *antiseptique* qu'au contact des matières organiques, des liquides qui provoquent sa décomposition. C'est le contraire du sublimé par exemple qui, lui, se décompose au contact des matières organiques pour s'annuler. Qu'en résulte-t-il ? c'est que c'est une substance fixe, précieuse pour un pansement permanent à la condition qu'on sache se garer de ses qualités irritantes ou toxiques.

Il faut même ne jamais l'employer en présence d'éléments microbiens en puissance, car il ne sert de rien contre eux.

L'iodoforme en présence de la suppuration *est un non-sens*. L'iodoforme a même besoin *d'être stérilisé* en certaines circonstances, car il peut receler des éléments microbiens.

Mais, stérilisé et mis en présence d'une plaie bien saine avec écoulement de liquide, il devient un élément de défense très précieux pour tous les microbes périphériques, il prévient bien l'infection des liquides d'écoulement.

C'est un agent de protection des plus précieux. Il donne un élément incomparable pour les pansements permanents et surtout pour les pansements devant séjourner inchangés pendant de longues périodes. Est-ce une substance sans inconvénients? Mais aucune substance n'est dépourvue d'inconvénients, pas même l'eau claire. L'iodoforme n'est pas coupable si des chirurgiens inconséquents, médiocrement instruits des choses de l'antisepsie, en ont fait un abus ridicule.

Lorsque j'étais de la commission des médicaments à l'Assistance, il y a pas mal d'années déjà, la Pharmacie Centrale nous accablait de plaintes relatives à son gaspillage. Entre autres, un de nos collègues, dans un service peu chargé du reste, *consommait quotidiennement 1 kilogramme* d'iodoforme sans compter la gaze iodoformée qu'on lui fournissait en plus. Cela causait un coût de plus de cent francs de dépense quotidienne.

Même pour les chirurgiens plus sages dans son emploi l'expérience nous a appris qu'il ne fallait user de l'iodoforme que dans des proportions bien plus faibles que celle que nous utilisions. J'ai, pour ma part, après leur usage au début fait disparaître les gazes chargées de cristaux pour n'accepter que des gazes légèrement imprégnées, mais par contre parfaitement stérilisées comme je le dirai plus loin.

Moyennant cela, les accidents locaux de l'iodoforme sont fort rares.

Encore faut-il que le chirurgien qui l'emploie ne commence pas par détruire par des lavages inconsidérés, et l'usage de la brosse, l'épiderme de la région opératoire. Si en pareil cas il a dans la suite une éruption iodoformée, c'est évidemment qu'il ne sait pas sa technique.

S'il a fait sur la région une compression exagérée il peut encore rencontrer ce même résultat.

Enfin, il est incontestable que certains sujets ont une extraordinaire sensibilité à l'iodoforme quoique ce ne soient que des cas d'une très rare exception.

Mais, ceci dit, il faut proclamer qu'on obtient avec les tissus iodoformés soit placés à l'extérieur d'une plaie, soit surtout en tamponnement, en mèches, des résultats que jamais ne donne à personne la gaze stérilisée.

J'ai fait couramment des hystérectomies vaginales avec pinces: en ne renouvelant le pansement qu'au bout de quinze jours, ce qui épargne au sujet bien des douleurs et de malaises, et je défie d'en faire autant avec la gaze stérilisée.

J'ai fait souvent sur des sujets des pansements uniquement avec la gaze stérilisée pour remplacer la gaze iodoformée. Je dois dire que je n'ai fait ces essais que dans les circonstances très favorables dans lesquelles le risque d'un peu de suppuration secondaire ne me préoccupait pas beaucoup.

C'est une chirurgie possible en supprimant habituellement le drainage, et en laissant toujours un aléa de suppuration secondaire. Elle n'est en rien comparable à la sécurité que donne la gaze iodoformée, avec des drainages abondants et compliqués.

Ainsi donc, pour qui sait le manier, considérez l'usage de l'iodoforme comme une des grandes conquêtes de la chirurgie.

Autres topiques fixes. — Parmi les topiques fixes je n'en connais aucun qui le puisse remplacer quoique j'en aie utilisé certains autres avec avantages.

C'est ainsi que *l'acide salicylique* peut rendre de réels services. Il faut se défier cependant de son action sur l'épiderme.

L'acide *benzoïque*, que j'ai employé souvent, peut être fort utile, il ne me paraît pas susceptible de généralisation.

Le *salol*, parmi les antiseptiques fixes, mérite de nous arrêter parce qu'il est un des plus mauvais que je connaisse et l'histoire de son adoption vous ferait apprécier toute l'imprudence que de nombreux chirurgiens ont commise à utiliser des antiseptiques simplement parce qu'*in vitro* ils avaient donné des résultats favorables.

Ce sel qui est peu ou point toxique par lui-même se décompose dans l'économie de façon à donner des sels toxiques. Il est plus dangereux que l'acide phénique, car il donne de l'acide phénique dans l'économie là où on n'en avait pas introduit.

Localement, il est dangereux pour la peau. Il empêche la réparation de l'épiderme et il est cause d'éruptions locales extraordinairement fréquentes.

Il devrait être proscrit des actions les plus simples. Les spécialistes des maladies de peau sont unanimes sur ce point. Il a pourtant joui d'une vogue véritable, tant la valeur des topiques antiseptiques est mal appréciée.

Cyanure double de mercure et de zinc. — Il serait impossible et injuste de passer sous silence l'antiseptique fixe qu'avait adopté Lister en dernier lieu : le cyanure double de mercure et de zinc.

Ce sel double insoluble lui sert à charger une gaze ou une masse de ouate employées en application directe sur la plaie.

Il suffit de constituer une masse absorbante qui en soit

imprégnée pour recevoir les sécrétions de la plaie, pour obtenir une protection très efficace.

Je n'ai point d'expérience personnelle de ce topique que j'ai vu appliquer avec un grand succès en Angleterre.

J'arrête ici cette énumération. Ce serait chose bien facile de l'étendre beaucoup.

Nous ne connaissons pas d'antiseptique avec lequel on ne puisse faire l'antisepsie, même le sublimé, lorsque, prévenu des inconvénients, on sait le manier. J'ai fait pendant toute une période la chirurgie avec *l'aristol* qui m'a donné de précieux résultats. Cependant je ne conseille pas l'usage habituel de l'aristol plus que je ne conseille aucun autre antiseptique plus rare, et je ne puis vous signaler aucun d'eux comme une conquête précieuse amenant de véritables progrès pour la chirurgie.

Je ne voudrais pourtant pas vous détourner de les essayer, car si vous procédez avec méthode il n'y en a guère qui ne puissent vous donner de beaux succès.

B. — Progrès dus aux procédés physiques de stérilisation.

On sait qu'aujourd'hui, sur les procédés physiques de stérilisation repose toute la préparation des actes chirurgicaux (instruments, linges, pièces de pansement, agents de lavage). Faut-il admettre qu'ils n'ont apporté aucun progrès ou que la chirurgie peut se reposer sur eux de toutes fonctions destructives des germes ?

Il serait aussi puéril de nier leur utilité que d'affirmer qu'ils sont indispensables pour l'exercice de la chirurgie. Pendant de longues années j'ai fait sans eux une chirurgie absolument irréprochable ; et je suis assuré de recommencer aujourd'hui dans les mêmes et heureuses conditions.

On peut éviter leur secours avec une méthode très régulière. Mais il est évident que ce secours peut beaucoup simplifier la besogne matérielle, et je ne vois pas pourquoi on s'en passerait.

Il ne faut pas considérer l'ébullition de l'eau additionnée de carbonates alcalins comme un moyen moderne de préparation.

Bien avant les œuvres dites d'asepsie on avait nettoyé les instruments difficiles à purifier avec l'eau et la lessive, avec *l'eau et la carbonade.*

On a pu perfectionner cette pratique, on ne l'a pas inventée.

Mais les étuves qui permettent des températures élevées, l'autoclave et l'élévation de température sous pression de vapeur constituent les moyens utiles de la stérilisation moderne.

Il ne faut pas imaginer toutefois que ces moyens soient irréprochables et que tout ce qui a passé à l'autoclave soit purifié de toute nécessité.

La manœuvre utile de l'autoclave est beaucoup plus compliquée qu'on ne le dit quelquefois et elle peut échouer pour des raisons qui ne sont pas toujours connues des opérateurs.

C'est ainsi que dans l'autoclave l'élévation de la température ne suffit pas. La durée de l'opération est capitale.

Même pour une longue durée d'opération, il ne faudrait pas se fier à la stérilisation définitive d'instruments qui, mal nettoyés, auraient conservé de ces noyaux de matières albuminoïdes qui protègent les germes contre l'action de la température infiniment plus longtemps qu'on ne le croit généralement.

Lorsque pour stériliser les instruments avant une opération nous avons adopté le trempage dans l'eau phéniquée au moment de l'opération, nous avons eu soin, comme Lister, de recommander que le nettoyage exact les eût d'abord débarrassés du surcroît des matières organiques qui pouvaient les imprégner.

Pour ne citer que les pinces, le nettoyage préalable des mors était une nécessité. On a cru que l'autoclave parerait à l'insuffisance de ce nettoyage. Il est imprudent de s'y fier. Les germes enrobés dans des matières albuminoïdes ont une résistance énorme. C'est là ce qui a rendu l'étuve sèche illusoire.

Il est certain toutefois que le passage des instruments à l'autoclave est un heureux progrès, surtout pour les instruments difficiles à nettoyer (pinces). Les aiguilles complexes en ont besoin aussi. Mais elles le supportent très mal en l'absence de précautions spéciales.

L'autoclave, pour la préparation des compresses de toutes sortes, rend encore de véritables services, aussi n'ai-je pas hésité depuis bien des années à faire passer à l'autoclave les compresses que je me contentais autrefois de faire bouillir dans une solution faible d'acide phénique [1].

Ebullition. — Pour beaucoup de chirurgiens aujourd'hui l'ébullition, surtout dans une solution saline, résume toute préparation. Je crois en effet qu'elle est capitale non seulement parce qu'elle tue des germes, mais parce qu'elle nettoie à fond les instruments ; et la sagesse consiste à nettoyer les instruments dans un bain alcalin et à les stériliser dans un autre.

Mais, ce que j'enseigne surtout, c'est que cette stérilisation, excellente pour les instruments non tranchants, est déplorable pour ceux-ci. Il est vrai de dire qu'elle est bien inutile pour le chirurgien antiseptique et je l'ai montré tant de fois qu'il n'est pas nécessaire d'y revenir.

Il n'en est pas moins vrai que l'on aurait tort de se passer des ressources qu'offre l'ébullition et l'emploi de la chaleur d'une manière générale.

Mais il faut ne voir là que les éléments d'un perfectionnement et non la base d'une méthode nouvelle à mettre en paral-

1. On remarquera qu'à l'heure actuelle les étuves sèches et à vapeur sous pression sont, pour les stérilisations efficaces, partout remplacées par des étuves antiseptiques, à formol surtout. C'est un retour au principe antiseptique, dont on tirera les meilleurs résultats.

lèle avec la méthode antiseptique, ce qui serait reculer de beaucoup en arrière sans espoir d'un bénéfice sérieux.

C. — Drains et drainages.

A propos des drains vous trouverez deux faits signalés dans les auteurs.

Un acte chirurgical : la suppression des drains, et *un mode de préparation :* leur stérilisation par la chaleur. En ce qui concerne la *suppression du drainage*, les chirurgiens modernes la vantent beaucoup comme un progrès de méthode.

Il faut bien savoir que tel qu'ils le pratiquent, loin d'être un progrès c'est un retour en arrière.

Le drainage pour la plupart des opérations que je fais, n'est pas une nécessité. C'est une condition de sécurité et de perfection de la réparation. Si je draine, après une cure radicale de hernie, ce n'est pas parce que je ne peux me passer du drainage. C'est parce que j'ai l'expérience qu'avec le drainage je me mets à l'abri de ces hématomes qui empoisonnent un grand nombre des opérations des autres chirurgiens. Moi, je n'en vois jamais.

C'est aussi parce que j'ai l'expérience qu'une plaie bien drainée et réunie par première intention donne une *cicatrice* bien *plus régulière* et bien plus *solide* que la plaie fermée *sans drainage* dans laquelle il y a eu toujours un épanchement de sérosité si petit qu'il soit.

Si les chirurgiens dits aseptiques ont cessé de drainer, c'est avant *tout par impuissance.* Sous un pansement fait avec des substances simplement stérilisées l'infection d'une plaie drainée est toujours menaçante. Au minimum il faut se hâter de faire des pansements nouveaux. Même avec ces pansements fréquents l'infection secondaire est facile.

Si la plaie a été fermée, sans issue, les chances d'infection sont moindres, tant qu'une nécessité d'épanchement ne l'a pas fait ouvrir à nouveau.

Pour ces chirurgiens la sécurité est donc subordonnée à cette bonne fortune qu'il ne se fera pas dans l'intérieur de la plaie d'accumulation de sérosité ou de sang. Le moindre hématome les condamne à la suppuration secondaire, à l'élimination des fils dont il est bien connu qu'ils ne peuvent pas se garer.

C'est une des raisons pour lesquelles la chirurgie articulaire leur réussit si mal. C'est que pour lui donner une sécurité réelle il faut de bons drainages et que ces bons drainages sont tout à fait dangereux pour les articulations non protégées par un pansement antiseptique.

N'acceptez donc pas comme un progrès de la chirurgie actuelle la suppression du drainage. Les chirurgiens antiseptiques l'ont supprimé en maintes occasions. Quand ils le conservent ou y reviennent c'est qu'ils savent la supériorité de la détente par drainage. Les chirurgiens aseptiques l'ont supprimé surtout parce qu'il rend essentiellement dangereuse la chirurgie aseptique. S'ils le faisaient couramment, comme nous, leur chirurgie serait désastreuse, *c'est surtout par crainte qu'ils y renoncent.*

Toutefois je fais remarquer que pour le chirurgien antiseptique, il ne saurait s'agir du drainage par des drains de part en part, ni du drainage des lieux declives, ni d'une foule d'obligations qui n'appartiennent qu'à la chirurgie septique.

Substance des drains et stérilisation. — Le drain pratique est toujours le drain de Chassaignac en caoutchouc plus ou moins modifié dans ses formes et dans ses calibres.

Toutefois on a drainé, depuis la chirurgie antiseptique, avec bien des substances différentes.

Les tubes en verre ont été préconisés. J'ai moi-même employé des drains de diverses espèces sensiblement différents de ceux qui sont généralement utilisés. J'ai inventé des drains en caoutchouc durci, en aluminium. En pratique j'ai continué à me servir des gros et petits drains de caoutchouc.

Je crois pourtant qu'aujourd'hui la facilité des stérilisations est telle que l'on pourrait utiliser bien des substances que l'on aurait hésité à employer autrefois.

En effet la stérilisation des drains de caoutchouc mou est beaucoup plus difficile que l'on ne pourrait l'imaginer au premier abord et que ne l'avons imaginé pendant longtemps.

A une certaine époque, j'ai vu des accidents de plaie dont j'ai cherché la source en vain dans toutes les conditions de la plaie et du pansement. J'ai fini par la trouver dans les drains qui pourtant avaient subi les bains dans lesquels la stérilisation se faisait régulièrement pour toutes les autres pièces du pansement.

Sans y insister davantage j'en conclus qu'il est nécessaire pour être assuré de l'asepsie d'un drain de prendre les précautions les plus minutieuses et que le passage du drain à l'autoclave *longtemps prolongé et renouvelé au besoin* s'impose. J'en conclus aussi que cette nécessité étant acceptée, il est loisible d'adopter pour les drains des formes que nous avions abandonnées pour leur difficulté de stérilisation.

Drains sans tubes. — On peut considérer comme un intéressant progrès le drainage par différentes substances qui n'ont pas la forme de tube.

Les premiers de ces drains furent les drains de crins de cheval, puis les drains de catgut.

Peu généralisés, ils ont encore néanmoins leur indication spéciale. Mais ce qui surtout a donné un progrès des plus intéressants pour le drainage c'est l'emploi de la mèche de gaze stérilisée ou imprégnée de substance antiseptique.

Cet usage de mèches pour le drainage n'est en vérité que le rappel d'une manœuvre ancienne, *le placement de la tente*, que tous les chirurgiens appliquaient pour obtenir successivement l'écoulement de la sérosité post-opératoire, puis de la suppuration qui lui succédait.

Je ferai remarquer en passant que pour toute la chirurgie antérieure au XIXe siècle, qui savait se garer des accidents des plaies, la mèche ou tente était toujours *enduite d'une substance antiseptique.*

En ce qui concerne l'état actuel des choses les mèches de drainage sont constituées par de la gaze stérilisée ou bien par de la gaze imprégnée d'une substance antiseptique.

Il y a des conditions dans lesquelles il est défendable de ne pas introduire, dans la profondeur des tissus, de substances antiseptiques. Mais d'une manière générale je suis partisan des mèches imprégnées de substances antiseptiques sur les variétés desquelles j'insisterai plus tard.

Le souvenir des *drains résorbables* mériterait peut-être une note historique, je crois que ces instruments ont disparu avec l'expérience.

D. — Role de la chaleur dans les stérilisations.

Il y aurait grand intérêt à consacrer une étude spéciale au rôle que l'on a fait jouer à la chaleur dans les stérilisations. On y trouverait à la fois des enseignements précieux et des préjugés ridicules qui ont envahi la pratique et dont les effets sont fort peu connus de ceux qui se livrent à cette pratique par simple imitation et n'en connaissent bien ni la théorie ni l'expérience.

C'est un fait reconnu que le passage aux hautes températures et l'action prolongée de la flamme jouent un rôle capital dans la purification des objets qui peuvent les supporter, de telle sorte que les matières organiques et les germes fixés à leur surface puissent être détruits.

Mais si on regarde de près les pratiques fondées sur ces données indiscutables on voit bien des fautes commises.

Les flambages bien faits à la lampe à alcool jouent un rôle considérable dans toutes les expériences de microbiologie où l'exactitude et la régularité des pratiques sont sans cesse vérifiées. En chirurgie il en est tout autrement.

Ces flambages sont continuellement confiés à des aides incapables d'en apprécier la valeur et la nécessité. Ils sont donc parfaitement mal faits. En somme, ce sont des manœuvres trop délicates pour donner une sécurité.

Mais il y a des cas bien plus extraordinaires.

Aucun mode de purification des bassins et des instruments n'a eu plus de succès et n'est plus souvent pratiqué que ce que l'on appelle familièrement le *punch à l'alcool*. Il consiste à mettre dans le vase à purifier une petite quantité d'alcool que l'on allume.

On exécute la même pratique pour les instruments que l'on dispose dans le vase à flamber.

Quelquefois, mais fort rarement, on laisse flamber une quantité d'alcool importante et la température du vase ou des instruments est portée pendant longtemps à une température élevée.

Le plus souvent, après quelques instants de flambage, on éteint l'alcool en versant un peu d'eau distillée et la purification est terminée.

Or il suffit de l'examen le plus superficiel pour constater qu'ainsi pratiqué ce mode de purification *est absolument illusoire*.

Si l'on examine avec quelque soin des instruments contaminés ainsi traités, il sera facile de constater qu'ils n'ont subi *aucune modification utile*.

Du reste il suffirait de se souvenir d'une expérience bien connue pour comprendre la vanité de cette manœuvre. On prend un billet de banque, on l'imprègne d'alcool et on le fait flamber. On a tout le temps d'allumer un cigare, de montrer le billet qui a l'air de brûler, puis on éteint le billet qui n'a subi aucun dommage. Il en sera de même de tous les germes qui sont au fond du vase flambé ou sur les instruments soumis à cette épreuve.

Cependant, cette pratique destinée à étonner le spectateur est tellement entrée dans les habitudes que je défierais qui que ce fût de s'en abstenir sans être blâmé par les médecins présents et surtout par le public.

Cette purification illusoire est une des nombreuses causes d'insuccès de la chirurgie aseptique dont on méconnaît les origines.

Cependant l'application vraiment utile de la chaleur doit être faite beaucoup plus simplement et plus économiquement, mais je l'avoue d'une façon beaucoup moins impressionnante pour les ignorants.

D'abord l'emploi de la chaleur de l'eau bouillante simple. On peut dire qu'en pratique un vase nettoyé à l'eau bouillante et un vase où l'eau a bouilli sont purs.

Puis il est aisé, au lieu d'eau pure, d'employer de l'eau contenant un peu de sous-carbonate de soude. En ce cas l'élévation de la température est plus sérieuse encore (103° à 106°). Si le vase a été souillé, il est matériellement décapé et mis en bonne condition.

E. — Rôle de la chaleur des antiseptiques.

Mais il y a un autre usage de la chaleur dont j'ai été d'abord à peu près seul à bien connaître les avantages et à enseigner la pratique.

Les auteurs qui connaissent réellement les antiseptiques savent l'extraordinaire augmentation de puissance que leur donne l'élévation de température.

En différentes circonstances les microbiologues ont montré que l'élévation de température d'un microbicide exaltait sa puissance.

C'est une notion que j'ai le premier, je crois, appliquée systématiquement en chirurgie.

C'est surtout à la solution phéniquée que j'ai appliqué ce principe et j'avoue qu'à l'origine le but que j'avais poursuivi était avant toutes choses de ne pas refroidir les parties sur lesquelles j'opérais. Ce fut l'observation clinique qui me conduisit à admettre que les tissus pouvaient subir sans inconvénient le contact des solutions même très chaudes (entre 40° et 50°) et que cet usage permettait d'employer moins de solution et de provoquer infiniment moins de contacts.

J'ai même poussé l'expérience si loin qu'il m'est arrivé, sur un sujet opéré de cure radicale de hernie, de déterminer une brûlure étendue avec phlyctènes du tégument. Cependant toute la plaie se réunit sans incident et par première intention.

Le succès de cette pratique, très exagérée, montre l'importance de l'élévation de température des solutions antiseptiques.

Elle permet d'une part de faire des applications moins fréquentes et d'autre part d'employer des solutions antiseptiques moins chargées.

Or cette élévation de température des solutions antiseptiques je l'ai appliquée, comme je l'ai dit plus haut à l'acide phénique au vingtième, à toutes les solutions que j'ai employées, même aux solutions de sublimé, avant d'abandonner complètement celui-ci.

Je l'ai même employée pour un antiseptique dont on hésitait beaucoup à élever la température, l'eau oxygénée, sous prétexte que la chaleur en altérait les propriétés. J'ai montré que pour l'eau oxygénée comme pour tous les autres antiseptiques la puissance microbicide était exaltée et qu'au point de vue de sa teneur en oxygène l'élévation de température pouvait l'élever plutôt que l'abaisser.

J'ai vu, en pratique, que la solution phéniquée qui, à 15° centigrades, agit sur les organismes avec une lenteur que lui ont toujours reprochée tous les microbiologues, agit à 60° infiniment plus complètement et quatre ou cinq fois plus rapidement.

J'ai commencé par employer exclusivement des solutions chaudes au cours de l'acte opératoire, et les températures de 50 à 60° sont très faciles à faire supporter aux tissus.

Puis j'ai appliqué en grand cette manière de faire à la préparation des vases et des instruments. Je mets en fait que tout vase et tout instrument qui aura pendant peu de temps été soumis à l'action d'une solution d'acide phénique au 20e à 60e ou au delà pourra être employé sans crainte, à quelque usage qu'il ait été consacré antérieurement.

Ce procédé peut être appliqué avec succès à tous les antiseptiques; il n'en est aucun pour lequel la chaleur n'exalte l'action efficace et je puis dire qu'il y en a bien peu pour lesquels je ne l'ai expérimenté.

En terminant et pour citer une pratique aussi démonstrative que les expériences les mieux combinées, je rappellerai que pendant des années j'ai employé, au cours de toutes mes opérations, *exclusivement* des compresses faites en une étoffe assez résistante dite *linge à beurre* que j'achetais moi-même pour être assuré de la qualité de l'étoffe.

Après les opérations ces compresses étaient assez grossièrement lavées, mais avant de les utiliser on les faisait bouillir dans une solution aqueuse faible d'acide phénique (au 40e).

Or j'ai voulu savoir combien de fois je pourrais remployer ces compresses et j'en ai eu des lots qui ont subi plus de vingt lavages et ont été employées dans plus de vingt opérations différentes. Et cette expérience je l'ai faite à l'hôpital Saint-Louis à une époque à laquelle j'ai fait un nombre considérable d'opérations délicates et dangereuses avec une absence absolue de mortalité et d'accidents septiques.

J'agissais ainsi parce que, très sûr de mes collaborateurs, j'étais certain que les traitements nécessaires étaient appliqués scrupuleusement à mes pièces de pansement.

3° Progrès réalisé dans le matériel accessoire du pansement, fils à ligatures, sutures perdues.

On pourra vous dire que pour ce côté du matériel de très grands progrès ont été accomplis. Ce qui me frappe, moi, c'est la pauvreté des progrès accomplis en cette matière.

Lister a d'abord utilisé pour toutes ses sutures superficielles des fils métalliques, puis il a employé, pour les sutures perdues et les ligatures, des fils de soie stérilisés par l'alcool phéniqué; puis il a inventé la suture absorbable et aseptique: le catgut.

Cette invention lui appartient si bien que, quoique la plupart des fils de boyaux de mouton dits boyau de chat viennent de France et aillent de France dans tous les pays du monde, le nom anglais de *catgut* qu'il employait a subsisté. Aucun autre n'a été proposé.

Quelques efforts ont été faits pour leur substituer les brins de tendons de la queue du kangourou et des tendons de baleine qui sont de bon matériel, mais dont l'emploi ne s'est pas généralisé.

Quant au mode de stérilisation du catgut, on écrirait un énorme volume sur les procédés qui ont été proposés pour le réaliser. Les vues théoriques les plus variées ont été exposées sur ce sujet. Les procédés les plus extravagants ont été préconisés. Or, aucun de ces procédés n'a donné de résultat intéressant.

On a vu partout les catguts éliminés par insuffisance de stérilisation. Les auteurs ont restreint leur emploi, ont diminué leur calibre, les ont supplantés par des fils métalliques fixes ou, en un mot, les trouvant imparfaits, voyant des éliminations, voyant de mauvaises conditions de réunion, ils ont évité l'emploi de ces catguts de stérilisation tant vantée.

Pendant ce temps, et, depuis le premier jour de ma pratique, j'ai préparé des catguts sans autre stérilisation que la stérilisation chimique de Lister qui est en même temps une préparation qui assure la ténacité et la souplesse du catgut et je puis dire que, dans cette longue pratique, je n'ai *jamais vu une élimination* qui fût attribuable à la qualité du catgut.

J'ai ajouté pourtant deux choses à la préparation:

D'abord, comme il entre dans la formule de l'huile d'olive

et qu'il est constant que l'huile d'olive contient habituellement des éléments microbiens, je fais prendre de l'huile stérilisée au préalable. Cela simplifie la tâche de l'antiseptique. Mais la véritable addition efficace que j'ai faite à la stérilisation du catgut, c'est l'addition d'un *trempage dans l'essence de térébenthine.*

Je me permets de rappeler ce progrès parce que mon expérience est que ce trempage dans l'essence de térébenthine, qui peut être prolongé plusieurs heures, me paraît permettre d'employer même des catguts qui ont été mal préparés.

Je ne crois pas qu'aucun catgut moderne de difficile préparation ait jamais donné les résultats que j'ai obtenus par ce catgut dont la préparation a été modifiée par moi.

En effet je n'emploie jamais que de gros catgut qui paraîtrait énorme pour tout opérateur. J'en emploie à profusion. Il m'est arrivé d'en glisser dans le crâne en tampon sept et huit mètres de longueur pour des hémorrhagies et je n'ai jamais vu d'élimination.

Je pense que ces résultats sont si satisfaisants que je ne vois pas pourquoi on chercherait un autre mode de préparation. Je n'imagine pour ma part rien de plus simple ni de plus parfait. J'estime que changer ce qui est simple et bon pour quelque chose de compliqué et de médiocre est un acte antiscientifique et injustifiable.

Le *crin de Florence*, le *silk worm gut* qui a succédé au crin de cheval, que Lister employait volontiers, est d'emploi plus facile. Je l'ai toujours stérilisé par le trempage dans la solution phéniquée forte. Je ne vois que des avantages à le passer à l'autoclave.

C'est un bon produit pour les sutures superficielles. C'est un produit détestable pour les sutures perdues.

Employant du catgut et du crin de Florence j'utilise peu la soie. Mais je dois rappeler que tous les modernes ont la prétention de la stériliser par la chaleur.

Mon expérience des soies stérilisées dans le commerce est la suivante :

Souvent la soie stérilisée par la chaleur devient cassante. J'ai stérilisé moi-même par l'ébullition de bonnes soies solides et je les ai vues devenir cassantes.

J'en ai vu même devenir très cassantes après passage à l'autoclave. Aussi, quand je me sers de soie, je prends une bonne soie du commerce. Même quand elle a la réputation d'avoir été stérilisée par la chaleur, je n'ai pas grande confiance en cette stérilisation par la chaleur faite par d'autres, et je la mets à tremper dans une solution aqueuse de sublimé au centième. C'est à peu près le seul usage que je réserve au sublimé.

N'ayant eu qu'à me louer de ce mode de stérilisation de la soie et n'ayant guère été satisfait des soies stérilisées par les modes les plus divers, j'ai quelque peine à admettre qu'il y ait eu de ce côté un progrès matériel utile pour la pratique chirurgicale et je pense que les moyens de la chirurgie antiseptique sont encore ici les plus efficaces.

En ce qui concerne les *fils métalliques*, je crois que peu de chirurgiens en ont fait un usage plus large et plus hardi que moi.

Or je déclare que je n'ai *jamais* fait stériliser un fil par la chaleur. J'ai toujours mis les fils à baigner dans une solution phéniquée forte et chaude. Jamais je n'ai employé un autre procédé et jamais je n'ai vu un fil métallique provoquer un phénomène réactionnel quelconque.

4° Théorie de la pratique actuelle de l'antisepsie.

La revue rapide que nous venons de faire doit vous avoir convaincus, comme moi, que depuis trente ans on n'a rien changé à la doctrine fondamentale de Lister.

« Les germes extérieurs sont les origines de tous les accidents des plaies et de toutes les irrégularités de la réparation.

Il faut les exclure absolument du champ opératoire pour le présent et pour l'avenir pour donner à la chirurgie sa parfaite régularité et prévenir tous les dangers propres aux opérations ou aux plaies. »

Mais tout en admettant cette constatation préalable, il est impossible de ne pas reconnaître qu'un bon nombre de progrès matériels ont pu être faits pour l'application de cette donnée fondamentale.

Les plus réels de ces progrès sont ceux qui ont été accomplis pour faciliter et pour simplifier la méthode et c'est une raison première qui me fait admettre que la chirurgie aseptique, compliquant toutes les données matérielles de l'application, a certainement fait fausse route.

Comment ces progrès s'appliquent-ils théoriquement et pratiquement à la technique actuelle de la méthode chirurgicale que je veux antiseptique ?

Je résume à titre de conclusions quelques indications fondamentales, indispensables sous la forme la plus réduite pour vous dire le but qu'il faut poursuivre et les conditions sur lesquelles il ne faut pas transiger.

Nous réserverons pour d'autres leçons le détail des opérations et des pansements à propos desquels vous comprenez à l'avance qu'aucune minutie n'est négligeable ou du moins qu'aucun détail n'est négligeable quand il correspond à une donnée théorique dont les prémices sont bien établies.

Quelles sont donc aujourd'hui les données théoriques qui correspondent aux détails et aux règles d'un bon pansement *qu'il ne faut jamais négliger* et quelles sont *les données cliniques qui permettent* de le réaliser ?

Il est constant que tous les objets que nous utilisons, s'ils n'ont pas été préparés méthodiquement, sont couverts de germes qui agissent sur les plaies de deux façons.

Les uns sont des germes septiques et pathogènes, les autres sont des germes plus indifférents.

Beaucoup d'auteurs croient encore à l'indifférence absolue de bon nombre de germes. Cependant cette indifférence *n'a été démontrée pour aucun.* Tous peuvent être pyogènes. Il faut donc, pour être assuré de la perfection d'une réparation, *que tout germe, quel qu'il soit, puisse être supprimé.*

En ce qui concerne les *instruments* que nous employons ou les pièces de pansement que nous utilisons un véritable progrès pratique a été accompli par ce que l'on a appelé les moyens de stérilisation.

A l'encontre des chirurgiens qui pratiquent l'asepsie, nous n'admettons pas du tout que cette œuvre de stérilisation puisse être absolue. Mais elle peut aider l'antisepsie dans une mesure puissante. Elle peut, en particulier, rendre plus facile la tâche des substances antiseptiques que nous employons habituellement pour préparer nos instruments et les pièces de pansement, par conséquent en diminuer l'emploi.

Je ne pense pas toutefois que leur action soit assez irréprochable pour faire *supprimer celle des antiseptiques.*

J'en donnerai tout de suite un exemple :

Quand un lot d'instruments a été nettoyé avec soin, puis passé à l'autoclave, il peut n'être pas indispensable de le soumettre à l'action d'un antiseptique énergique comme nous le faisons habituellement en le plongeant dans de l'*eau phéniquée au vingtième.*

Mais ce n'est pas une raison pour abandonner le bain antiseptique, faible si l'on veut, car l'instrument se contaminera, au cours d'une opération, par les différents contacts qu'il subit.

Même s'il ne subit aucun contact contaminateur, le seul fait qu'il peut recevoir quelque poussière est dangereux et commande au chirurgien prudent de ne pas se fier à la première stérilisation si parfaite qu'elle ait été.

De même pour une pièce de pansement, pour une compresse qui va servir à essuyer.

Il est bien évident que si elle a été scrupuleusement stérilisée par l'autoclave, elle peut être utilisée directement sur une plaie.

Mais outre que cette stérilisation qui ne saurait être exécutée par le chirurgien lui-même peut avoir des lacunes sur lesquelles nous reviendrons, cette compresse, si parfaite qu'elle puisse être au moment de sa production, peut collecter quelques germes.

Sans doute ceux-ci ne seront pas tous pathogènes. Quelques-uns peuvent même ne pas être très pyogènes. Mais il suffit qu'ils puissent exister pour qu'un chirurgien ne doive ignorer *qu'il expose à un danger le sujet auquel il doit scientifiquement la sécurité absolue.*

Aussi je n'emploie aucune compresse, si bien stérilisée qu'elle soit, sans l'avoir humectée d'une solution aqueuse phéniquée au 40e et chaude.

La peau de l'homme est un peu comme celle du raisin qui porte à sa surface tout ce qu'il faut en germes pour faire fermenter les parties profondes.

Il y a mieux, cette peau est pénétrée, au moins en ce qui concerne l'orifice des glandes, de germes qui peuvent jouer un rôle dans l'infection des plaies.

Il semble au premier abord que la stérilisation définitive d'une peau saine puisse être accomplie facilement par des lavages. En y ajoutant les antiseptiques, on devrait pouvoir obtenir cette stérilisation définitive et même, cette stérilisation obtenue, il semblerait, toujours théoriquement, qu'après avoir stérilisé la peau il ne reste plus qu'à lui appliquer les liquides stériles ou l'essuyer avec des linges stériles pour la maintenir ainsi jusqu'à la fin d'une opération.

Or il y a plusieurs obstacles à l'accomplissement de ce programme. Voici les difficultés à surmonter aussi bien pour la peau du sujet, c'est-à-dire pour la région opératoire, que pour la peau de l'opérateur, pour ses mains et les parties qui peuvent venir au contact de la plaie.

D'abord la peau contient des germes non seulement à sa surface, mais à l'orifice des glandes.

Puis la peau humaine a toujours un enduit gras plus ou moins fixé et favorable à la rétention des germes à sa surface.

En outre il faut bien savoir que si, déjà pour la stérilisation des instruments, il fallait compter avec leur altérabilité par les antiseptiques, il faut encore compter davantage avec celle de la peau.

Il faut même compter avec celle-ci pour deux raisons, dont l'une au moins est assez mal connue des chirurgiens.

Si la peau de l'opérateur subit l'action d'un antiseptique destructeur elle sera altérée, douloureuse et peu propre au fonctionnement de la main.

La peau du sujet pourrait aussi subir des altérations telles qu'elle reste dans de mauvaises conditions pour la réunion.

En dehors de toute action antiseptique, il faut savoir que tout *traumatisme de la peau*, que ce soit celle du sujet ou celle de l'opérateur, déterminera une extraordinaire facilité d'invasion microbienne.

Les chirurgiens qui connaissent peu l'action des antiseptiques se sont beaucoup préoccupés des altérations de la peau par les antiseptiques. En revanche nous les voyons ne tenir aucun compte des traumatismes qu'ils font subir à cette peau.

On frotte la peau avec les brosses les plus dures, aussi bien celle des mains que celle du patient. On altère l'épiderme par des lavages irritants.

Le résultat de cet abus c'est la formation de petites plaies ; et ces petites plaies sont envahies par les microbes avec une extraordinaire rapidité. Avec la même rapidité elles deviennent tout à fait instérilisables.

Ces conditions assez complexes font que les chirurgiens insuffisamment méthodiques, malgré l'accumulation des précautions, n'obtiennent jamais des mains stériles ni une peau stérile pour une bonne réunion.

Ajoutez à cela que, soit que l'on admette qu'au cours d'une

opération les glandes de la peau abandonnent quelques microbes ou que quelques contacts que l'on n'a pas prévus surviennent, la peau de l'opérateur aussi bien que la peau du patient peut acquérir à nouveau quelques germes.

C'est la connaissance de ces faits qui explique cette fantasmagorie des expériences sur l'impossibilité de stériliser la peau qui a été établie par les observations minutieuses de certains microbiographes.

Oui, il est impossible de stériliser la peau, mais seulement dans les conditions très imparfaites dans lesquelles on le fait pour ces expériences.

A l'un d'eux avec lequel je discutais et qui insistait sur la nécessité habituelle de l'emploi des gants je montrai que *jamais* une expérience n'avait été faite sur des mains TRAITÉES COMME ELLES DOIVENT L'ÊTRE SUIVANT LA MÉTHODE DE LISTER.

Ce n'est pas une main asséchée après stérilisation qu'il faut examiner, encore que lorsque cette main a été bien traitée on n'y trouve pas grand'chose. *Mais une main bien traitée ne doit jamais arriver au contact d'une plaie que baignée d'un antiseptique* et, lorsqu'elle aura été écartée de cette plaie pour quelque temps, elle ne devra reprendre contact avec la plaie qu'après une nouvelle immersion dans un antiseptique.

Examinée dans ces conditions *jamais* on n'a vu une main donner lieu à une inoculation positive, ce qui n'a rien de surprenant puisque l'antiseptique imbibant la main doit suffire à stériliser le germe qui se trouverait accidentellement à sa surface.

Étant données les qualités tout à fait similaires de la peau des mains de l'opérateur et de la peau de la région opératoire j'avoue que je crois fort peu à l'utilité des gants appliqués à l'exécution de la chirurgie non septique.

Je considère comme complètement nulle et même dangereuse l'action des gants perméables, et, pour les imperméables, je n'en conçois guère l'usage que pour la pratique des opérations septiques, de façon à rendre plus facile le nettoyage des mains en vue de la chirurgie sur plaie neuve, peut-être aussi pour les aides dont on aurait lieu de se défier.

Les qualités de l'atmosphère qui nous enveloppe ont été tout à fait négligées par les chirurgiens aseptiques. Tandis que Lister, par les soins méticuleux qui caractérisaient sa méthode, avait peut-être exagéré le rôle des germes atmosphériques, depuis lui on s'est plu à diminuer ce rôle.

Lister lui-même avait perdu de sa foi dans les germes atmosphériques; et la disparition du spray a suivi la campagne qui a été faite dans ce sens.

Pourtant l'expérience et l'expérimentation ont dû fatalement ramener vers la même vérité. Chose intéressante, la plus importante et la plus scientifique de ces constatations a été faite par un chirurgien qui a été un des agents actifs de la propagation de la chirurgie aseptique, M. Quénu.

D'autres, sans doute, tireront de ses belles expériences les conclusions pratiques qu'il n'a pas osé en tirer parce qu'elles étaient en opposition avec sa pratique.

Ces expériences montrent qu'il n'y a nulle part une atmosphère dépourvue de germes.

Dans un local limité où aucune agitation de l'air n'a été faite, préparé par les lavages les plus minutieux, on rencontre encore quelques germes atmosphériques.

Ces germes se multiplient avec les courants d'air.

La présence de personnes nouvelles entrant dans le local augmente la quantité des germes.

Si un local est occupé par de nombreux assistants, les germes se multiplient.

S'il s'agit d'une salle de malades les germes se multiplient encore plus et tous les soulèvements de poussières les multiplient encore.

Dans les milieux très nettoyés, les germes pathogènes ne se présentent guère. Mais les germes que l'on rencontre peuvent toujours être pyogènes et dans une salle de malades on en rencontrera de toutes variétés.

Quelles conséquences théoriques et pratiques tirer de ces belles observations dont nous résumons les conclusions ?

C'est qu'il n'y a *aucune salle d'opération* dans laquelle il ne faille tenir compte des germes atmosphériques.

C'est encore que dans tout lieu occupé par *des malades ou des blessés* il faudra tenir compte de cet état de l'atmosphère pour éviter, en bien des cas, des contaminations dangereuses.

Comme je l'ai soutenu bien des fois, nous verrons, qu'en pratique, l'usage du spray était parfaitement justifié.

Dans certaines conditions le retour à cette pratique rendrait encore des services.

La conception d'une salle d'opération aseptique n'est et ne peut être qu'une utopie. En la poursuivant le chirurgien ne donne pas au malade toute la sécurité à laquelle il a droit.

En prenant les dispositions pratiques nécessaires pour se passer de cette conception utopique, le chirurgien antiseptique donne la sécurité et simplifie son œuvre. Il lui donne une certitude quasi-mathématique.

Là où les germes ont disparu, l'œuvre de réparation suit une marche régulière, jamais troublée.

L'art du chirurgien consistera sans doute à procéder à l'exclusion des germes par les moyens les plus simples possible pour qu'ils puissent être constants.

Les précautions ayant été prises pour qu'au cours d'une opération, aucun germe atmosphérique ou autre ne pénètre la plaie, on pourrait ne recourir à aucun lavage antiseptique de cette plaie.

A notre point de vue c'est une faute à éviter. Même si les précautions les plus minutieuses ont été prises, quelque germe a pu passer et c'est le propre de la chirurgie antiseptique de donner la *sécurité absolue* en n'en *souffrant aucun*.

Ce n'est pas par impuissance qu'il faut terminer toute opération par un lavage antiseptique. C'est que, seul, celui-ci permet d'affirmer la sécurité absolue. Il n'y a aucune raison d'en abuser comme l'ont fait ceux qui ne connaissaient point Lister, mais il faut en user.

La fermeture des plaies ne comporte aucune règle théorique sauf celle qui est relative au drainage.

Celui-ci est fonction d'une meilleure réparation des plaies et fait à cet égard bien réellement partie de la méthode de Lister.

La compression jouait, pour Lister, toujours un rôle favorable dans cette réparation.

J'ai montré que l'*immobilisation* des plaies n'avait point, pour une plaie antiseptiquement traitée, les avantages qu'on lui attribue.

Peu importe la mobilisation si l'état aseptique parfait de la plaie est maintenu jusqu'à la fin de la réparation.

La fonction du pansement sera la conservation de cette asepticité. Cette asepticité devra être assurée au moment du renouvellement du pansement.

Mais à ce moment aucune action brutale de l'antiseptique ne doit s'être produite.

Si le pansement est bien fait, il ne doit y avoir aucune chance de contamination directe de la plaie et aucune action directe sur cette plaie ne doit gêner la réparation, par conséquent *aucun lavage*, aucun abus direct d'antiseptique.

Le drainage, qui n'a d'autre fonction que d'assurer la détente de la partie profonde de la plaie au début, doit être supprimé le plus tôt possible car il n'a de fonctions que pour ce début.

Le moment du renouvellement du pansement ne *comporte aucun lavage* sur la ligne de réunion.

Il en sera de même jusqu'à la fin du traitement si aucun incident de semis de germe n'a pu survenir sur une plaie dont les parties voisines seules ont été traitées par l'antiseptique.

Enfin la protection de la plaie doit être maintenue jusqu'à l'accomplissement complet de tous les phénomènes de réparation.

Jusque-là, la plaie doit être protégée, mais jamais irritée par les antiseptiques.

Tout changement de pansement doit comporter une défense contre tout germe du dehors atmosphérique ou autre.

Telles sont, rapidement résumées, les données simples qui font le programme de la chirurgie antiseptique.

Telle est la théorie actuelle du pansement toujours en accord avec les premières publications de Lister.

Mais il ne faut pas oublier que Lister n'a pas seulement donné une théorie de la manœuvre d'une opération et d'un pansement, n'a pas seulement fait une expérience clinique que rien n'a pu contredire, il a modifié profondément *la théorie de la réparation des plaies et rien n'a été changé à ses conclusions.*

En effet, avant lui, le développement des études anatomiques avait amené à subdiviser à l'infini les formes de la réparation.

On avait admis pour les organes et pour les tissus des propriétés de réparation différente.

Lister a tout unifié. Pour lui, il n'y a plus de réparation différente pour un os, pour une séreuse, pour une veine, ou pour une artère. Les différences de la *réparation* tiennent aux différences introduites par l'*infection*, accidents différents suivant les organes et les régions.

S'il n'y a pas d'intervention des germes, il n'y a pas d'accidents, la réparation est la même partout. Un tissu n'est pas *plus inflammable* ni *plus sensible* que l'autre. L'inflammation et l'infection y suivent un processus différent. Mais *la réparation sans germes* est *identique* pour les deux tissus ou organes.

Il n'y a pas à proprement parler de corps étrangers parce que, sauf le volume ou les faits d'oblitération d'un organe, le corps étranger n'a ses propriétés nocives que par les germes qu'il contient.

La tension dans les tissus est, en dehors de l'apport des germes, le seul phénomène gênant la réparation (de là ses prescriptions relatives au drainage). Encore ces phénomènes sont-ils importants surtout parce qu'ils exposent à une pénétration ultérieure des germes.

Ce sont ces principes tout opposés à ceux qui régnaient relativement aux propriétés spéciales des tissus et des organes, qui ont été exposés par nous il y a trente ans et ont permis l'évolution de la chirurgie moderne. On peut dire qu'il n'y a aucune opération nouvelle qui ne repose sur ces principes.

Même ceux qui ne font point d'antisepsie aujourd'hui ne pourraient les renier sans condamner tout ce qu'ils font.

Cependant les interprétations anciennes des accidents des plaies étaient tellement ancrées dans la science et tellement fixées dans la pensée de ceux qui l'ont enseignée que l'on voit se perpétuer les erreurs qui en proviennent.

Vous verrez tous les jours des chirurgiens vous parler de la sensibilité des organes aux antiseptiques.

Vous les entendrez sans cesse affirmer que la mobilisation des plaies ou des organes détermine *l'inflammation*, tandis que l'immobilisation en *assure la réparation*. Cependant toute l'expérience de la chirurgie moderne nous montre que le mouvement n'est pour rien dans l'inflammation qui appartient tout entière à l'infection.

Vous les verrez s'inquiéter de mettre à des régimes différents les organes ou les plaies qu'ils traitent.

Vous les verrez attribuer aux antiseptiques des propriétés nocives qui sont évidemment dues aux germes et accuser des substances simplement parce qu'ils ne savent pas les stériliser.

Cela ne change rien aux faits sur lesquels repose la doctrine de Lister. Pendant trente ans je l'ai vérifiée chaque jour. J'ai abordé avant la plupart de nos contemporains toutes les opérations qui ont passé pour les plus téméraires, sans jamais y apporter une complication matérielle, mais en simplifiant toujours l'œuvre primitive.

J'ai eu pour ces opérations, qui ont la plus mauvaise réputation des statistiques, des résultats que personne n'a dépassés et je n'ai pas la vanité de penser que cela tient à une supériorité personnelle sur tous mes contemporains. J'attribue ces succès à ma fidélité à la méthode. Je suis de ceux qui ont horreur de l'éclectisme, c'est-à-dire de ceux qui n'ayant aucune philosophie changent de méthode à tout moment. Je suis resté fidèle à la théorie qui a créé la chirurgie opératoire.

J'estime que si la chirurgie actuelle subit des à-coup, des reculs, elle le doit à ce que nombre de chirurgiens n'ont pas conformé leur pratique à une saine théorie.

Aussi je m'attacherai à vous indiquer, par les détails les plus minimes, comment j'ai établi ma pratique, comment j'ai suivi la théorie et j'espère maintenant que la partie pratique de ces leçons vous sera facile à comprendre et à imiter.

II

TECHNIQUE D'UNE OPÉRATION FAITE SUIVANT LA MÉTHODE ANTISEPTIQUE

Si je devais dans un enseignement purement théorique vous exposer avec suite la méthode antiseptique, force me serait bien de commencer par le commencement, de vous montrer successivement la valeur des antiseptiques, les qualités du matériel, et de vous faire connaître les raisons pour lesquelles j'emploie certaines substances plutôt que d'autres et certaines formes de préférence.

Mais, en clinique, il faut procéder autrement, vous allez assister chaque jour à ma pratique comme vous assistez à d'autres pratiques, et vous prendrez ainsi une leçon de choses quotidienne. Il faut que vous connaissiez au moins ce que vous allez voir. Je suis obligé pour vous en donner une idée générale de vous indiquer d'abord comment je dois procéder devant vous. Vous étudierez ensuite plus complètement.

Aussi bien du reste il ne serait plus bien nécessaire, aujourd'hui, comme cela était nécessaire autrefois, de démontrer par le menu qu'il faut *préparer* un sujet d'opération, *préparer* des instruments et constituer pour un blessé ou un opéré *certaines protections*.

En outre, suivant une idée générale que je vous ai donnée, grâce à l'exclusion des germes vous allez assister à une chirurgie tellement régulière que déjà vous devrez comprendre l'intérêt qu'il y a à ne pas vous écarter d'une pratique dont tous les détails ont été calculés pour répondre à une théorie que vous connaissez.

Cette première leçon doit vous résumer rapidement ma technique, vous en indiquer les éléments absolument indispensables, vous montrer la succession nécessaire des actes du chirurgien, insister sur certains points qui sont capitaux, dont vous ne pouvez rien éviter pour vous conformer à une doctrine régulière, en un mot vous montrer comment s'enchaînent les actions de ma technique personnelle.

Dans cette leçon je veux mettre en relief des nécessités cliniques indispensables qui vous feront connaître comme le squelette de ma pratique chirurgicale.

Ceci dit nous reviendrons plus tard sur tous les détails nécessaires, nous reprendrons pour certains cas particuliers les modifications urgentes d'une technique d'ailleurs essentiellement simple, puis nous étudierons dans les détails cliniques nécessaires les instruments, le matériel, les substances nécessaires à propos desquels il vous sera bien facile de voir que l'invention est difficile et qu'il est urgent pour vous de ne perdre aucun des détails acquis par ceux qui, depuis quarante ans, ont amené la chirurgie à un si haut degré de perfection après l'avoir, comme je l'ai dit bien des fois, si prodigieusement modifiée qu'on peut dire avec justice qu'ils l'ont inventée.

Costume.

Le costume est-il une nécessité pour le chirurgien et quelles doivent en être alors les parties essentielles ?

Nous avons dû renoncer dès le début à ce costume de ville qui était dans les habitudes de nos anciens. Mais les complications que recherchent bien des chirurgiens sont à mon gré absolument inutiles. En dehors de l'impression à produire sur la galerie je ne leur vois aucun rôle à jouer.

Une blouse : sous cette blouse, ce qui est commode, un tablier imperméable qui empêche les liquides de pénétrer jusqu'à mes vêtements de dessous, un tablier ordinaire par-dessus la blouse, tels sont les vêtements que j'ai toujours employés.

Est-il nécessaire que tous ces vêtements soient stérilisés à l'autoclave. Je n'y vois pas grand inconvénient. Mais je n'y vois non plus aucun avantage et je vous avoue très sincèrement que je me suis toujours passé de cette précaution, les vêtements en question ne devant avoir aucun contact avec la plaie ou la région opératoire.

Si on vous apporte ces vêtements stérilisés je ne vois pas de raison pour en faire fi. Mais voilà tout.

Ce qui me paraît beaucoup plus important c'est que les avant-bras de l'opérateur, comme ceux de ses aides, soient constamment découverts. Cela me paraît d'importance capitale pour empêcher des contacts nocifs et pour permettre de bien voir ce que l'on fait et de constater l'état bien stérile des extrémités des aides que vous employez. Cette habitude sera conservée utilement pour tous les pansements pour lesquels il m'est arrivé souvent de ne pas mettre de vêtement spécial, mais de toujours découvrir complètement mes avant-bras.

Quant à d'autres vêtements spéciaux, quant aux gants, quant aux masques vous ne me les avez jamais vu employer. Je les considère comme parfaitement inutiles et incommodes. *On n'a jamais donné une preuve quelconque de leur utilité* affirmée seulement au nom de conceptions théoriques que jamais une expérience ni un examen n'a justifiées.

Je ne connais pour ma part aucune observation relative à la même opération faite avec masque et sans masque et ayant donné une différence dans les résultats en faveur du chirurgien masqué.

J'en puis dire autant des gants que je réserve pour des indications spéciales, plutôt pour les aides que pour le chirurgien, mais en faveur desquels je ne connais pas de statistiques positives.

Matériel.

La pratique de la chirurgie antiseptique comporte-t-elle l'usage obligatoire d'un matériel déterminé ?

A coup sûr non, on en peut trouver partout les éléments. Les vases dans lesquels on place les solutions peuvent être quelconques, des plats ou des assiettes. Métalliques, ils sont meilleurs pour pouvoir contenir des solutions chaudes.

Comme je place tous mes instruments dans des liquides, ces vases sont nécessaires.

Si on peut disposer de plateaux métalliques, les conditions sont plus favorables. Hospitalièrement une table avec quatre plateaux métalliques est d'une grande commodité.

En ville et en campagne des assiettes et des plats m'ont toujours suffi.

Une petite tasse métallique ou une petite casserole pour contenir une solution chaude est d'un usage courant.

Tous ces objets n'ont pas besoin d'être bien nombreux puisqu'on les purifie aisément avec une solution antiseptique chaude.

L'habitude de remplacer les éponges par des fragments de gaze stérilisée est telle aujourd'hui que je me résigne souvent à cette préparation. Quand je puis me procurer tout ce que je désire, je préfère des éponges bien préparées.

Je n'ai du reste besoin que de fort peu d'éponges, car en les plongeant dans de l'eau phéniquée, je me sers sans cesse des mêmes d'un bout à l'autre de l'opération.

Comme on le verra par la suite, les vases placés autour de moi contiennent ordinairement de l'eau phéniquée forte et de l'eau phéniquée faible.

Sauf, dans un très grand service, pour ne pas commettre de confusion, on fera sagement de n'avoir que *des solutions fortes* que l'on dédouble, au moment du besoin, avec de l'eau bouillie. On a ainsi l'avantage que le personnel ne commet pas d'erreur.

Les instruments ne nécessitent aucune disposition spéciale. Je dirai même, à l'occasion, comment je me contente fort bien d'instruments tranchants ou autres *à manche de bois.*

Si j'ai un autoclave à ma disposition, je m'en sers. Mais je m'en passe aussi fort bien. L'usage de l'autoclave m'a semblé très commode, mais ne m'a donné aucun résultat définitif différent de ceux que j'obtenais antérieurement.

Quant à tout ce qui entoure le patient, cela m'est profondément indifférent. J'aime bien disposer d'un peu de linge propre pour garnir la région au milieu de laquelle je limiterai mon champ opératoire par des compresses humides d'eau phéniquée. Mais je n'ai aucune exigence pour tout ce qui n'appartient pas à la *région opératoire.*

La grosse question du nettoyage des mains n'exige pas du tout un matériel spécial. Je pense même que le matériel habituel est particulièrement mauvais. Les détails que je donnerai dans un autre chapitre sur le nettoyage efficace montreront pourquoi une simple cuvette, *pas trop grande*, est toujours préférable aux appareils spéciaux. Les uns ne permettent que *l'arrosage* des mains qui est une manœuvre tout à fait insuffisante, même prolongée. Les autres (cuvettes à renversement ou à fermetures automatiques) contiennent toujours des *résidus malpropres* et capables de contaminer.

Le savon doit être préparé et surveillé de certaines façons et ne pas être contaminé.

Quant au local je ne lui reconnais qu'une importance relative. Sans doute je préfère pour établir une salle d'opération avoir une pièce qui puisse être nettoyée facilement. Mais je n'ai aucun souci des dispositions compliquées que l'on recherche aujourd'hui. J'aime même infiniment mieux n'avoir aucune de ces dispositions. Plus le local est simple, plus sa surveillance est facile.

En outre j'attache à l'éclairage, au chauffage, beaucoup

plus d'importance qu'à toutes les dispositions qui passent pour indispensables pour favoriser automatiquement l'antisepsie.

L'antisepsie n'est jamais le fait nécessaire d'une *disposition matérielle, mais sa réalisation comme les fautes sont surtout le propre de l'opérateur et de ses aides.*

Quant aux spectateurs nombreux ou rares, vêtus de paletots ou de blouses, leur présence m'est profondément indifférente, pourvu qu'ils ne touchent *ni à mon champ opératoire ni à mes instruments.*

Purification du sujet.

Le sujet est purifié.

Tel est le premier acte de la technique.

Je procède très simplement à cet acte.

Lavage préalable de la région avec le savon pour la débarrasser de ses impuretés les plus grossières.

Aucun antiseptique n'est nécessaire.

Le lavage savonneux sera fait avec soin.

Le lavage avec l'aide de substances qui facilitent la dissolution des matières grasses est tout indiqué.

Le meilleur de tous est la substance dite *bois de panama* ; soit que l'on utilise la décoction du bois, soit que l'on emploie avec le savon une petite quantité de *teinture de quillaya saponaria*. C'est là ce que je préfère (c'est un shampooing).

Ce lavage est fait ordinairement la veille ou l'avant-veille d'une opération en même temps que la région est rasée. C'est la meilleure condition. Cependant, *en cas d'urgence*, il suffit de le faire un peu avant l'opération.

Pour bien frotter je ne fais jamais employer que la *main ou un linge*. Je *proscris la brosse* d'une façon absolue pour éviter les altérations de la peau.

Je proscris également à ce moment l'usage d'un antiseptique si léger qu'il soit.

Quand ce lavage est bien fait, le grand bain préalable est parfaitement inutile. Je n'en prescris *jamais* dans les jours qui précèdent l'opération.

Je trouve également *inutile de maintenir des compresses humides* sur la peau du sujet et *jamais* je n'y laisse *d'antiseptique*. Un enveloppement protecteur qui empêchera la région de se souiller à nouveau est mis en place. Il est à peine nécessaire.

Si ce nettoyage a été bien fait la veille d'une opération, le jour même de l'opération je ne répète même pas le savonnage. Si j'ai quelque doute sur la manière dont il a été accompli, je répète ce savonnage au moment où on endort le sujet.

C'est à ce moment que se fera la *purification définitive* de la région.

Je limite *strictement à la région opératoire* cette purification qui sera faite avec un linge stérile et bien imbibé de solution *aqueuse phéniquée forte* (*1/20°*) *et chaude.*

Celle-ci est faite avec beaucoup de soin, mais sans exagération.

Je rappelle que je ne permets jamais pour aucun de ces avages d'employer *la brosse*. Cet usage de la brosse est inutile et c'est commettre une faute que d'y avoir recours.

Mais, j'emploie la solution phéniquée forte de lavage, *bien chaude*, et je procède d'ordinaire moi-même à ce lavage. Cela me permet, sentant que mes doigts ne sont pas brûlés par la solution, de constater que la peau du sujet ne sera pas brûlée,

Le lavage étant ainsi fait au moment même de l'opération, en attendant le début de mon action, je fais recouvrir la région opératoire qui seule a été purifiée, avec une compresse trempée dans l'eau phéniquée faible (*au 40°*) et bien essorée.

Préparation du matériel opératoire.

Elle diffère un peu suivant que j'ai à ma disposition un autoclave, ou si je ne puis disposer que de moyens plus simples.

Supposons les instruments passés à l'autoclave.

Dans un plateau tous les instruments non tranchants baignent dans de l'eau phéniquée faible (40e).

Un autre plateau contient les instruments tranchants (eau faible 1/40).

Un petit plateau contient les aiguilles à suture et les fils (eau phéniquée forte, au 20e).

L'eau qui a été versée sur les instruments était aussi chaude que possible.

Celle qui a été versée sur les fils de suture et ligatures (catgut) est froide.

Dans une cuvette il y a de l'eau phéniquée chaude au 40e où baignent les compresses qui serviront d'éponges ou même des éponges. Je suis resté assez rétrograde pour estimer qu'il n'y a rien de meilleur au point de vue de l'hémostase temporaire que les éponges. Je *n'ai jamais vu, grâce à l'antisepsie,* aucun inconvénient à m'en servir.

Je fais réserver pour la fin de l'opération une tasse métallique dans laquelle on pourra faire chauffer un peu d'eau phéniquée forte à la fin de l'opération.

A l'hôpital j'ai toujours eu en outre une boîte métallique contenant de grandes compresses bouillies dans l'eau phéniquée faible et à peine humides.

Ce sont les compresses que je prends pour recouvrir toute la région avoisinant mon champ opératoire que je limite ainsi.

Je viens de dire mon matériel le plus compliqué.

Si je n'ai pas ce matériel spécial à ma disposition je prends dans l'eau phéniquée faible et chaude des compresses qui y trempent et je les fais essorer avec soin et j'en *couvre les environs de mon champ opératoire.*

Au cours de mon opération je n'aime pas me contenter de compresses sèches stérilisées pour cet office. Mais j'ai soin de ne pas prendre de compresses froides, ni de les prendre tellement mouillées que le liquide puisse en couler.

Je note que cette protection de la région opératoire a besoin d'être bien faite avec un *antiseptique faible*, avec un linge *humide*. Je me passe de toutes les autres protections (grands linges couvrant tout le malade, vêtements de jour ou de nuit stérilisés). Mes opérations ont toujours été faites non sur une table nue, métallique ou de verre, mais *sur une table ordinaire garnie d'un matelas*. Je considère la protection que j'exerce *sur le champ opératoire* comme suffisante.

Acte opératoire.

Le champ opératoire ayant été préparé et mes mains, comme celles de mes aides, ayant été purifiées, je procède à l'opération sans lui donner une forme particulière.

J'entends par là que très sûr de mes mains, très sûr des accessoires, je n'hésite jamais à fouiller les parties quelles qu'elles soient. Du moment que je puis être assuré de les atteindre en fin d'opération par un antiseptique, je ne prends aucune précaution spéciale en cours d'opération, je mets mes doigts en contact intime avec toutes les parties du foyer et ne ferai jamais au cours de l'opération ni grand lavage, ni inondation quelconque de la région.

J'ai d'autant moins besoin de le faire que tout le pourtour de ma plaie opératoire est limité non par d'immenses linges secs mais par des compresses humides (très bien essorées) mais assez sûres pour que si je touche avec mes mains ou si je dépose un instrument à leur surface je sois assuré qu'il ne se contaminera pas et n'exigera aucune précaution nouvelle jusqu'à la fin de mon opération.

Au cours de l'opération je tiens *mes aides* le plus *éloignés* possible de mon champ opératoire. *Ceux que j'ai bien entraînés n'y mettent jamais les doigts.*

Mes mains ont été purifiées avant l'opération par un premier lavage au savon et au panama (en brossant les ongles seulement) puis elles ont été baignées à plusieurs reprises dans une solution phéniquée au quarantième mais bien chaude et chacun de mes ongles a été l'objet d'un nettoyage particulier et imprégné de solution phéniquée forte et chaude.

Au cours de l'opération, comme mes compresses, comme mes éponges, mes mains sont trempées dans l'eau phéniquée faible et chaude toutes les fois que pour une raison ou une autre elles sont sorties du champ opératoire ou ont subi un contact quelconque avec un corps étranger.

Ordinairement jusqu'à la fin d'une opération *je ne mets en contact avec la plaie aucun antiseptique puissant. Je ne pratique aucun lavage.* Lorsque l'opération n'a pas été très longue je ne pratique aucun lavage de la plaie jusqu'au dernier moment.

A ce moment, avant de faire mes sutures, je pratique un lavage minutieux avec une *très petite quantité* d'eau phéniquée forte (20e) et chaude, aussi chaude que mes doigts peuvent la supporter.

Je ferai remarquer que la quantité de liquide employée est *peu considérable.* Pour les plus grandes opérations j'emploie bien rarement plus d'une tasse et je me sers jusqu'à épuisement du liquide qui est obscurci de la teinte grise du mélange de sang et d'eau phéniquée, de celle dont Lister disait : « Au point de vue esthétique cette eau est sale, mais au point de vue antiseptique elle est propre. »

Si l'opération a été de plus longue durée, ou si elle intéresse comme au genou, à la hanche, à l'épaule, des régions anfractueuses, au cours de l'opération je suis un peu plus généreux de l'imprégnation par l'eau phéniquée forte et chaude.

Il m'arrive alors de faire au cours même de mon opération non jamais un grand lavage, mais une *imprégnation*, avec une éponge montée, d'une petite quantité d'eau phéniquée forte en tous les points de la cavité.

Jamais de grands lavages, de grandes inondations.

Au cours de l'opération je prends toujours soin de faire l'opération la plus large possible, d'assurer pour l'avenir les bonnes conditions du drainage. Je m'inquiète peu d'agrandir le champ opératoire, assuré d'avoir une réunion irréprochable.

Depuis que je n'emploie plus le *spray*, dont je regrette l'action protectrice, j'ai augmenté ce traitement, l'action de ce lavage terminal à l'eau phéniquée forte. J'ai attaché aussi plus d'importance à utiliser l'action de la chaleur de façon à donner à cette eau forte une action plus efficace.

Il y a encore une circonstance dans laquelle je ne me contente pas du lavage terminal à l'eau forte, c'est le cas dans lequel j'ai affaire à un foyer inflammatoire très net dans l'abdomen.

C'est cette action de l'eau phéniquée forte et chaude qui m'a permis bien des fois de fermer complètement des foyers inflammatoires abdominaux, que personne ne ferme ou de me contenter de drainer à longue distance des foyers de suppuration septique qu'aucun chirurgien aseptique n'oserait refermer même en partie.

Lorsque je termine l'opération, j'attache une grande importance à faire une *hémostase* parfaite. Pour ce faire, je n'hésite pas à multiplier dans les foyers opératoires les ligatures que je fais habituellement médiates, suivant la méthode de Chiene.

J'encombre ainsi mon champ opératoire de gros nœuds de catgut. Mais je m'en soucie fort peu car gros ou petits ils ne *seront jamais éliminés.*

Je tiens beaucoup à cette hémostase et je rappelle à son sujet que chacun de mes nœuds de catgut sont *triples*. Sans cela ils sont exposés à ne point tenir.

Je rappelle encore que le catgut dont je me sers est stérilisé par la formule de Lister perfectionnée *en un de ses détails*.

Ce détail même au point de vue stérilité est si gros que je

crois pouvoir affirmer que, si mauvaise que soit la préparation que, malgré le doute légitime que j'ai pour la plupart des catguts du commerce, je pense que si on leur appliquait le trempage préalable pendant plusieurs heures dans l'essence de térébenthine on pourrait en pratique affirmer qu'ils ont reçu une stérilisation suffisante.

Mais je tiens à le répéter, aussi bien pour le catgut que pour les fils de suture qui paraissent les mieux stérilisés, sur la table opératoire ils doivent attendre leur tour d'emploi *baignés dans une solution phéniquée forte*, grâce à laquelle rien n'aura pu les *contaminer* pendant la durée de l'opération.

La suture superficielle sera faite avec les fils préparés soie ou crins de Florence *baignant en l'attente dans une solution phéniquée forte*.

Puis vient le drainage.

Un drain qui sera placé *droit* dans la plaie attend son tour baignant dans une *solution phéniquée forte et chaude*.

Je ferai remarquer que, contrairement à mes contemporains, en ce qui concerne les opérations abdominales, je draine peu tandis que pour toutes les opérations non abdominales il est bien rare que je manque à drainer.

C'est que je ne draine pas pour cause d'une infection de plaie que je ne redoute pas. Je draine pour avoir une réparation, une cicatrisation plus solide, plus régulière. Quand j'ai fait une opération abdominale, si j'ai eu devant moi un foyer septique dont j'ai pu bien pénétrer tous les recoins, je suis tranquille sur l'évolution de la plaie. Je ne draine guère que pour les grands foyers septiques de l'appendicite impossibles à parcourir, ou les plaies de l'hystérectomie qui exposent à de grandes suffusions sanguines.

Donc dans l'immense majorité des cas je draine les plaies opératoires non abdominales.

Mais je ne place jamais un drain de part en part et je ne me préoccupe jamais de chercher un point déclive pour mon drainage. Il ne s'agit pour moi que d'un *moment post-opératoire* dans lequel les suffusions si légères qu'elles soient gênent une *réparation idéale*. Comme je n'ai aucun souci de l'infection possible par le drain, je termine ainsi mon opération par le drainage en plaçant debout dans la plaie un drain de caoutchouc que j'ai sorti de l'eau phéniquée forte et chaude.

Ceci fait nous allons procéder au pansement antiseptique.

Celui-ci, dans l'immense majorité des cas, je le fais avec une gaze iodoformée très légèrement chargée.

Il serait plus sage de protéger la ligne de réunion comme autrefois par un tissu *protectif* non antiseptique.

Il y a longtemps qu'on n'en fabrique plus et il faut transiger avec la substance un peu irritante qu'est l'iodoforme.

La suppression de l'imperméable périphérique l'a rendue un peu moins irritante et en pratique un tampon un peu large de gaze iodoformée peu chargée est bien supporté, sauf en des cas tellement exceptionnels que je n'ai point renoncé à son emploi si sûr et si commode.

On peut mettre de cette gaze une couche si épaisse que l'imbibition des liquides ne la franchira pas.

En ce cas il suffira de placer au-dessus une couche puissante de ouate stérilisée.

A un point de vue économique et pratique tout à la fois, pendant vingt-cinq ans de pratique hospitalière, j'ai placé par-dessus la gaze iodoformée une série de sachets remplis d'une poudre absorbante et antiseptique.

Ce n'est pas sans doute une partie nécessaire et indispensable du pansement et je m'en suis passé bien souvent.

Mais, hospitalièrement au moins, la chose est si commode et je l'ai tant expérimentée que je dois indiquer que ces sachets faits dans des linges qui avaient bouilli dans l'eau phéniquée faible rendent les plus grands services, surtout dans les grandes opérations osseuses et articulaires pour lesquelles les écoulements post-opératoires sont considérables.

Hospitalièrement ils étaient extraordinairement économiques

Par-dessus ces sachets une couche stérilisée absorbante suffit et une épaisse couche de ouate est le complément le plus habituel du pansement que l'on pourra trouver partout. Il sera sage d'avoir cette ouate bien stérilisée, car sa masse peut être atteinte par les liquides qui s'écoulent de la plaie et il y a intérêt à ce qu'il ne se fasse pas de contamination qui, trop rapprochée de la plaie, pourrait finir par la gagner si le pansement n'était renouvelé assez rapidement.

Vous me verrez employer pour compléter mes pansements au lieu de ouate ordinaire de la *ouate de tourbe*.

C'est une substance servant ainsi à compléter les pansements et qui me paraît infiniment supérieure à la ouate de coton.

D'abord c'est une substance qui a une petite valeur antiseptique intrinsèque. Puis elle est absorbante dans une mesure très supérieure à celle de la ouate de coton.

Enfin elle est d'une élasticité très appréciable. Au lieu de se laisser déprimer et tasser comme la ouate de coton, elle transmet la pression de la bande à la région de la plaie. Il est incontestable qu'à son aide, cette compression douce, régulière qui est un adjuvant favorable de la réparation ajoute au mécanisme utile de la réparation des tissus.

A tous égards la ouate de tourbe, substance d'un prix peu élevé qui peut être largement employée rendra de grands services à la chirurgie antiseptique.

Ainsi pour absorber les liquides, les mettre à l'abri du contact de l'air et faire sur la région opératoire une compression bienfaisante l'accumulation d'une couche de ouate et mieux de ouate de tourbe et le placement de bandes est utile.

Il faut, pour ce faire, d'abord que la substance antiseptique qui forme la base du pansement dépasse largement la région opératoire, puis que la zone de protection de la ouate et de la compression la dépasse beaucoup plus encore.

Je remarque pourtant qu'il est inutile de donner à ces pansements les dimensions formidables que j'ai vu donner à des pansements dits aseptiques et pour lesquels le gaspillage des substances de pansement ne me paraissait pas reposer sur une donnée rationnelle.

En ce qui concerne les limites de la partie réellement antiseptique du pansement, il faut exiger seulement, avant tout, que le pansement dépasse largement la région où pourront arriver les liquides exsudés. Du moins, il faut que, si ces liquides dépassent cette région, il y ait une zone antiseptique assez large pour qu'ils n'aient pas chance de permettre l'empoisonnement direct de la plaie.

C'est la raison pour laquelle la date du second pansement devra varier un peu avec l'abondance de l'écoulement au dehors.

Si un pansement est imbibé de liquides il faudra le renouveler un peu plus tôt ; s'il est bien sec on pourra attendre.

Toutefois un bon pansement antiseptique assurant une protection relativement longue contre l'infection de la plaie on pourra toujours attendre avec calme un temps normal de réparation et de réunion des tissus.

Ordinairement c'est à partir du quatrième jour que le pansement se fait dans des conditions favorables. En pratique et dans un service hospitalier, la huitaine peut être atteinte. Pour les grandes résections, celles du genou surtout, malgré de véritables inondations sanguines et de sérosité, j'ai habituellement attendu la quinzaine sans inconvénient.

Renouvellement du pansement.

Au moment du renouvellement du pansement il est absolument nécessaire de ne laisser échapper aucune cause de contamination secondaire.

Dans une salle d'hôpital ces causes sont nombreuses et j'ai toujours regretté le spray qui assurait contre bien des dangers.

Pour parer aux mauvaises chances il sera sage :

1° De *recouvrir rapidement* d'une compresse imprégnée d'eau phéniquée faible le champ opératoire ;

2° De le laisser *découvert le moins possible ;*

3° De n'y exécuter *aucun lavage violent ;*

4° De faire subir en cas de doute à la peau des parties *périphériques et éloignées* de la plaie une imprégnation rapide par un antiseptique puissant, eau phéniquée forte ou eau oxygénée ;

5° De ne *jamais toucher à une ligne de réunion* d'une plaie qui se comporte régulièrement ;

6° Le drain sera retiré sans *faire de violence* sur la plaie ni ses environs. Quelquefois des pressions douces avec la main recouverte d'une compresse imbibée d'eau phéniquée faible feront écouler un peu de sérosité retenue. *Il faut être très prudent dans cette manœuvre.*

La partie profonde du pansement constituée par un nouveau tampon de gaze iodoformée assez épais sera replacée comme lors de l'opération et les mêmes éléments du pansement seront remis dans le même ordre.

Sauf le cas bien rare d'une irritation par la gaze iodoformée, la même répétition du pansement se fera de quatre à huit jours plus tard, suivant l'abondance de l'écoulement, suivant la sensibilité, suivant aussi la nature de l'opération.

Je remarque en passant que si le chirurgien fait ses pansements lui-même il pourra toujours leur donner un écart qu'il ne saurait autoriser aussi complet pour ses aides.

En tous cas, si on veut tirer de la chirurgie antiseptique ses effets les plus parfaits, il faut conduire la protection de la plaie jusqu'à *l'époque à laquelle la cicatrisation est parfaite* dans les parties profondes comme pour les parties superficielles.

Toutefois je puis signaler au lecteur que l'iodoforme n'est pas une substance favorable à la production de la cicatrice épidermique. Il y a souvent avantage à favoriser la formation de la dernière couche épidermique en appliquant à l'épiderme une substance anodine. Il y avait là autrefois une petite difficulté.

Aujourd'hui il y a toute facilité pour utiliser un antiseptique faible et bien stérilisé (pommades aux essences, poudres stériles). On abrège aisément ainsi les derniers instants de la cicatrisation épidermique comme je vous l'expliquerai en traitant de l'usage de l'iodoforme et de ses inconvénients.

J'aurai fini avec cette description rapide de la technique d'une opération antiseptique si j'ajoute que, dans un milieu pauvre en moyens, il est très facile par l'antisepsie de s'assurer l'asepsie des opérations les plus redoutables.

Traitez les instruments par l'eau phéniquée forte et chaude.

Faites une imprégnation prolongée.

Au besoin exagérez-la pour les instruments douteux. Si vous ne pouvez avoir recours aux autoclaves, insistez sur les stérilisations des instruments dangereux par l'ébullition dans les eaux alcalines. Ce nettoyage parfait, précédant le trempage dans l'eau phéniquée forte et chaude, vous épargnera bien des accidents.

Le plus grave est sans doute ce qui concerne la gaze iodoformée, parce que si on ne la prépare soi-même, comme je l'indiquerai, on peut avoir des doutes sérieux sur sa stérilisation.

Avec une gaze bien bouillie à l'eau phéniquée faible et un peu d'iodoforme dissous dans de l'éther on pourra toujours préparer extemporanément la petite quantité de gaze iodoformée bien stérile indispensable pour une opération dangereuse, en attendant qu'on s'en puisse procurer de bien faite

On en trouve du reste aujourd'hui dans le commerce de bien préparée, peu chargée et pratiquement stérile.

Il y a plus, il est facile de faire stériliser un peu de poudre d'iodoforme et d'en confectionner mécaniquement un peu de gaze.

Je suis même convaincu qu'en ayant recours à bien des

poudres actuellement recommandées comme antiseptiques fixes on pourrait réussir.

La qualité de *l'antiseptique fixe* aujourd'hui n'est pas très difficile à obtenir sous bien des formes différentes. Je préconise la gaze iodoformée comme une forme commode et sûre. Mais je la crois beaucoup plus remplaçable que l'acide phénique, que l'eau oxygénée, que le chlorure de zinc, agents d'imprégnation qui ont fait leurs preuves et qui prennent une part directe à l'action opératoire infiniment plus difficile à protéger que le peu qui restera de la plaie après une réunion parfaite.

Ce qui fait précisément la vogue de la chirurgie aseptique c'est que cette protection peut être faite par une foule de moyens.

Elle est même d'autant plus facile que la plaie ayant été traitée antiseptiquement est dans de bien meilleures conditions pour rester non contaminée que celle pour laquelle on n'a pas pris au cours de l'opération les précautions suffisantes.

Je ferai remarquer, en terminant, pour donner une idée de ce que l'on peut faire pour une technique irrégulière que j'ai fait les plus grandes opérations en utilisant la poudre d'aristol, la poudre de diodoforme, la poudre d'iodol, la poudre d'acide benzoïque à une époque à laquelle toutes les stérilisations étaient beaucoup plus difficiles.

Aujourd'hui les poudres antiseptiques sont plus nombreuses, plus faciles à stériliser, la méthode doit donc être beaucoup plus facile à appliquer et, je le répète, les antiseptiques fixes paraissent bien plus remplaçables et de rôle bien plus facile que les antiseptiques liquides qui, devant imprégner les tissus, ont un rôle plus actif et beaucoup plus complexe.

Intentionnellement en parlant du renouvellement du pansement, je n'ai point parlé de la section et de l'ablation des fils de suture qui représente pourtant une manœuvre nécessaire.

C'est en effet qu'il faut bien savoir que les manœuvres de la main du chirurgien au cours des pansements doivent être le plus discrètes possible.

En effet le pansement ne doit comporter aucun grand lavage, aucune purification qui seraient nuisibles à la réparation.

Le traumatisme et les contacts doivent être réduits au minimum.

Si le premier pansement est fait, le quatrième jour ordinairement, il n'y a pas lieu d'accomplir une manœuvre quelconque sur la plaie si ce n'est l'ablation du drain qui sera faite à l'aide d'une pince stérilisée.

Si le pansement est fait à huitaine, il y a lieu de couper une partie des fils de suture en commençant par les plus profonds.

Habituellement le mieux est de les laisser en place après section. Ils se détacheront d'eux-mêmes au moment du pansement suivant.

Sinon on doit les extraire avec une pince bien stérilisée.

Je signale en passant que l'heure est propice à l'infection d'une plaie car il n'y aura pas à cet instant de purification efficace par un antiseptique dont le rôle ne pourrait être justifié que par un accident, par une infection légère par exemple, mais qui serait un échec de la méthode et que nous ne voulons pas envisager ici à cause de sa rareté et des indications spéciales qu'elle fait naître.

En terminant cette leçon, je vous rappelle qu'aucun des détails de cette technique n'est compliqué. *L'ordre et la régularité de son accomplissement sont seuls chose nécessaire.* Ceux qui imaginent que l'antisepsie consiste dans le contact violent et répété de l'antiseptique le plus puissant possible se *trompent grossièrement et n'accomplissent pas du tout l'œuvre de la méthode antiseptique.*

Non seulement il faut apporter dans les manœuvres un

ordre, une succession régulière, approprier tous les actes du chirurgien, aux nécessités reconnues indispensables pour la sûreté et la régularité de la réparation, mais il faut encore savoir prévenir les fautes et les éviter.

J'insiste sur le point de pratique suivant.

Le chirurgien, bien certain de la purification de ses mains et de sa région opératoire, a toute liberté d'action dans la plaie *au jour de l'opération*.

Il n'a aucune crainte personnelle à avoir de lui-même.

Il faut qu'il soit déjà beaucoup plus soucieux de ce qui concerne ses aides. Il doit sans cesse surveiller leur préparation antiseptique. Même en la surveillant il devra utiliser ses aides dans une mesure aussi restreinte que l'accomplissement régulier d'une opération peut le permettre.

Je crois que le fait pour un chirurgien de permettre le moins possible l'intervention de son aide est un fait capital pour obtenir une bonne réparation.

Je fais même en tous temps mes efforts pour que mes aides ne puissent toucher à la région opératoire que par des instruments (crochets, écarteurs, pinces) dont la stérilisation ne laisse rien à désirer et qui les éloignent eux-mêmes en quelque sorte de la plaie.

En ce qui me concerne, je n'hésite pas à porter mes doigts au cours de l'opération, partout où leur action est nécessaire.

Je comprendrais *pour les aides* les gants que je ne comprends pas *pour le chirurgien*.

En ce qui concerne mon action directe sur les tissus, elle est toujours complète pendant l'opération.

Mais, l'opération terminée, *au cours des pansements secondaires, je touche directement le moins possible* à la plaie et même aux téguments du voisinage.

Les *doigts sont toujours recouverts et protégés d'une compresse* stérilisée par l'eau phéniquée faible. Puis même je ne touche guère ni à la plaie, ni aux téguments. J'use, pour ce faire, d'instruments que j'ai fait stériliser devant moi en les chauffant directement dans la flamme d'une lampe, ce que je considère comme le meilleur moyen de purification, moyen un peu offensif pour les instruments, mais fort applicable en ce qui concerne ceux destinés au pansement.

Par contre, si je suis très soucieux de tous ces détails, si je suis très exigeant pour tout ce qui doit toucher directement la plaie, j'ai fort peu de souci de tout ce qui en est manifestement éloigné. J'empêche la région opératoire de recevoir directement le courant d'air. Mais je me soucie fort peu des cérémonies très compliquées qui président en général à l'exécution de ces pansements.

En règle générale, les causes d'échec opératoire, les causes de suppurations, d'invasion septique menant à la suppuration partielle ou totale des plaies et plus encore à la septicémie dangereuse post-opératoire sont surtout *des fautes grossières* considérées comme vénielles par les opérateurs qui s'attachent à des complications inutiles.

On ne s'en défend pas par des préparations étendues et compliquées, mais par l'observation très exacte, imperturbable, par une surveillance de tous les instants que je n'ai jamais vu pratiquer que par les chirurgiens antiseptiques bien imbus des règles et de la simplicité des actes opératoires et post-opératoires.

L'art de discerner les précautions capitales des précautions destinées à étonner le public est infiniment plus difficile qu'on ne le croit.

III

RENOUVELLEMENT DU PANSEMENT

Le renouvellement du pansement est un acte qui mérite d'être étudié par le détail d'autant mieux que c'est à vous, les aides, qu'il incombe dans une grande majorité de cas. Si pour ces cas l'infection de la plaie ne menace pas au même degré de violence que le jour de l'opération, elle menace si positivement que chez un opérateur antiseptique et attentif c'est de ce renouvellement du pansement que viendront à peu près uniquement les incidents qui troubleront la réparation de la plaie.

Non seulement les occasions de contamination sont nombreuses, comme le jour de l'opération, mais elles sont plus nombreuses encore, parce que le pansement sera fait dans un local non protégé, comme celui de l'opération — parce que les éléments de ce pansement seront transportés dans ce local et maniés par d'autres aides — parce que, à la conclusion du pansement, une destruction antiseptique ne peut être faite comme à la fin de l'opération.

Il faut donc que dans la pratique vous soyez assurés de la perfection de ce pansement, de la défense contre tous les éléments de cette contamination.

Certains chirurgiens emmènent le sujet à la salle d'opération pour le panser. D'autres le placent dans une chambre spéciale pour tout le temps pendant lequel il sera soumis à des pansements. D'autres veulent que l'on éloigne les sujets dont les plaies suppurent de ceux dont la réparation est parfaite, et la séparation des *septiques* des *aseptiques* est le grand cheval de bataille des chirurgiens et des architectes.

Sans doute il n'est pas sage de braver inutilement certains dangers. Mettre dans une salle commune des érysipèles, des anthrax ou des plaies gangreneuses qu'il serait facile d'éloigner, c'est rendre inutilement la tâche absolument difficile au personnel.

Mais il n'est pas nécessaire d'aller plus loin, il faut que le chirurgien soit suffisamment armé contre les dangers du voisinage pour ne pas les redouter personnellement et ne pas exagérer sa propre faiblesse. Il faut qu'il soit assez sûr de lui pour que la contamination par les voisins et par son intermédiaire à lui soit nulle. Il est vraiment lamentable de songer qu'après plus de trente années d'exercice de la chirurgie antiseptique le comble du progrès scientifique consiste à proclamer son impuissance et que, devant le monde entier, on proclame comme une doctrine l'impossibilité de soigner côte à côte des malades qui ne se porteront préjudice que parce que *la méthode employée pour les soigner est mauvaise et incomplète.*

Prêtez donc toute votre attention à la manière de faire que je vous enseigne. Sachez prendre assez de précautions pour ne pas troubler le résultat d'une opération bien faite et pour permettre le fonctionnement régulier d'un établissement hospitalier dans lequel vous pouvez mettre côte à côte bien des sujets très divers, en tâchant seulement de séparer des malades *propres* les sujets réellement *infectieux* ou versant à profusion les matières putrides.

Cette tâche est réalisable, mais elle demande une attention toujours soutenue. Elle n'est pas moins difficile que celle de l'opérateur, au moins en ce qui concerne des soins minutieux.

Ce préliminaire justifie ce principe que je vous ai enseigné tant de fois. Un chirurgien qui se contente de faire une opération n'est pas digne de ce nom. Il faut qu'il mène le sujet à la réparation parfaite. Les soins consécutifs à l'opération demandent tout autant de science et de conscience que ceux de l'opération.

Si à l'hôpital nous vous déléguons auprès de l'opéré pour les pansements nous obéissons à une nécessité de pratique. Mais nous vous devons nos conseils, notre surveillance et chaque fois qu'ils sont en défaut le blessé ou l'opéré en pâtit.

Vous me savez exigeant sous ce rapport. Nous ne le sommes jamais trop. C'est à propos du pansement qu'il faut toujours chercher où est la faute commise quand les choses vont irrégulièrement. Il est infiniment plus fréquent de trouver la faute là que dans l'acte opératoire.

Un fait doit vous inspirer la conscience de l'importance de votre rôle.

Il m'est arrivé quelquefois d'observer des incidents fâcheux, quelques plaies suppuraient au lieu de se réunir ; certaines tardaient à se cicatriser; d'autres étaient le siège de phénomènes d'irritation et on accusait les fils, les instruments, l'antiseptique. Il m'est arrivé bien souvent, en pareil cas, de m'astreindre, pendant quelques jours, à faire moi-même tous les pansements. Les accidents disparaissaient comme par enchantement alors que fils, instruments, antiseptiques étaient les mêmes.

Ce n'était pas parce que des fautes graves avaient été commises par mon entourage, c'était parce que de petites fautes de détail leur avaient échappé, parce qu'ils avaient laissé un aide malpropre leur passer quelque instrument insuffisamment purifié. C'était parce qu'ils avaient fait un lavage intempestif ou exprimé inutilement les caillots d'une plaie. Tout rentrait dans l'ordre une fois la petite cause reconnue.

Sachez donc bien les dangers qui vous menacent. N'oubliez jamais la manière de les prévoir. De façon à faire plus aisément votre examen de conscience à ce sujet ; pensez toujours, quand un incident se produit, qu'il doit être le résultat d'une faute et cherchez votre faute avant d'accuser celle des autres.

Les dangers qui vont menacer votre patient sont un peu différents de ceux de la salle d'opération.

L'air d'une salle et même celui d'une chambre de malade isolée est plus chargé d'éléments microbiens que celui d'une salle d'opérations.

Les aides sont moins bien préparés pour l'action et moins faciles à surveiller.

Les instruments dont vous allez vous servir sont utilisés d'ordinaire pour plusieurs pansements qui peuvent les contaminer.

Vous-même vous pouvez vous contaminer par la répétition des pansements.

Notez bien que la contamination de la plaie étant faite, vous êtes sans ressources pour la corriger. Tandis qu'après une opération vous avez tout le loisir, par une antisepsie puissante, de détruire tout ce qui aurait empoisonné votre plaie pendant l'acte opératoire, ici vous ne pouriez plus le faire.

Le lavage de la plaie est un non-sens au point de vue antiseptique et à plus forte raison l'injection de liquide dans les cavités de drainage ne se justifie que par la nécessité de corriger *une infection* que l'on *n'a pas réussi à empêcher*.

Ces deux pratiques *habituelles* seraient un non-sens. Le principe qui domine l'antisepsie vraie veut que, l'usage de l'antiseptique étant limité à la protection de l'élément vivant, celui-ci ne doit jamais être arrêté dans son évolution par l'action directe de l'antiseptique.

Il faut donc, en procédant au pansement, recourir, pour se défendre des germes, à des précautions plus grandes encore que celles qui sont indispensables au cours des opérations pour se défendre de ces germes.

Une première condition commune à tous les pansements est la suivante : l'air apportera des germes dans la plaie si son accès est libre ou si quelque courant d'air les y amène.

La pratique de la pulvérisation était certainement une pratique heureuse. Elle créait une atmosphère artificielle où les infections par l'air ambiant devenaient moins faciles. Mais l'emploi de l'antiseptique pulvérisé qui a eu une grande vogue, qui a contribué à étonner le monde et certainement a joué dans la diffusion de la méthode un rôle considérable, est aujourd'hui une pratique désuète. On l'a attaquée violemment. Comme ce n'était pas une manœuvre qui fût fondamentalement indispensable, elle est disparue dans la bataille. Elle a été l'objet de telles critiques, que des chirurgiens, qui, comme moi, estimaient que sans être indispensable, au milieu des salles contaminées, elle servait à quelque chose ont dû l'abandonner à leur tour. Le personnel des aides se faisait un malin plaisir de la négliger en votre absence, c'est-à-dire aux instants où elle eût été utile. Il valait mieux l'abandonner que la mal pratiquer et prendre couramment quelques autres précautions dont on aurait pu se dispenser par son emploi. J'ai donc fait comme d'autres, j'ai renoncé aux pulvérisateurs qui, fortune singulière. sont encore employés par les auteurs qui les ont attaqués, mais à des usages pour lesquels manifestement ils ne servent à rien.

Pour se guider dans la pratique du renouvellement d'un pansement, il faut reprendre une à une les conditions théoriques à remplir, conditions qui présentent quelques différences avec celles de la salle d'opération. Elles sont différentes parce que tous les *circumfusa* sont bien plus menaçants dans la salle commune et ces précautions doivent être d'autant plus complètes que le milieu est plus dangereux.

Le costume du panseur doit être analogue à celui de la salle d'opération. J'insiste sur ce fait de *la nécessité des avant-bras découverts*. Je la crois plus importante que celles des gants qui peuvent masquer bien des défectuosités.

Du reste, avec la pratique que je conseille ce sont plutôt les vêtements que les doigts qui peuvent être dangereux, car les doigts ne doivent guère *toucher une plaie au cours d'un pansement*.

Le temps pendant lequel le panseur devra découvrir la

plaie sera aussi limité que possible. Ce fut une des premières pratiques de Lister que de faire certains pansements très rapidement sous un voile qui masquait la plaie à l'accès de l'air.

La pulvérisation permit ensuite de faire durer le pansement aussi longtemps que l'on voulait. Mais, puisqu'on y a renoncé, le temps pendant lequel la plaie sera exposée doit être le plus court possible.

S'il doit se prolonger, il y a lieu de couvrir d'un voile protecteur et humide toute la partie de la plaie qu'il ne sera pas indispensable de laisser découverte.

Toute action irritante doit être évitée sur la plaie. En principe on ne doit y pratiquer *aucun lavage antiseptique.* On ne doit pas davantage lui faire subir de pressions inutiles.

En principe on doit toucher à la plaie le moins possible et pas davantage aux parties qui en sont immédiatement voisines. S'il y a drainage, il est facile de s'assurer, sans traumatisme, si le drainage a bien fonctionné. La pratique qui consiste à écraser les lèvres de la plaie pour la vider de quelque liquide et surtout de quelque caillot est une pratique vicieuse. Il m'est souvent arrivé de constater que des incidents de réparation défectueuse n'avaient pas d'autre origine que le fait d'élèves très soigneux qui, malgré mes prescriptions, vidaient ainsi les plaies avec quelque violence.

Il y a là sans doute une certaine délicatesse de prescription à exécuter, car il est sage de s'assurer en quelques circonstances que le drainage fonctionne bien. Mais il ne faut jamais que cette surveillance comporte de violence.

Je vous signale immédiatement pour n'y plus revenir une difficulté du pansement actuel qui n'existait pas avec le pansement primitif de Lister.

Le pansement de Lister était enveloppé d'un imperméable dont il avait reconnu la nécessité parce qu'employant pour son pansement un antiseptique volatil (acide phénique) il voulait entretenir une atmosphère antiseptique autour de la plaie. Il estimait aussi que les liquides, forcés d'aller au loin sortir du pansement, ne trouvant l'air, c'est-à-dire la cause d'infection que loin de la plaie avaient chance de ne point communiquer à celle-ci les éléments de leur contamination.

Sous l'imperméable la plaie restait humide et il ne se faisait pas d'adhérences du pansement.

L'expérience a montré qu'avec les antiseptiques fixes(iodoforme et tous ses dérivés, acide salicylique, acide benzoïque, etc.) la précaution de l'enveloppement imperméable n'était pas nécessaire, que l'assèchement de la région était plus favorable à la non-contamination de la plaie, puisque l'humidité est la condition la plus favorable pour les développements microbiens. On a donc abandonné l'imperméable. La facilité d'obtenir des substances absorbantes stérilisées a a permis d'augmenter encore la masse du pansement de façon à ce qu'il ne soit pas traversé par les liquides trop près de la plaie. L'abandon de l'imperméable est devenu la règle générale.

Cela a bien des avantages, cela permet d'allonger considérablement la période sans pansement. Mais vous trouverez un inconvénient c'est que, lors des drainages importants, sur les sujets chez lesquels le pansement est resté longtemps en place, les parties sont souvent collées et adhérentes aux pièces du pansement desséché et durci.

Procédez toujours avec une certaine délicatesse pour les enlever. Ce n'est pas que le traumatisme que vous leur ferez subir soit bien grave en lui-même, puisqu'il n'est pas infectant. Mais apprenez à toujours respecter la plaie le plus possible si vous voulez avoir des résultats parfaits. Ne négligez aucune des petites précautions et lorsque vous enlèverez ce premier pansement procédez avec toute la prudence et observez bien les régions où des liquides auront séché, ou ils se seront accumulés, pour passer à leur surface un linge humide et ne laisser en place aucun de ces amas de sécrétion qui pourraient, au cours de votre pansement et à cause de quelque négligence dans ce pansement, devenir le foyer de petites infections secondaires.

Les instruments dont vous vous servirez sont d'autant plus importants à surveiller que vous ne pouvez jamais compter qu'on les soignera, pour les pansements dans une salle, comme on soigne les instruments pour l'opération. Il faut donc que vous exerciez une action personnelle pour qu'ils soient purs.

Cela est d'autant plus important que, comme je vais vous le dire, ce sont les instruments et non les doigts qui toucheront la plaie.

Si vous êtes très sûrs de vos aides, les instruments stérilisés par ébullition dans une solution alcaline seront à votre disposition dans un plateau contenant de l'eau phéniquée. Si vous n'êtes pas bien sûrs de vos aides passez vos pinces et vos ciseaux dans la flamme d'une lampe à alcool avant de les porter au contact de la plaie.

C'est le procédé le plus simple, c'est celui que j'emploie habituellement dans les maisons de santé dans lesquelles, malgré soi, on change d'aides et où ces aides peu accoutumés à vos habitudes ne font pas grand'chose de ce que vous leur prescrivez.

Vos mains seront bien nettoyées comme pour une opération. Je vous conseille de ne pas vous contenter du filet d'eau que vous versent parcimonieusement les superbes robinets à pédale sans lesquels un service qui se respecte ne saurait subsister. Faites-vous donner un vase vulgaire dans lequel vos mains tremperont dans une eau savonneuse dont je vous ai indiqué la formule.

De l'eau chaude, un bon savon, et quelques gouttes de teinture de quillaya saponaria que vous avez même pu parfumer à votre gré.

Je soigne ainsi mes mains qui sont au moment du pansement plongées dans un peu d'eau phéniquée faible et chaude comme au cours des opérations.

Pourtant *je ne toucherai pas à la plaie.*

Les instruments sont là pour les actions nécessaires. Si le contact des doigts est utile j'ai sous la main une *compresse antiseptique qui me servira d'intermédiaire.*

En effet j'ai toujours une compresse de gaze conservée dans une boîte où elle a bouilli dans de l'eau phéniquée faible. Cette compresse est légèrement humide et elle sert pour tous les contacts avec la plaie. Cela est fort simple. Si vos doigts ou les doigts de vos aides avaient été incomplètement purifiés la plaie serait néanmoins garantie.

Je puis même dire qu'en procédant ainsi le *nettoyage de la main* ne devient qu'un perfectionnement qu'il ne convient pas de négliger, *mais perd cette importance capitale qu'il a pour l'opération.* Cette compresse, toute prête pour le moment du pansement, me sert du reste pour protéger temporairement toutes les parties de la plaie ou de son voisinage qui restent exposés.

J'ajoute même une remarque en passant.

Cette pratique qui permet en somme *de ne jamais toucher* directement les parties d'une plaie que l'on panse, n'établissant jamais de contact qu'avec des *instruments* ou une *compresse antiseptique*, dispense d'une façon absolue de l'usage des gants.

Sans doute ceux-ci impressionnent davantage le public qui ne réfléchit pas. Mais pour quiconque réfléchit, cet instrument qui va être purifié d'une incontestable façon entre chaque contact et cette compresse absolument sûre qui va être jetée aussitôt après contact établi donnent une sécurité qu'aucun autre artifice ne saurait procurer.

La sécurité de ce moyen est telle que le chirurgien qui ne voudrait pas se laver les mains pourrait à la rigueur se passer de le faire.

Pourquoi donc chercher des moyens compliqués, des gants et des moyens embarrassants quand la chose est si simple à accomplir.

Suivant les préceptes de Lister les plus anciens, je n'ai jamais fait de *lavages d'une plaie*. Il faut considérer que si un pansement antiseptique est bien fait sur une plaie non infectée, celle-ci ne présente aucune production microbienne.

En est-il de même de toute la périphérie de cette plaie? Non. A mesure que vous vous rapprocherez de la périphérie vous arrivez aux parties moins bien protégées où, surtout pour une plaie drainée, les liquides de drainage peuvent avoir été le siège de quelque infection.

Sans doute votre pansement est très large et protecteur au loin comme le voulait Lister. Mais il faut tenir compte de cette propagation. Aussi, au cours d'un pansement, tout en ne lavant jamais une plaie, je passe toujours un linge mouillé d'antiseptique sur les régions *périphériques à la plaie*.

Si ces régions deviennent suspectes par l'abondance d'une sécrétion, ce linge est mouillé de solution phéniquée forte et chaude, toujours bien entendu en quantité si minime que celle-ci ne puisse couler et irriter la peau.

Un peu d'habitude vous fait bien apprécier la proportion à adopter.

Aussitôt que les actes nécessaires au pansement sont terminés, je me hâte de recouvrir la plaie des substances antiseptiques que j'emploie, en principe et le plus souvent, une gaze iodoformée très légèrement chargée.

Puis, quand je les ai à ma disposition, j'emploie les sachets qu'hospitalièrement j'ai employés avec succès pendant tant d'années. Par-dessus je place à nouveau de la ouate de tourbe et j'exerce toujours sur la région une certaine compression.

Le pansement renouvelé et bien fixé par des bandes solides ou souples est habituellement moins étendu que le pansement primitif.

Comme je draine beaucoup d'opérés, la date de renouvellement du pansement a une certaine importance.

Je ferai remarquer toutefois que ce renouvellement peut être assez reculé malgré ce drainage.

Voici quelques indications :

Pour une cure radicale de hernie, le premier pansement n'est fait qu'au huitième jour.

Pour une résection du genou, malgré un large drainage il est rare que je renouvelle le pansement avant quinze jours.

Pour les autres résections comme celles du coude ou de l'épaule je renouvelle au bout de quatre jours et de même lors de mon opération pour le pied bot (ablation de tous les os du tarse.)

Je fixe la date de ces renouvellements sur mes convenances opératoires et je ne saurais en un chapitre général les indiquer toutes. Mais je puis dire que cette fixation de date répond à des nécessités opératoires et non à la nécessité d'éviter les infections du drainage *que je ne crains pas.*

Le drainage lui-même n'a d'utilité que dans les premières quarante-huit heures. Si je ne défais pas le pansement pour le supprimer, au bout de ce temps, c'est que le séjour ininterrompu du pansement est utile. Car si, pour une autre raison, je viens à renouveler le pansement plus tôt que je n'en ai l'habitude, je ne laisse le drainage sous aucun prétexte.

Les cas de drainage prolongé répondent à des indications rares et très spéciales que je ne saurais aborder ici.

Nous pouvons escompter que les critiques ne manqueront pas de s'écrier que ce n'est plus là le pansement de Lister qui conseillait le drainage et son renouvellement à chaque pansement. Je vous ferai remarquer que cet usage très passager du drainage remplaçant le drainage répété est au contraire un témoignage que Lister était dans le vrai et que ceux qui disaient, à l'époque, que le grand changement apporté par Lister n'était dû qu'au drainage se sont trompés là comme dans toutes leurs critiques. Le drainage est une partie utile de la pratique de Lister et très scientifiquement déterminée. Son prolongement était une complication inutile que la prudence des premiers temps avait imposée.

La fréquence des renouvellements du pansement est bien

variable. En principe, les pansements n'ont guère besoin d'être répétés.

La nécessité d'enlever les fils de suture superficielle peut contribuer à déterminer les dates nécessaires.

En principe au premier pansement j'enlève la plus grande partie de ces fils. J'enlèverai le reste au second.

Mais si le premier pansement a été rejeté loin comme pour une résection du genou, je les enlève tous lors de ce premier pansement.

Si je panse une résection du coude, le quatrième jour, il m'arrive de ne toucher à aucun fil ce jour-là. Je vais mobiliser le coude dès ce jour et il y a intérêt à ne rien laisser tirailler et se disjoindre au début.

Dans le renouvellement du pansement il y a une difficulté pour laquelle il est difficile de poser des principes en quelque sorte mathématiques. Quand faut-il cesser le pansement antiseptique ? Jusqu'à quel moment convient-il de le prolonger ?

Il faut continuer la protection antiseptique jusqu'à la guérison complète de la plaie. Mais il faut éviter de continuer une action irritante sur les éléments superficiels de cette plaie.

Il faut, en particulier, éviter la continuité de l'action de certaines substances qui sont nuisibles aux développements et aux réparations épidermiques telles que l'iodoforme, l'acide salycilique ou le salol.

Cette nécessité du changement était moins grande dans les temps anciens de la méthode de Lister dont le pansement primitif contenait une lame protectrice (*protective*) non antiseptique et un topique périphérique antiseptique.

Aussi les réunions étaient-elles plus correctes qu'elles ne l'ont été après l'usage des antiseptiques fixes divers dont l'iodoforme est le prototype. Mais il y a une telle différence dans la facilité des pratiques antiseptiques par l'usage de ces antiseptiques que les plus fidèles, comme moi-même, n'ont pu résister à la tentation de simplifier tous les actes de leur chirurgie.

Mais en ce faisant prenez garde de faire moins bien, c'est là ce qu'il faut éviter.

Aussitôt donc que la réunion épidermique reste seule à faire, remplacez l'iodoforme par d'autres substances encore protectrices et germicides. Celles dont je me sers le plus souvent sont les pommades aux essences, dont voici la formule, ou, lorsque je ne puis me les procurer, une pommade au baume du Pérou. Je vous fais remarquer à ce sujet que ces pommades peuvent être préparées aujourd'hui dans des conditions de sécurité que nous n'avions pas jadis parce qu'il est facile d'en stériliser les éléments, ce qu'on ne savait pas faire autrefois.

Je vous donne à nouveau ces formules que j'ai expérimentées tant de fois :

Pommade aux essences (1).

Vaseline pure.	100 grammes
Essence de thym.	XV gouttes
Essence de géranium	XV gouttes
Essence d'origan.	XV gouttes
Essence de verveine	XV gouttes
Naphtolate de soude	30 centigrammes

Pommade au baume du Pérou.

Vaseline pure.	100 grammes
Acide borique finement pulvérisé et stérilisé	10 grammes
Baume du Pérou.	1 gramme

Dans un service de chirurgie ayez des pots qui ne soient pas trop grands et ne prenez jamais de la pommade dans le pot

1. On trouvera tous les détails de ces formules dans un chapitre spécial.

qu'à l'aide d'une compresse stérile, car il ne faut plus oublier que les substances que vous employez n'ayant par elles-mêmes qu'une valeur antiseptique modeste ne seraient pas suffisantes pour se défendre d'une infection grave et qu'il ne faudrait pas porter à l'aide de ce pot l'infection même légère d'un sujet à un autre. Les tubes ou vessies métalliques sont très commodes pour garder ces pommades sans chances de contamination.

Comme le sujet n'aura plus d'écoulement, comme la nécessité de protection dépassera fort peu la zone épidermique du sujet vous pourrez ici vous passer d'un grand enveloppement antiseptique.

Votre pansement peut être complété par de la ouate simplement stérilisée. Pourtant c'est là plutôt une question de simplification qu'une question de correction, car j'ai fait bien des essais et j'aimerais mieux constituer une protection avec une substance absorbante contenant un antiseptique même faible. J'ai essayé des ouates boriquées, salicylées, j'ai fait imprégner des ouates et des poudres d'essence et j'ai fait des sachets contenant de ces poudres. J'ai toujours vu que la réparation se faisait plus régulière dans ces cas que lorsqu'une large protection antiseptique était tout à fait abandonnée. Ce n'est pas du reste pour moi un des moindres arguments contre le pansement franchement aseptique car s'il n'est même pas rigoureusement suffisant lorsque la plaie n'a presque plus à se défendre de l'extérieur, il doit être bien plus insuffisant encore lorsque, tout près du traumatisme, elle a encore toute sa vulnérabilité primitive.

Enfin, lorsque la fermeture de la plaie est accomplie par le développement parfait de la surface épidermique, n'oubliez pas que celle-ci n'a pas toute la puissance de défense d'un vieil épiderme. La moindre atteinte à cet épiderme se traduira par une irritation, et nombreux sont les cas dans lesquels la région cicatricielle abandonnée à elle-même s'altère par un traumatisme quelconque.

Des cicatrices vicieuses, des chéloïdes plus ou moins passagères ont été dues à ce que, maniant fort mal les antiseptiques, on avait abusé par exemple de l'iodoforme en en continuant indéfiniment l'emploi. A l'heure actuelle vous trouverez bon nombre de ces cicatrices vicieuses parce que la plaie n'a pas été protégée suffisamment longtemps.

J'ai la coutume de recouvrir la plaie d'une poudre qui adoucit les frottements. La poudre de fécule et la poudre de talc pourront vous rendre ce service. Elles sont faciles à stériliser. Ici vous n'avez plus besoin de protection effective contre les microbes qui ne pénétreront la cicatrice que si vous la laissez fissurer. Mettez donc abondamment la poudre sur cette cicatrice et ne l'abandonnez pas au contact des objets extérieurs sans protection contre les blessures.

Mais, me direz-vous, que de soins minutieux pour mener à bien une guérison que l'on abandonne si facilement à elle-même et qui s'accomplirait quand même ? Que dites-vous des chirurgiens qui font de grandes opérations et laissent leurs aides faire les sutures sans plus jamais s'occuper du patient qu'ils abandonnent aux suites de ce que l'on appelle une *belle opération*.

Je pense que ces chirurgiens sont en retard sur la chirurgie moderne. Autrefois la différence était peu sensible entre le patient exposé à peu ou prou de suppuration et le chirurgien qui procédait ainsi était plutôt négligent que coupable.

Aujourd'hui la perfection de notre chirurgie moderne est telle que nous n'avons pas le droit de priver celui qui se fie à nous du moindre des avantages que nous pouvons lui donner. Il suffit d'une négligence peu grave en apparence pour conduire à des misères inutiles que vous verrez fréquemment.

Vous verrez une petite suppuration dans un coin de plaie.

Vous verrez des croûtes qui persistent indéfiniment, vous verrez une plaie où il s'est fait une béance au niveau d'un fil, vous verrez, ce qui est plus grave, un fil s'éliminer quelques jours, quelques semaines ou quelques mois après une opération.

Or, *dans l'immense majorité des cas*, ces petits incidents, qui infligent des misères inutiles au patient, sont fautes ou négligences de l'opérateur. Si chaque opérateur et chaque panseur étaient bien imbus de la doctrine de Lister vous verriez ces misères disparaître de la chirurgie. Les jeunes auront un beau rôle à jouer pour mettre au point toutes les perfections de réparations grandes et petites. On s'occupe exclusivement actuellement de découvrir de nouveaux et gigantesques horizons pour la chirurgie, d'inventer des opérations qui ne se feront guère. On néglige l'œuvre de tous les jours. Je vous convie à revenir à un effort plus simple mais plus profitable à l'humanité et vous verrez bien dans la pratique quotidienne toute l'importance que doit obtenir *le moindre pansement fait avec la méthode la plus régulière* et l'importance quasi mathématique des détails de votre intervention.

IV

TECHNIQUE POUR UNE GRANDE OPÉRATION

La technique que j'ai indiquée s'applique à toutes les opérations. On doit même bien remarquer que la chirurgie antiseptique a une uniformité parfaite, quelle que soit la région, quelle que soit la nature de l'opération. Ceci est dit bien entendu en tenant compte des différents incidents sur lesquels il faut se guider de la façon que j'ai prévue.

On notera toutefois que certaines nécessités, toutes locales en quelque sorte, font varier certaines de vos manières d'opérer.

Une *amputation* est un type de grande opération que vous pouvez prendre.

Ici la désinfection de la peau, la préparation ayant suivi sa marche régulière il n'y a, sauf complications de foyers suppurants, aucune précaution à prendre avant la fin de l'opération. Ce n'est que, celle-ci terminée, les ligatures faites, qu'une action antiseptique énergique pourra être exercée.

Jusque-là les seules précautions à prendre consisteront à ne rien importer de nuisible dans le champ opératoire.

L'hémostase réalisée, l'imprégnation antiseptique sera faite.

La plaie sera fermée.

Elle sera drainée, toujours en cherchant le point favorable le moins gênant pour la ligne de réunion.

Le pansement sera appliqué précisément plus épais dans la région où l'écoulement doit se faire.

Si vous faites une *résection*, le champ opératoire est très anfractueux et le lavage terminal demande à être fait avec plus d'insistance.

Si vous faites une *opération abdominale*, vous ne verserez pas à flots l'eau phéniquée dans l'abdomen. Mais je vous conseille de ne laisser sans l'imprégner aucun des points qui ont été touchés au cours de votre intervention.

Si quelque part il y avait de la suppuration ou les résidus d'une inflammation manifeste insistez sur cette purification.

Dans quelque plaie que ce soit, si vous trouvez une lésion osseuse n'oubliez pas qu'il vaut mieux faire une destruction, agir par les caustiques ou par la cautérisation ignée que laisser un élément septique, un élément morbide quelconque, un élément suspect. C'est ainsi que je procède dans les résections de tous ordres.

Aussi au cours de ces interventions difficiles je n'hésite pas à imprégner le foyer douteux avec une *solution de chlorure de zinc* à 10 0/0 — à cautériser hardiment les surfaces avec le *thermo-cautère* — *à réséquer à nouveau* une région suspecte.

Si l'action antiseptique a été bien complète la *réunion* se fera aussi parfaite que vous la puissiez souhaiter, malgré ces actes destructeurs mortifiant certains éléments anatomiques.

Si vous opérez sur des régions plus délicates comme le cerveau ou la moelle toujours sans grandes inondations n'hésitez pas davantage à terminer votre opération par des attouchements très soigneux avec l'eau phéniquée forte.

Tenez un grand compte de ce que l'hémorragie opératoire a pu balayer votre antiseptique pour revenir à un lavage définitif.

Rappelez-vous, pour toutes ces interventions, pour les plus grandes opérations comme pour les moins importantes, que ce n'est pas l'*inondation* qui agit par son volume ou sa brutalité mais que l'*imprégation* antiseptique est votre agent de protection.

Bien entendu, votre grande opération faite, il faudra subordonner les éléments de votre pansement aux chances de l'écoulement secondaire.

Si vous n'avez pas drainé, l'importance de la masse du pansement est infiniment moindre. Serrez-le assez pour faire un peu de compression. Pourvu que l'écoulement superficiel ne puisse venir imprégner les couches exposées, vous pourrez attendre le renouvellement du pansement avec sécurité. C'est là ce que vous me voyez faire pour toutes les opérations abdominales sans drainage que je fais si souvent.

Si le drainage doit être considérable, il faut que vous donniez à votre pansement l'étendue et la forme nécessaires pour que le liquide qui s'écoulera ne soit pas infecté et ne propage pas l'infection à la plaie.

Cela nécessitera, pour une grande amputation, un matelassage important, pour une grande résection comme celle du genou, une garniture plus importante encore.

C'est en me servant de ces moyens, avec l'aide de la ouate de tourbe, par exemple, que pour une résection du genou je puis ne renouveler un pansement que vers le quinzième jour. Même à ce moment, je ne retire pas entièrement les masses de ouate de tourbe qui ont été tachées de sang. Je me contente de les ouvrir, de renouveler la partie profonde du pansement en contact avec la plaie en remplaçant cette partie profonde du pansement.

Quand les limites de votre pansement doivent être arrêtées trop près de la plaie, quand le trajet entre cette plaie et l'extérieur est trop court, redoublez de précautions pour que ce rapprochement n'ait pas d'inconvénient.

Lister conseille de mettre aux extrémités du pansement des bandes élastiques de façon à ce qu'aucune béance ne puisse se produire. Je procède souvent ainsi.

Il m'arrive aussi de coller les parties profondes du pansement les plus voisines du bord du pansement.

De cette façon, non seulement je réussis à rendre *imperméable au courant* d'air cette région du pansement, mais je réussis à empêcher le sujet de *fouiller* cette partie du pansement pour gratter le voisinage de la plaie. J'ai vu cette indocilité du sujet souvent cause d'une infection tardive qui n'était pas sans inconvénient.

Ouverture des grandes articulations. — Sans que ces opérations nécessitent une technique bien spéciale, j'attire toute votre attention sur la nécessité de faire le *lavage antiseptique articulaire* très soigneusement et tout particulièrement lorsque ces articulations viennent d'être le siège d'un traumatisme. C'est évidemment, à cette manière de procéder que j'ai dû de ne *voir jamais* aucun incident dans mes nombreuses opérations pour fracture de rotule ou pour traumatismes de la hanche, de l'épaule et du coude.

Il ne faut pas hésiter, toute évacuation de caillots étant faite, à porter dans l'articulation et exprimer une éponge imbibée d'eau phéniquée forte et chaude.

Et, comme les parties molles qui environnent l'articulation sont infiltrées de sang, les en bien vider, exprimer les caillots et toucher toutes les surfaces avec la même eau phéniquée forte.

Pour le reste, aucune indication particulière si ce n'est que je recommande un *drainage*, non *dans* l'articulation, mais *à côté* d'elle. Cela évite les douleurs et donne une réunion plus sûre, ce qui est d'importance capitale pour la solidité ultérieure de l'articulation aussi bien que pour la sécurité.

Opérations sur la grande séreuse abdominale. — Il n'y a aucune raison pour ne pas appliquer aux opérations sur le péritoine les règles applicables aux autres opérations.

Le seul argument que l'on puisse invoquer pour procéder autrement c'est que le péritoine est infiniment moins sensible à l'action des organismes vulgaires, non pathogènes que les autres régions du corps.

Ce fut là ce qui de bonne heure fit abandonner le spray pour les opérations abdominales pour lesquelles il était particulièrement incommode. Mais pourtant d'une part, cette insensibilité aux organismes communs qui peuvent flotter dans l'air est loin d'être absolue, et, d'autre part, les lésions septiques ne sont pas rares en chirurgie abdominale et l'utilité des antiseptiques m'a toujours paru manifeste.

On a accusé les antiseptiques en chirurgie abdominale de produire des irritations aboutissant aux adhérences.

En règle générale c'est une erreur. *La grande cause des adhérences c'est la microbie.* Ce que l'on appelle les *défenses du péritoine* ce sont les résultats d'une infection microbienne limitée qui se traduit par des adhérences.

Là où il n'y a pas d'invasion microbienne il n'y a guère d'adhérences. Lors des réouvertures abdominales pour toutes sortes de causes, il est facile de s'en assurer.

J'ai eu assez d'occasions de réouvrir des ventres pour des motifs divers après mes opérations ou après celles des autres chirurgiens pour comparer l'état des adhérences après antisepsie puissante, complète, et l'état des adhérences après chirurgie aseptique, c'est-à-dire toujours accompagnée d'une septicité légère. Les résultats sont frappants.

Aussi partout où j'opère dans le péritoine j'attache l'importance capitale à supprimer toute inoculation atmosphérique même légère et me soucie bien peu d'amener au contact des parties que je découvre une *surface péritonéale*, quoique les théories actuelles soient très favorables à cette pratique.

Sans doute la pratique de ce que l'on appelle la péritonisation est rationnelle. Mais elle n'a vraiment l'importance qu'on lui attribue en ce qui concerne les adhérences, que pour les chirurgiens incapables de bien faire l'antisepsie.

Si les moignons intra-péritonéaux *sont bien purs*, ils ne font pas d'adhérences importantes. Si les moignons intra-péritonéaux ont été *mal purifiés*, ils auront beau avoir subi la péritonisation ils feront des *adhérences considérables*.

En ce qui concerne l'action toxique attribuée aux antiseptiques sur le péritoine, je proscris d'une façon absolue les grands lavages avec une *solution faible*.

Je conseille de ne toucher les régions à purifier qu'en terminant l'acte opératoire.

Toutefois si je dois abandonner une partie suspecte, je ne le fais pas sans l'avoir purifiée.

Exemple : Je fais une résection épiploïque au cours d'une opération. Comme je vais abandonner le moignon formé dans l'abdomen, je touche sa surface avec de l'eau phéniquée forte avant de l'abandonner.

Si je devais le garder dans mon champ opératoire, je ne procéderais à cet attouchement qu'en fin d'opération.

En fin d'opération j'écarte bien les parois du champ d'opération et j'en touche toutes les parties avec de l'eau phéniquée forte et chaude.

Bien entendu, je le fais avec une insistance plus grande dans les cas où j'ai eu à opérer pour une lésion septique. Si je suis bien sûr de la zone de purification, je referme le ventre sans drainer. J'ai agi ainsi dans un grand nombre de cas d'opération d'appendicite dans lesquels on draine d'une manière très générale et je puis dire que je n'ai eu qu'à m'en louer.

En chirurgie péritonéale c'est toujours l'eau phéniquée forte et chaude que j'emploie. J'ai pourtant souvent employé l'eau oxygénée, chaude bien entendu. Elle peut être utilisée. Je crois que pour certaines lésions septiques péritonéales elle rend de réels services. Dans certains cas de péritonite septique d'origine appendiculaire, il m'a semblé qu'elle m'avait donné des résultats inespérés.

Mais, il ne faut pas oublier que l'eau oxygénée est infiniment plus irritante, infiniment plus destructrice des cellules épithéliales que l'eau phéniquée, et il ne faut pas se laisser aller à en abuser sous le prétexte qu'elle n'est pas toxique. Cela conduirait à des déboires.

Je crois aussi que l'eau oxygénée dont l'action immédiate est très puissante n'a pas sur les tissus cette action prophylactique incontestable qu'a l'imprégnation par l'acide phénique.

Les régions imprégnées par l'acide phénique et drainées sont moins susceptibles d'infection secondaire. Lorsque l'importance des surfaces de drainage et leur accès facile les expose, il ne faut pas négliger cette action de l'acide phénique que ne possède pas l'eau oxygénée, laquelle n'a aucune action secondaire.

Je suis tellement convaincu de l'importance de l'exclusion des microbes par l'antisepsie et de la possibilité de l'exécuter par une bonne imprégnation que je vous citerai ma pratique relative aux moignons d'appendicite que je traite par le procédé suivant, si simple à opposer aux manœuvres plus ou moins compliquées qu'on lui consacre.

Pour former un moignon appendiculaire je me contente de lier l'appendice le plus près possible du cæcum avec un double fil de catgut.

J'ai détruit avec le thermocautère la muqueuse après avoir placé le premier fil. Je place le second. J'imprègne soigneusement le moignon formé avec de l'eau phéniquée forte et chaude. Puis je laisse rentrer le moignon dans le ventre sans aucune manœuvre complémentaire, ni sutures superposées, ni enfouissement, ni application d'épiploon le recouvrant, etc., etc.

Cependant je réduis ce moignon sans drainage dans beaucoup de cas dans lesquels d'autres chirurgiens ne le réduisent pas et surtout font le drainage.

Je puis dire que jamais je n'ai eu à me repentir de cette manière de faire. Mais j'insiste sur ce point : j'exécute cette purification antiseptique du moignon avec un soin et une patience que je ne saurais trop vous recommander.

En passant je vous recommande de vous borner à l'usage de l'eau phéniquée forte et de ne pas recourir à l'eau oxygénée.

En effet, j'ai utilisé aussi cette substance. Mais comme ma double ligature du moignon est toujours faite avec du catgut je redoute l'action de l'eau oxygénée sur le catgut et c'est après un petit ennui à la suite de l'usage de l'eau oxygénée que j'ai définitivement renoncé à son emploi pour cette purification.

Opérations faites sur des tissus infectés. — Lorsque des tissus ont été *infectés*, peut-on obtenir des résultats de réparation sans suppuration ?

A coup sûr oui lorsque tout le foyer pourra être atteint par les antiseptiques.

J'en cite un exemple. Une résection est pratiquée dans une région où il y a eu un abcès ouvert et infecté.

C'est un fait que je vous ai montré souvent.

J'ai eu en pareil cas de superbes réunions sur des sujets chez lesquels j'ai pu imprégner la région avec le chlorure de zinc au dixième.

N'hésitez pas aussi en pareil cas à détruire au thermocautère tout ce que vous pouvez détruire de la paroi et enlevez, par le frottement, avec un linge toute l'eschare formée, puis imprégnez avec un antiseptique ; et vous verrez le succès répondre à cette pratique. Une fois la purification faite, vous procéderez à la suite des manœuvres comme si le sujet avait été indemne d'infection.

Je vous ferai remarquer que je procède ainsi même pour le ventre. Vous m'avez vu bien des fois, à propos de l'appendicite ou pour toute autre opération abdominale, refermer complètement le ventre après une cautérisation étendue au thermocautère ou après l'ablation d'un appendice suppuré et gangrené au milieu d'adhérences que j'imprégnais d'eau phéniquée forte.

Si quelque part nous devions laisser un foyer infecté non atteint par nos modificateurs antiseptiques, nous passerions à une chirurgie toute différente, de pis-aller, pour laquelle on ne fait que le possible, celle des ablations de morceaux de tumeurs sphacélées, la chirurgie palliative du cancer de l'utérus, etc., etc.

On procède alors à des manœuvres *de désinfection* qui sont toujours mieux pratiquées par un chirurgien antiseptique qui connaît bien les substances qu'il emploie. *Mais ce n'est plus là la chirurgie antiseptique proprement dite*, et je ne veux pas m'en occuper ici, si ce n'est pour faire appel à votre ingéniosité quand vous connaîtrez suffisamment les armes que vous avez entre les mains.

Le traitement antiseptique des plaies d'armes à feu.— Ce traitement diffère peu de ce que nous pouvons faire pour les opérations.

Supposons une plaie étroite par un petit projectile.

Toutes les chances sont pour que le projectile soit trop éloigné pour être atteint sans un traumatisme énorme, plus dangereux que la plaie elle-même.

On lave la plaie extérieure, sans la fouiller, avec un antiseptique puissant et on la protège comme toute petite plaie (voir le chapitre suivant).

Les sondages de cette plaie sont à laisser de côté. J'ai vu tant tuer ou blesser de sujets par les sondages de plaies de poitrine ou de plaies profondes que je les proscris absolument. J'ai vu faire des traumatismes ridicules pour une balle Flobert ou même pour un éclat de capsule dont le sujet n'avait aucune conscience.

Si la plaie est plus ouverte, le projectile plus gros, accessible, il n'y a aucun doute qu'il faille l'enlever.

Là encore si vous faites une bonne antisepsie, si vous drainez raisonnablement les plus grands foyers, vous verrez se faire de la réunion immédiate et parfaite sur les trajets traumatisés.

A la condition que l'imprégnation antiseptique ait été bien complète, vous verrez se réunir des parties qui vous paraissaient absolument condamnées à l'élimination.

Dans la chirurgie civile ces sortes de plaies sont bien rares et nous n'avons guère l'occasion de vous les montrer, ce sont les balles de revolver que nous voyons le plus souvent et le petit calibre est plus commun que le gros.

Vous en avez vu pourtant quelquefois et vous pouvez induire de ce que vous avez vu la manière dont il est sage d'intervenir. Je ne crois pas beaucoup à l'infection par le projectile lui-même. Les expériences prétendues démonstratives de ce fait ne m'ont jamais convaincu.

Mais le projectile qui chemine entraînant des fragments de vêtements, de poils et de peau sale, infecte aisément les parties profondes. Je crois que dans ces cas la désinfection des foyers est possible dans l'immense majorité des cas, à la condition qu'elle soit effectuée avec un antiseptique très puissant et que les parois du foyer soient bien atteintes. C'est pourquoi, moi qui suis fort peu partisan de l'intervention dans le cas de plaie petite ayant peu de chances d'infection, je suis en ces cas partisan d'une large intervention et dans quelques cas, j'ai eu l'occasion d'intervenir ainsi avec succès. Dans le cas de plaies des os et des parties molles musculaires ou aponévrotiques l'usage même du chlorure de zinc peut rendre les meilleurs services.

Lorsqu'il s'agit de tissu plus sensible, comme celui du cerveau par exemple, je me contente de l'action de l'eau phéniquée forte et de l'eau oxygénée. J'ai eu quelques très beaux succès pour des interventions de ce genre. Quand j'ai eu des insuccès ils ne résultaient pas de l'action du remède, mais à coup sûr de l'extrême étendue des lésions qui ne laissaient pas de ressource à l'intervention.

Dans de semblables cas l'antisepsie doit être effectuée par les moyens les plus puissants possible.

Le drainage doit être large, car l'irritation du foyer par le traumatisme a été violent.

La protection antiseptique après l'intervention devra être large aussi car il est fort important en pareil cas *qu'une nouvelle infection venue du dehors* ne vienne pas troubler les phénomènes de réparation.

Dans ces cas qui ont déjà subi un commencement d'infection, les infections nouvelles seront plus faciles que dans les plaies tout à fait neuves.

Les conditions d'infections secondaires ont quelque chose d'analogue avec celles que nous observons dans le traitement des abcès qui s'infectent si aisément en l'absence d'une puissante protection. Ce n'est pas une des moindres raisons pour lesquelles la chirurgie de guerre ne devrait en aucune circonstance être une chirurgie aseptique. Chaque fois que nous toucherons à cette question nous verrons que toutes les conditions de cette chirurgie doivent faire proscrire d'une façon absolue tout ce qui préconise l'intervention sans les antiseptiques.

Antisepsie des fractures compliquées de plaies. — Cette antisepsie est fort spéciale et il ne faut pas oublier que c'est à propos de fractures compliquées de plaies que Lister est entré dans la voie de l'antisepsie.

Lorsque Volkmann commença à suivre cette voie (1873-1874) ce furent encore ses succès dans les fractures compliquées de plaies qui lui servirent de principal argument à opposer aux insuccès presque constants qu'il subissait dans sa pratique antérieure.

Pour les fractures compliquées de plaies il faut bien distinguer celles qui ont peu de chances d'infection de celles qui comportent ces chances. Une fracture dans laquelle une plaie a été faite par le fragment et qui est vue immédiatement peut n'avoir besoin que d'un lavage extérieur.

Mais, en principe et pour les fractures compliquées de plaies en général, il ne faut pas hésiter à débrider largement et à faire une bonne antisepsie, sauf à suturer les parties molles quand on a dû donner à l'incision une dimension qui ouvre très largement le foyer de la fracture.

Lorsque l'intervention est promptement faite après l'accident, le lavage du foyer, suivi de son imprégnation avec la solution phéniquée forte, est suffisant.

Mais s'il y a eu quelque chance d'infection il ne faut pas hésiter à faire une imprégnation avec la solution de chlorure de zinc au dixième.

C'est l'antiseptique que j'ai employé le plus souvent et que je puis vous recommander absolument.

Depuis que j'ai utilisé l'eau oxygénée, j'y ai souvent recours pour ces cas. Peut-être l'eau oxygénée est-elle plus maniable surtout pour les cas assez fréquents qui s'accompagnent d'hémorragies importantes. Il faut bien se rappeler toutefois qu'après la première action antiseptique il faudra, de toute nécessité, ne pas revenir ultérieurement à cette action directe de l'eau oxygénée sous peine de ralentir et de beaucoup entraver les phénomènes de réparation.

Les nécessités de drainage varieront. Mais il ne faut pas hésiter à drainer largement au moins pour les premiers jours.

Je ne parle que pour mémoire de la suture des os.

Celle-ci a ses indications assez mal connues de ceux qui n'ont pas une pratique spéciale des fractures.

Il faut bien savoir qu'elle n'est pas pour accélérer la réparation. Elle peut être utile pour lui apporter de la précision.

On ne saurait donc la conseiller comme une méthode générale même pour les fractures ouvertes.

Ce qui doit en détourner, ce n'est pas la difficulté de mener à bien la réparation d'une plaie dans laquelle les os ont été suturés, c'est le manque d'intérêt de cette suture pour la rapidité ou la régularité de la réparation et le bon retour à la fonction.

Il y a des cas dans lesquels elle est excellente, il y a des cas dans lesquels elle est parfaitement inutile et très inférieure comme résultats définitifs à la bonne pratique d'appareils ou de manœuvres sans sutures.

Il faut, dans la chirurgie des fractures compliquées, préconiser l'antisepsie la plus rapide possible et la plus puissante.

Si le rapprochement des fragments peut se faire dans des conditions suffisantes, c'est le rapprochement qui donnera les chances de guérison la plus solide et la plus rapide.

Si le maintien au contact des fragments ne peut être obtenu autrement la suture des fragments avec des fils qui seront laissés en place donnera le complément le plus favorable du traitement. Notez bien, je vous prie, que pour cette opération je n'ai pas besoin de vous donner de notions spéciales d'antisepsie. Oui, si je devais vous apprendre la technique des sutures pour fractures il me faudrait une ou plusieurs leçons pour vous montrer à la bien exécuter. Mais en ce qui concerne l'antisepsie, c'est-à-dire la sécurité absolue, l'absence de tous germes compliquant la réparation, avec les notions générales que je vous ai déjà données, avec les détails relatifs à la technique générale que vous trouverez dans mes autres leçons, vous saurez tout ce qu'il faut pour ces opérations.

Je ne veux que vous apprendre en ce moment à protéger ces plaies au même titre que les autres. Ce n'est pas la pratique même de ces sutures, beaucoup plus compliquée qu'on ne le croit, que j'aurais la prétention de vous enseigner ici par-dessus le marché.

En terminant ce qui touche à cette question de la technique antiseptique dans le traitement des fractures compliquées de plaie je ne puis m'empêcher de vous rappeler que c'est de la technique du traitement de ces fractures, les transformant pour la réparation en fractures simples, que Lister est parti pour révolutionner la chirurgie.

A l'heure actuelle c'est encore la partie de la chirurgie où l'observation exacte des principes de Lister est tout à fait capitale.

On a opposé à cette chirurgie antiseptique des fractures comme lui apportant une contradiction les succès obtenus par Van Stockum de Rotterdam qui remplit de baume du Pérou le foyer des fractures compliquées de plaies et se contente de laisser autour du membre un pansement absorbant.

Je ferai remarquer immédiatement que si succès il y a, ce traitement de Van Stockum est un traitement antiseptique.

Il est de ceux que je ne préconise pas parce qu'il laisse au fond de la plaie une masse antiseptique qui constitue un corps étranger.

Je suis convaincu que van Stockum peut obtenir de bons résultats. J'en suis convaincu non seulement par ses observations, mais parce que cette manière de faire cadre très bien avec la méthode antiseptique ou du moins avec un emploi spécial d'antiseptique. Toutefois je pense que cette action est infiniment plus compliquée que celle que nous avons constamment conseillée et exécutée et qui a donné entre les mains de l'inventeur de la méthode de tels succès que toute la chirurgie en a été rénovée.

Pour ma part j'ai lu avec soin les descriptions relatives à ce traitement et je suis convaincu par ces lectures qu'il est bien loin de donner ce que l'observance d'une antisepsie régulière a su donner, mais il n'apporte aucun argument contre le principe de la méthode antiseptique.

V

TRANSFORMATION D'UNE PLAIE SEPTIQUE EN PLAIE ASEPTIQUE

En règle générale toutes nos indications opératoires visent l'œuvre accomplie par le chirurgien qui s'efforce, étant donné un sujet sain, de ne point permettre qu'il soit contaminé au cours ou dans les suites d'une opération.

C'est à la solution de ce problème que se sont attachés tous ceux qui ont traité du pansement des blessés et des interventions opératoires.

Mais si la région qui doit être opérée a été atteinte par la septicité, est-il possible de transformer le sujet en sujet sain? Est-il possible par un procédé quelconque de le transformer en sujet dont la réparation sera identique à la réparation du sujet sain, à la peau intacte, dans les conditions que je vous ai indiquées dans mes précédentes leçons?

Cette œuvre a paru impossible. Cela ne veut pas dire que le sujet atteint par une septicité limitée fût condamné à mort.

Mais il paraissait voué à un mode de réparation dont la suppuration est un élément fatal, la menace de terminaison par septicémie demeurant toujours redoutable.

Lister a beaucoup cherché la méthode propice. Il a pu constater dès longtemps combien, pour cette œuvre, les ressources étaient limitées, combien elles étaient précaires. Pourtant il a fait connaître des agents précieux pour accomplir cette œuvre et ses élèves l'ont poursuivie après lui et en ont pu obtenir des résultats satisfaisants en bien des circonstances.

Lister avait fait connaître les ressources précieuses que réserve le chlorure de zinc. Volkmann a montré tout le parti que l'on peut tirer de la curette tranchante pour détruire les fongosités, réceptacle des masses microbiennes dans certains foyers d'infection. J'ai montré les ressources que nous pouvons demander à l'eau oxygénée, surtout les services que peut nous rendre le thermocautère. D'autres, comme M. Moty, ont montré la valeur de la chaleur et de l'ébouillantage.

En faisant appel à ces moyens et à d'autres encore il est possible de modifier heureusement l'évolution des phénomènes de réparation d'une plaie septique, d'en diminuer le temps de suppuration, de prévenir des accidents qui menaçaient, mais il est possible aussi, dans les meilleurs cas, de transformer une plaie septique en plaie *absolument aseptique* qui donnera les phénomènes de réparation parfaits sur lesquels nous devons avoir le droit de compter, dans les cas où la peau est intacte et les tissus non infectés.

Supposons, pour rendre les choses plus claires, un exemple un peu compliqué : une articulation du genou suppurée avec plusieurs fistules.

Le problème à résoudre assez complexe sera :

Enlever toutes les parties malades (os et fongosité synoviale atteints de tuberculose).

Enlever assez de tissus sains autour des parties malades.

Enlever ou détruire dans les fistules toutes les parties envahies par la flore microbienne.

Neutraliser et rendre aseptiques et inoffensives toutes les parties infectées qui pourraient subsister dans les tissus.

Prévenir l'infection des tissus sains largement ouverts par les matières septiques contenues dans le foyer de suppuration.

Nous verrons dans un chapitre spécial ce que l'on fait dans le cas d'un abcès non ouvert pour désinfecter cet abcès. Ici le cas est infiniment plus complexe et c'est pour cela que nous l'avons admis. Il faut se débarrasser de la flore microbienne de la suppuration. Mais il faut aussi se débarrasser d'une flore infiniment plus tenace, celle qui est due à l'invasion secondaire des microbes extérieurs dans le foyer de suppuration.

La neutralisation de cette flore demandera des manœuvres successives dont il ne faut négliger ni l'ordre de succession ni la perfection.

Tout d'abord la peau du sujet a reçu, comme toutes les peaux, les poussières extérieures. En plus elle a reçu les sécrétions de la plaie infectée.

Il est indiqué avant toute manœuvre de traiter cette peau.

Ce traitement est d'autant plus difficile que l'infection est plus complète et qu'il faut éviter tout traumatisme de la peau, plus redoutable ici que pour un sujet sain. Si une infection de la peau survenait après une action intempestive de la brosse, elle pourrait compromettre définitivement le succès aseptique de l'opération. Il faut donc, plus que jamais, exclure la préparation brutale de la peau qui est actuellement à la mode.

La peau doit être dégraissée avec soin avec le savon joint à l'eau de panama ou à la teinture de quillaya saponaria.

Elle sera ensuite traitée par l'eau phéniquée forte et chaude. J'ai souvent fait agir successivement cette eau phéniquée forte et chaude et l'eau oxygénée.

Contrairement à ce que l'on pourrait croire pour cette action de nettoyage qui a besoin d'être si parfaite il n'y a aucun intérêt à agir longtemps à l'avance. Les sécrétions de la plaie qui vont continuellement inonder la région opératoire de liquides infectés l'empoisonnent bientôt à nouveau. Préparez donc la peau à l'époque la plus rapprochée possible de l'opération.

Au moment même de l'opération la préparation du champ opératoire ne différera pas sensiblement de celle que vous faites pour une opération de peau intacte. Pourtant prenez dès ce moment des précautions pour que tout ce qui va infecter votre champ opératoire puisse être éliminé au fur et à mesure.

Avant toute ouverture pénétrant les tissus sains, désinfectez l'intérieur de la plaie et les foyers accessibles dans la mesure du possible.

Je fais, toutes les fois que la chose est possible, une injection du foyer avec l'eau phéniquée forte et je la fais suivre d'une injection de solution de chlorure de zinc au dixième. Je laisse encore les tissus s'imprégner un peu avant de procéder aux temps coupants de mon opération.

Celle-ci sera faite alors le plus largement possible.

Si je vois quelque part des tissus bien manifestement infectés, *avant de les attaquer par les ciseaux ou la curette*, je les imprègne volontiers de solution de chlorure de zinc ou d'eau oxygénée.

Mais je fais mieux. Très convaincu que chemin faisant il faut, avant d'ouvrir une porte à l'infection, tâcher de neutraliser tout ce qu'il est possible de neutraliser, je n'hésite jamais à porter le thermocautère sur toutes les parties suspectes.

Cette action du thermocautère n'a jamais d'inconvénient. Au cours d'une opération, elle ne porte jamais que sur des parties qui ne subsisteront pas après l'opération et nous allons voir tout à l'heure qu'en fin d'opération elle n'empêche pas la réparation régulière des parois touchées. Elle n'empêche pas la réunion par première intention, même si elle comporte une surface de charbon de quelque importance.

Lorsque vous aurez assaini, dans la mesure du possible, tout ce qui dans votre région opératoire peut comporter un foyer infecté, lorsque vous avez obtenu, aux préliminaires de l'opération, la désinfection préalable de tout ce qui peut être atteint dans le foyer, lorsque vous avez injecté toutes les fistules en vous donnant du jour, faites l'opération la plus large possible.

Rappelez-vous qu'en pareil cas l'économie est une faute capitale.

Il faut, à tout prix, que la région opératoire définitive soit le plus saine possible, de façon à avoir une bonne réunion, de façon à être à l'abri de toute récidive.

Il ne faut pas qu'après la résection d'une grande articulation il subsiste ni une fistule, ni une part de réunion qui manque. Il ne faut pas que vous escomptiez la suppuration d'un coin de votre champ opératoire.

C'est assez qu'un incident fâcheux entraîne cette éventualité malgré vous sans que vous l'ayez favorisée. Soyez bien assurés que vous pouvez obtenir ce résultat.

Je l'ai obtenu dans les pires cas de résection du genou, comme celui que je suppose dans lequel une amputation paraissait la seule ressource acceptable.

A plus forte raison l'obtiendrez-vous dans des amputations, dans certaines résections partielles, dans des infections avec fistules persistantes mais toujours à la condition de ménager le moins possible votre champ d'opération.

Précisément, au cours de votre opération, vous devez vous livrer à la chasse minutieuse de tout ce qui a pu être infecté.

Voici la grande différence dont il faut tenir compte entre les cas de suppuration primitive et ceux dus à l'infection d'un foyer ouvert.

Si le foyer n'était pas ouvert, pourvu que vous ayez atteint les limites du foyer, pourvu que vous vous soyez débarrassé à peu près de tout ce que vous pouviez atteindre du foyer opératoire, vous arriverez à une guérison satisfaisante sans suppuration.

Si le foyer a été infecté secondairement, s'il s'agit d'abcès plus ou moins anciennement ouverts et infectés, il faut estimer que pour l'infection future vous trouverez les germes ayant dépassé de beaucoup la surface de votre foyer de suppuration. Il faudra faire votre extirpation plus parfaite encore et cette extirpation ayant été portée aux dernières limites, imprégner encore la paroi sous-jacente avec une persévérance soutenue.

C'est alors que vous me voyez mettre une patience inlassable à imprégner une paroi avec une solution de chlorure de zinc au dixième, que vous me voyez employer successivement pour cette imprégnation le chlorure de zinc, l'eau phéniquée forte, l'eau oxygénée, non en flots dangereux pour le sujet mais en répétitions d'imprégnation locale.

A ce moment même, si quelque paroi molle ou osseuse m'est suspecte, je n'hésite pas à y porter le thermocautère. Là je ne saurais trop vous répéter que si après cette action vous emportez en frottant avec une compresse l'excès de charbon, vous ne verrez jamais la réunion première manquer de ce fait. Il y a plus, vous pouvez toucher hardiment l'os avec le thermocautère. Si l'action du thermo a été bien destructive de la microbie, la réunion parfaite se fera par-dessus l'os brûlé et vous ne verrez aucune élimination. Il est évident qu'en pareil cas la résorption de la substance osseuse détruite par le thermo sans trouble de la réparation et de la réunion est la règle tandis que la moindre *persistance de la microbie* vous laissera les éléments de l'élimination purulente et du manque de la réparation.

C'est grâce à ces pratiques, que j'ai absolument transformé la pratique et le pronostic des grandes résections.

A s'en tenir aux préceptes d'Ollier qui enlevait, au cours de ses opérations, le *plus gros* des masses tuberculeuses et comptait sur le traitement secondaire, sur les injections secondaires, sur l'action destructive secondaire du fer rouge, les grandes résections et surtout celles du genou étaient des procédés interminables donnant des membres misérables.

Par les procédés sur lesquels j'insiste auprès de vous, qui *ont pour fondement sur une opération de peau intacte la suppression absolue de tout point malade et même de tout point suspect* pour toutes les opérations de régions infectées, la désinfection immédiate et la suppression parfaite de tout foyer de microbie, les opérations de champ infecté ont pu donner des réparations idéales, des membres utiles et ont pu réparer dans une certaine mesure l'œuvre de ceux qui par principe ou par négligence ont laissé envahir par l'infection des régions que leur devoir aurait été de guérir avant l'empoisonnement par l'extérieur.

J'ajoute, pour vous donner sur ce sujet une expérience suffisante, que lorsque vous avez affaire à une opération que vous pratiquez en région infectée, il ne faut pas, lors des suites de l'opération, vous conduire absolument comme lorsque votre opération a été faite sur un sujet de peau intacte.

N'oubliez pas que lors de la peau intacte, si une infection secondaire se produit, c'est de votre faute. Ici ce peut être votre faute sans doute. Mais il n'est pas invraisemblable que, dans cette œuvre difficile, sans qu'aucune faute apparente n'ait été commise, votre but n'ait pas été atteint.

Il faut donc vous garder contre des conséquences insuffisantes. Dans ces cas, je vous conseille tout d'abord d'appliquer à vos opérés un pansement identique à celui des sujets opérés en peau saine.

Toutefois drainez beaucoup plus largement; puis vous ferez votre second pansement un peu plus rapidement.

Ce sont deux bonnes précautions.

D'une part le drainage large donne une grande sécurité contre les accumulations de sécrétions qui sont ici plus dangereuses.

Puis, si l'infection persistait malgré vous, l'intervention secondaire, qui vous permettrait de raccommoder votre œuvre, serait infiniment plus facile.

Ce raccommodage serait fait suivant les mêmes principes que ceux que je vous indique dans une autre leçon et pour toutes les opérations. Toutefois, comme le risque est plus grand, vous avez le devoir de le faire plus hardiment.

C'est surtout avec la solution aqueuse de chlorure de zinc au dixième que vous agirez. Vous pourrez même utiliser l'eau oxygénée, car il peut être bon de sacrifier un peu de réunion à l'assainissement d'un foyer qui menace d'être compromis.

Plus tard, et si des foyers se renouvellent, ou si des réunions tardent à se faire, l'emploi large de l'onguent mercuriel vous rendra les plus grands services.

Si par malheur vos efforts n'avaient pas été couronnés de succès, si, plus ou moins tardivement, vous vous trouviez en présence de foyers secondaires occupant un angle, un foyer, à distance de votre foyer opératoire, ou même en plein dans ce foyer, sachez que vous avez encore des ressources pour faire cette correction.

N'hésitez pas alors à employer les moyens les plus énergiques et je ne saurais trop insister sur l'action précieuse du thermocautère bien manié.

L'une des malades les plus intéressantes que j'ai suivie pendant de longues années fut une femme à laquelle j'ai réséqué un genou dans les plus pitoyables circonstances : Foyers purulents, fistules, fongosités énormes. Tout semblait indiquer une amputation. Je cédai à ses instances pour tenter une résection.

Elle fit au début une bonne réparation.

Elle fit plus tard un abcès secondaire.

Elle me fut adressée à nouveau par un collègue en vue d'une amputation secondaire pour cause d'abcès douloureux, d'impotence et de suppurations répétées.

Sous chloroforme j'explorai le foyer de suppuration, je le nettoyai avec soin au chlorure de zinc et au thermocautère. Je laissai au fond du foyer bien nettoyé les fils d'argent de la suture ancienne opératoire sans tenter de les enlever. J'obtins une réunion parfaite. Aucun fil ne fut éliminé et pendant des années j'ai revu cette femme qui faisait un métier fatigant et venait me témoigner sa reconnaissance de lui avoir évité une amputation que par deux fois on avait jugée nécessaire.

Ne vous découragez donc pas en face des plaies infectées. Vous arriverez comme moi à ce résultat que, plus votre expérience de chirurgien antiseptique avancera, plus cette œuvre se simplifiera pour vous. Ce ne sera pas un des moindres avantages que vous obtiendrez de vos habitudes et de vos convictions antiseptiques opposées à la résignation que vous impose la méthode aseptique en face des problèmes chirurgicaux les plus difficiles que nous ayons à résoudre, problèmes si difficiles qu'on les considère le plus souvent avec un découragement inadmissible après les merveilleuses conquêtes inaugurées par la chirurgie antiseptique.

VI

PANSEMENT DES PETITES PLAIES

On vous parle toujours des grandes opérations, des grandes plaies que beaucoup d'entre vous ne soigneront jamais. On s'occupe des grandes opérations qui hors de l'hôpital sont pour tous plutôt rares et quant aux plaies qui sont observées chaque jour, qui constituent l'incident pénible pour lequel on vous demandera continuellement des conseils, c'est à peine si on vous donne une vague indication.

Or précisément ce sont les petites plaies pour lesquelles la fantaisie des inventeurs s'est le plus exercée. Tous ceux qui ne connaissent guère la véritable pratique antiseptique, beaucoup même qui ne sont pas médecins, se livrent aux fantaisies de leur imagination, emploient les antiseptiques les plus variés et les plus mal appropriés. Les petites plaies sont un peu plus longues à guérir qu'elles ne le seraient sans leur intervention, elles sont quelquefois le siège de complications assez sérieuses. On peut dire qu'en général elles suppurent beaucoup plus que les grandes.

Pourtant les petites plaies comme les grandes, et plus peut-être que les grandes, peuvent bénéficier d'une pratique correcte et je m'attache chaque jour à appeler votre attention sur ces faits utiles.

Ces petites plaies sont opératoires ou accidentelles.

Pour les premières la suite des manœuvres est celle que je vous ai enseignée pour les grandes plaies. Il n'y a aucune raison pour ne pas prendre pour elles les mêmes précautions que pour les grandes plaies.

Je n'y insisterai pas autrement que pour vous faire remarquer que ces plaies ne comportent guère de drainage.

J'ajoute que si elles nécessitent des sutures, vous devez peu serrer ces sutures pour avoir une bonne réunion et que, si elles représentent une cavité qui pourrait donner du liquide, en ne suturant pas du tout, il peut arriver, s'il ne s'agit pas de la face, que vous laissiez la voie à un écoulement suffisant sans drainage et sans gêne. *En général on suture beaucoup trop.*

Au tégument du crâne vous trouverez ces conditions.

Quand j'enlève une loupe, je ne draine que pour des tumeurs de développement exceptionnel. Mais je laisse les lèvres de la plaie sans suture, et l'écoulement se fait suffisamment sous le pansement pour qu'il n'y ait pas de rétention. Une bonne compression assure la réunion.

N'abusez donc pas des sutures si l'aspect de la région ne les exige pas. Quand vous les faites, qu'elles soient très lâches car ce sont celles qui marquent le moins et donnent la meilleure réunion.

Je traite donc les petites plaies exactement comme les grandes.

Comme il n'y a pas de drainage, il n'est pas bien nécessaire d'accumuler beaucoup de masses absorbantes au niveau de la plaie.

Sur les petites plaies bien placées je mets volontiers un peu de gaze iodoformée et par-dessus je colle de la ouate avec du collodion et mieux avec de la kolassine, sorte de collodion à l'acétone infiniment plus maniable que le collodion.

En somme, pour une petite opération, il n'y a pas de différence bien sensible avec une grande opération sauf l'étendue du champ.

Antisepsie de la plaie.

Mais s'il s'agit d'une *plaie accidentelle* nous nous trouvons en face de difficultés spéciales.

La plaie accidentelle se fait sur des tissus qui sont plus ou moins purs, plutôt moins, souvent fort sales.

La plaie peut avoir été infectée par l'instrument qui l'a produite. Il faut donc faire la purification de la plaie et des tissus circonvoisins.

Comment procéderez-vous en présence d'une coupure, ou d'une plaie contuse qui saigne plus ou moins abondamment ?

Défiez-vous avant tout d'ajouter quelque chose au mal qui a été produit. C'est ce que font la plupart des gens bien intentionnés qui s'empressent de laver une plaie avec une eau quelconque qu'ils ont sous la main.

Déjà si l'eau était purifiée elle aurait souvent des inconvénients sérieux par l'humidité qu'elle apporte ; on fait macérer les tissus. Elle amène en outre dans la plaie les malpropretés qui étaient sur la peau et n'y avaient pas pénétré jusque-là. Je suis bien convaincu pour ma part que le lavage habituel de ces petites plaies accidentelles, même avec l'eau stérilisée, est l'origine la plus commune des accidents infectieux dont elles sont le siège.

Il faut intervenir *avec un antiseptique* et cela d'autant plus que la plaie affecte une région qui n'avait pas été préparée et qu'elle a été faite par un instrument qui n'avait pas été préparé davantage.

Il faut donc au plus vite trouver et employer un antiseptique et l'antiseptique le plus puissant que vous aurez à votre disposition.

Ici plus que jamais défiez-vous du sublimé. Comme je vous l'ai dit, il peut être employé en chirurgie régulière par un chirurgien qui connaît ses défauts. Mais ici ces défauts domineraient ses avantages. Il n'est pas pénétrant, il est mauvais agent de lavage pour l'épiderme, il est fort irritant. Avec lui on croit avoir fait quelque chose, et on n'a rien fait que déterminer des lésions superficielles de la peau, si on a agi sur un épiderme affaibli ou sur une région susceptible.

Quand vous aurez à votre disposition tous les éléments de votre chirurgie recourez carrément à l'eau phéniquée forte et chaude.

Vous avez vu que maniée avec prudence elle n'a point d'inconvénients; vous avez vu qu'elle pénètre et ne se modifie pas par le contact du sang qui coule. En même temps qu'elle purifie la plaie, elle purifie au maximum la peau et les régions épidermiques qu'elle imprègne. Si on peut faire la plaie béante, il faut bien l'imprégner et s'il s'agissait d'une plaie anfractueuse et profonde il ne faudrait pas hésiter à la débrider.

L'eau phéniquée forte est d'autant plus précieuse en pareil cas qu'elle est fort peu douloureuse. On peut dire que préparée à la glycérine elle est anesthésiante dans une certaine mesure, par conséquent même un enfant pourra la supporter.

Au même usage vous pouvez employer avec d'excellents résultats l'eau oxygénée. Elle purifie les plaies dans d'excellentes conditions. Son action est puissante et ne s'épuise pas vite. Elle purifie aussi la peau admirablement. Elle est parfaitement supportée. Toutefois, sans que son application soit bien douloureuse, elle est plus pénible que celle de l'eau phéniquée forte.

Elle est d'autant plus douloureuse qu'elle est plus acide.

C'est encore le fait de bien des eaux oxygénées du commerce. Elles n'en sont pas moins puissantes, au contraire. Même celles que l'on trouve chez les coiffeurs peuvent être utilisées avec beaucoup de profit.

L'imprégnation par l'eau oxygénée a de plus cet avantage d'être hémostatique. Or le fait de l'hémorragie, qui est un de ceux qui préoccupent le plus le public, mérite toute votre attention dans les petites plaies. Il faut que vous arrêtiez vous-même cette hémorragie, sinon elle sera pour le public l'occasion d'infecter hardiment les plaies avec toutes sortes de substances diverses dites hémostatiques.

Aussi bien pour l'eau phéniquée forte que pour l'eau oxygénée n'oubliez pas de prendre le temps de les faire chauffer, ne fût-ce que dans une cuillère sur la flamme d'une bougie. Le liquide est ainsi bien plus puissant comme antiseptique. En outre le contact avec la plaie, petite ou grande, est bien mieux supporté par le patient, ce qui n'est pas à négliger puisque, pour tous ces cas, votre patient ne dormira pas, et sera même souvent excité et énervé par l'accident et par les manœuvres de ceux qui lui ont porté secours. En outre n'est-il pas de connaissance vulgaire que tout topique chaud nettoie mieux que le topique froid.

L'eau oxygénée sera un agent admirable pour vous parce qu'il *fouille les plaies* en quelque sorte. Il les pénètre comme aucune autre substance puisque le contact du sang met l'oxygène en liberté.

A défaut de ces deux puissants antiseptiques, il y en a bien d'autres que vous pouvez utiliser.

Je vous signale entre autres le vinaigre de Pennès, une préparation qui n'est pas assez répandue, que l'on devrait toujours avoir à sa disposition dans les endroits où les enfants se blessent souvent. Une cuillerée à bouche dans un verre à Bordeaux d'eau chaude forme un antiseptique puissant. Une cuillerée dans un grand verre d'eau chaude donne un liquide de lavage habituellement suffisant et sans aucun danger même de petite irritation. J'en ai une grande expérience m'étant beaucoup servi de vinaigre de Pennès pour les femmes en couches, j'en ai souvent trouvé chez les gens chez lesquels les enfants se faisaient accidentellement de petites blessures.

Si vous êtes appelé hors de chez vous et hors de la portée des pharmaciens trouverez-vous des substances familières qui pourront remplacer celles que je viens de vous indiquer avec de bonnes chances de vous assurer une bonne réparation des petites plaies?

A coup sûr pourtant ne vous fiez pas aux réputations usurpées de certaines substances.

L'alcool que vous rencontrez le plus souvent n'est pas un antiseptique vrai. Il peut vous rendre des services s'il est relativement pur, parce qu'il amène une rétraction des tissus et il est un agent de lavage utile, moins dangereux que l'eau.

Vous trouverez quelquefois des substances antiseptiques très précieuses, comme le baume du commandeur, teinture de benjoin composée qui peut nous servir d'agent de lavage, d'imprégnation et de pansement.

Les eaux de toilette sont plus ou moins antiseptiques, à la condition qu'on les emploie pures ou à peu près.

Il y a à leur emploi une petite difficulté qui résulte de ce que leur contact avec la plaie est très douloureux, ce qui est le fait de l'alcool.

Il y a bien d'autres substances dont le contact très inattendu peut être bienfaisant.

On sait que les ouvriers ont employé souvent du pétrole pour laver des plaies quelquefois étendues. Récemment j'ai vu des plaies que des chauffeurs ont lavées avec de l'essence de pétrole employé pour les automobiles.

J'ai vu des plaies ainsi traitées se très bien comporter.

Je ne les cite que parce que les liquides sont objets courants et que certaines nécessités peuvent se produire. Il est peu probable que les résultats de ces lavages de fortune vaillent ceux que vous pouvez obtenir avec nos agents de lavages réguliers; mais il est sage d'avoir la notion de la possibilité de leur emploi.

Pansements onctueux.

Quand une petite plaie a été lavée ainsi et bien purifiée qu'allez-vous mettre comme topique ?

Nos topiques habituels quand nous les avons sous la main sont les meilleurs. C'est pour cela que je préconise l'usage de la gaze iodoformée faible que j'emploie habituellement.

Toutefois, je ferai remarquer d'une part qu'il ne faut pas abuser de la quantité de gaze appliquée, d'autre part qu'il ne faut pas trop user de la gaze iodoformée *quand l'épiderme a été détruit* dans une grande étendue (brûlures, plaies par frottement. On peut citer par exemple toutes les petites plaies avec excoriations de la peau que l'on prolonge indéfiniment par les applications de gazes iodoformée, sublimée et autres, et qui guérissent en trois jours par des topiques appropriés.

Dans ces cas j'emploie volontiers un topique onctueux.

Je crois que l'emploi des pommades a été trop délaissé dans ces cas, à la condition que ces pommades soient antiseptiques et non irritantes.

Si la plaie est en bonne voie de réunion, sans chance de nouvel écoulement, appliquez à sa surface l'une des pommades dont je vous ai donné la formule contenant une substance antiseptique même faible.

Un peu de gaze stérilisée est recouverte de cette pommade.

Quelques doubles sont placés au-dessus. Une couche de ouate hydrophile sera placée au-dessus et la ouate ordinaire stérilisée.

Le pansement sera maintenu par une bande un peu serrée et bien matelassée.

Il faut, même pour une petite plaie, qu'il soit large et dépasse toujours beaucoup le champ de la plaie.

Il faut qu'il le dépasse d'autant plus que la pommade représente un antiseptique faible qui ne saurait la défendre comme une substance plus puissante.

Il ne sera renouvelé chaque jour que selon l'abondance des sécrétions.

Je donne à nouveau la formule de celles que j'emploie régulièrement.

POMMADE AU BAUME DU PÉROU.

Vaseline pure	100 grammes
Acide borique finement pulvérisé. .	10 —
Baume du Pérou	1 —

POMMADE AUX ESSENCES.

Vaseline pure.	100 grammes
Essence de thym	aâ XV gouttes
Essence d'origan	
Essence de verveine	
Essence de géranium.	
Naphtolate de soude	0,30 centigr.

PANSEMENT SEC.

Sans être un grand partisan du pansement sec et non antiseptique je pense qu'en certaines circonstances, pour de *très petites* plaies, il peut être pratiqué sur un sujet qui a été désinfecté avec quelque perfection. Toutefois, comme je le dirai plus loin, je le préfère combiné avec quelque substance antiseptique. Ce pansement sec peut être pratiqué avec de la ouate.

Il sera mieux fait et plus facile à détacher s'il est fait avec de la gaze stérilisée.

On le mettra complètement à l'abri de l'air en le cuirassant à l'extérieur d'une couche de kolassine ou de collodion.

Je vous ferai remarquer toutefois qu'il faut se défier dans une certaine mesure des tissus qui sont vendus sous le nom de tissus hydrophiles.

Je ne sais exactement quel est leur mode de préparation ou

de blanchiment. Mais j'en ai souvent trouvé qui avaient dû être blanchis avec des substances irritantes, car ils étaient fort irritants pour des épidermes sensibles.

Il m'est arrivé de faire disparaître ces tendances à l'irritation en faisant bouillir dans de l'eau pure ces tissus avant de les faire employer. Je vous recommande de penser à cette précaution.

Je profite même de la circonstance pour vous rappeler qu'en pratique et hors de l'hôpital la manière la plus simple en bien des cas pour avoir les éléments de bons pansements consiste à faire employer du vieux linge qui a été *blanchi* puis *bouilli* un peu longtemps, puis que l'on a laissé *sécher* sur le feu sans découvrir complètement le vase.

Cela vaudra même quelquefois mieux que des linges stérilisés trop rapidement à l'autoclave.

En principe, je ne vous engage pas à faire le pansement sec sur des surfaces bien étendues. Vous auriez des déboires qui résultent de ce que ces pansements s'infectent plus facilement qu'on ne le dit et d'autre part de ce que l'excès de sécheresse du pansement cause toujours une certaine irritation aux lèvres de la plaie.

Pour prévenir le premier inconvénient je prends habituellement la précaution de ne pas placer sèche la première couche du pansement. Je la trempe dans un liquide antiseptique et je l'essore, dans un peu d'eau phéniquée faible ou dans de l'eau oxygénée. De cette façon je suis assuré qu'aucune contamination n'a atteint la partie qui recouvre directement la plaie ; elle se séchera rapidement à sa surface en s'ajustant mieux que si elle avait été mise tout à fait sèche.

Puis au jour du pansement je prends mes dispositions pour ne faire aucune effraction.

Pour cela j'humecte avec soin avec de l'eau phéniquée faible et chaude ou, ce qui est encore plus rapide et facile, avec de l'eau oxygénée.

Mais ici, ne croyez pas qu'il soit indifférent de décoller avec soin et sans excès de liquides ou de laver hardiment et même de baigner la région blessée.

Si vous évitez l'excès du liquide, si vous vous contentez de détacher quelques croûtes ou quelques caillots qui masquent votre champ de blessure la réparation se fera bien et vite, et vous serez surpris même, en bien des circonstances, de la rapidité de cette réparation.

Mais si, vous disant qu'il n'y a aucun inconvénient à baigner la région, vous laissez trop longtemps se prolonger l'action de l'eau phéniquée, et surtout l'action de l'eau oxygénée vous êtes assurés *de détruire une partie des éléments de la cicatrice jeune.* Si votre patient n'est pas bien malade pour cela, il n'en sera pas moins en possession d'une petite plaie qui mettra à se réparer plus de temps qu'il ne faut.

Alors, me direz-vous, je vais laver et baigner hardiment cette plaie avec de l'eau bouillie ou stérilisée et cette action moins violente sur les tissus suffira bien à ramollir les croûtes et à m'en débarrasser.

Oui, mais cette fois vous aurez quelque infection superficielle et il se produira un peu d'irritation, un peu de suppuration; la réparation définitive sera prolongée davantage encore.

Cette observation suffit à vous démontrer que pour les petites plaies comme pour les grandes, c'est la minutie et la succession des soins dans leur ordre régulier qui vous assureront la réparation parfaite.

Beaucoup s'en soucient fort peu et cependant de cette réparation parfaite résultent un bien-être, un état confortable que vous ne devez pas refuser à votre client.

Pour les travailleurs il peut en résulter un bénéfice énorme.

Outre la gêne que causera une petite plaie dont la cicatrisation définitive complète est retardée, il subsiste un danger permanent d'infection secondaire. Non seulement la reprise du travail sera plus éloignée, mais des complications sont toujours susceptibles d'intervenir qui convertissent en accident grave une petite plaie primitive.

Je suis convaincu pour ma part qu'un industriel qui attacherait à cette question les soins suffisants *modifierait profondément le coût de son industrie.* Je suis convaincu pour en avoir vu des exemples sans cesse renouvelés que si dans l'armée, dans les infirmeries régimentaires, on avait un matériel antiseptique très restreint, mais très constamment entretenu et appliqué avec exactitude, la plupart des accidents qui ont les petites plaies pour origine aux pieds, aux mains, à la face disparaîtraient, réalisant ainsi pour l'homme un grand bien-être, et pour le budget *une économie énorme.*

Aussi bien pour cette petite plaie traitée par le pansement sec que pour une plaie moins desséchée, prêtez donc toute votre attention et donnez ces soins jusqu'au bout.

Si la plaie est exposée à de nouveaux traumatismes, si le travail est une nécessité, de nouveaux pansements secs seront utiles.

En principe vous aurez une réparation plus rapide et plus parfaite en employant des pansements onctueux.

Les pommades vous donneront les résultats les plus rapides même après que le sujet a été traité au pansement sec avec la nécessité toutefois de renouveler les pansements, tandis qu'un nouveau pansement sec pourra rendre le traitement plus simple, pourra aussi rendre le travail possible.

Si vous voulez prendre ce dernier parti :

Appliquez sur la plaie un tout petit fragment de gaze iodoformée ou de gaze salicylée et recouvrez le tout de couches successives de coton ou flocons de ouate imprégnés de kolassine ou de collodion.

Traitement complémentaire des petites plaies très contuses ou insuffisamment protégées

Supposez une petite plaie très contuse ou ayant été protégée insuffisamment, c'est un cas que vous observerez fréquemment soit que les blessés ne se soient pas occupés de leur plaie, soit qu'ils aient mal suivi vos avis.

Avez-vous quelque ressource antiseptique pour la faire rentrer dans la catégorie des plaies saines, pour la faire réparer plus rapidement, pour vous assurer qu'elle ne sera pas le siège de quelque complication inflammatoire douloureuse ou d'inconvénients graves ?

A coup sûr et ceci vous le ferez par une pratique sur laquelle j'ai insisté bien des fois.

Ne craignez pas dans ces cas de faire de votre plaie un bon nettoyage antiseptique toujours par les *lavages directs sans bain.*

Un petit tampon de gaze sera porté sur une pince après avoir été trempé dans un liquide antiseptique. Ici, comme toujours, je ne prends rien avec mes doigts nus. Je continue à ne toucher la plaie qu'avec des instruments.

Vous nettoierez cette plaie avec l'eau phéniquée forte ou avec l'eau oxygénée.

Si une ligne de réunion a été atteinte par la suppuration d'une façon sérieuse n'hésitez même pas à lui faire subir la cautérisation par un peu de solution de chlorure de zinc à 1/10 puis appliquez un linge *enduit d'onguent Napolitain.*

Si vous jugez devoir employer une pommade qui offre moins de chances d'irritation mettez la suivante :

Vaseline ou axonge benzoïnée .	50	grammes
Tannin.	5	—
Calomel	2	—

Cette pommade sera meilleure avec de l'axonge ou de la lanoline *si on les stérilise suffisamment.*

Ce pansement reste en place trois ou quatre jours s'il n'y a pas de suppuration sensible. On le renouvelle tous les deux jours s'il y a eu un peu d'infection plus marquée.

Dans ce cas chaque pansement est l'occasion d'une purification rapide, moins énergique que celle à laquelle j'ai fait allusion tout à l'heure.

Sous cette influence, *surtout sous l'influence de l'onguent mercuriel*, vous verrez ces petites plaies qui paraissaient ne pas vouloir guérir faire leur cicatrisation avec une rapidité qui vous surprendra.

Mais, je suppose les choses plus mal encore. Je suppose une plaie qui a été gagnée par la suppuration ou qui représente une sorte de résidu fongueux d'une plaie mal soignée ou trop tôt abandonnée à elle-même. Pouvez-vous la faire rentrer dans la catégorie des plaies aseptiques qui vont se réunir à peu près par première intention ? Certainement, s'il est possible d'en atteindre les anfractuosités avec le thermocautère.

Détruisez avec soin toute fongosité suspecte, enlevez le gros de l'eschare par une friction avec un linge mouillé, imprégnez soigneusement à l'eau phéniquée forte et faites sur la petite plaie un rapprochement suffisant par une suture à peine serrée et surtout par une bonne compression. Vous serez tout à fait surpris d'obtenir avec un pansement antiseptique bien fait une réunion presque aussi parfaite que si vous aviez affaire à une plaie neuve.

Pansement complémentaire par les poudres.

J'ai employé comme antiseptique des poudres diverses. Elles sont peu favorables pour un premier pansement. J'ai pourtant soigné des plaies, depuis le commencement jusqu'à la fin, par les applications d'acide benzoïque. J'estime que ces pansements par les poudres ont peu d'avantages au début et de réels inconvénients, quoiqu'ils soient très possibles à faire puisque tout est possible avec un redoublement de soins.

Mais les poudres sont précieuses lorsque la cicatrisation est faite. Elles permettent d'assurer la protection d'une ligne de réunion à peine réalisée. Ce sont alors plutôt les poudres inertes et stériles que les poudres antiseptiques qui sont utiles.

La poudre de fécule si maniable et la poudre de talc si facile à stériliser sont les deux substances qui rendront service.

Je ne saurais trop vous recommander en effet de ne cesser de protéger une plaie, si petite soit-elle, avant l'époque à laquelle la cicatrice est non seulement complète, mais solide. Bien des incommodités résultent de cette négligence qui est coutumière presque pour tout le monde.

Lister, le praticien soigneux par excellence, explorait une ligne de réunion avec une pointe d'aiguille pour s'assurer que la couche épidermique nouvelle était suffisamment épaisse pour défendre les parties sous-jacentes d'un envahissement microbien.

Modification des plaies par la cautérisation.

Certaines plaies par leur nature même, d'autres plaies à cause d'une infection accidentelle sont le siège de la formation de bourgeons qui retardent indéfiniment la réparation complète. On se contente d'habitude de *réprimer* ces bourgeons comme on dit. Le nitrate d'argent est l'agent banal de cette cautérisation.

Cependant il est douloureux et par-dessus le marché son eschare s'infecte avec une extraordinaire rapidité. En somme c'est un agent détestable pour une semblable besogne, d'autant plus que chaque fois que cette réduction demande un peu d'énergie le nitrate d'argent, caustique très misérable, est tout à fait insuffisant.

Les deux meilleurs agents pour cette cautérisation sont le chlorure de zinc et le thermocautère.

Le chlorure de zinc employé sous la forme d'une solution aqueuse au dixième et même au quart constitue l'agent le plus précieux.

Il a cette propriété curieuse signalée depuis longtemps par Lister que son eschare ne se putréfie pas. Elle résiste extraordinairement à l'envahissement microbien, si bien qu'elle sera un excellent complément d'une opération antiseptique.

Le thermocautère est d'action plus rapide encore et son seul inconvénient serait la possibilité de détruire un peu plus loin qu'il ne faudrait.

VII

ANTISEPSIE
D'UNE PLAIE OPÉRATOIRE OU TRAUMATIQUE AYANT SUBI UN COMMENCEMENT D'INFECTION

Au cours des pansements secondaires vous aurez des occasions de combattre des infections secondaires qui auront amené des irrégularités dans la réparation de plaies, sans amener des accidents bien graves sans doute, mais qui prolongeraient beaucoup cette réparation des plaies. J'ai déjà montré à propos des petites plaies l'importance qu'il y a à réparer le mal commis; il est intéressant de voir comment des moyens analogues peuvent être employés pour enrayer les accidents menaçant les grandes plaies.

A ces petits accidents beaucoup de chirurgiens attachent peu d'importance. J'en attache beaucoup pour ma part parce que ces incidents sont très rares dans ma pratique.

A l'hôpital ils sont toujours plus communs pour de petites opérations que pour les grandes.

Pour les plus grandes, les pansements sont surtout faits par moi-même et les suites sont infiniment plus régulières.

Lorsque je ne panse pas les opérés moi-même, soit immédiatement, soit au bout d'un certain temps, un incident vient quelquefois troubler la réparation.

Considérez que le plus souvent ces incidents sont dus à une faute *commise le jour du premier pansement.*

On constate alors que la sécrétion venant d'un drain est plus épaisse, qu'un caillot sanguin s'élimine, qu'il y a quelque rougeur au niveau d'un point de suture, que la plaie qui jusque-là était indolente devient douloureuse.

Si vous avez des raisons d'admettre qu'aucune infection locale ne s'est produite et qu'il y a seulement une accumulation de sérosité ou de sang, faites-en l'évacuation doucement, *sans exercer de pression violente.* Au besoin, il vaut mieux faire sauter un point de suture que de traumatiser une plaie.

Cette évacuation faite, s'il n'y a eu aucune infection, essuyez les environs de la plaie avec une compresse trempée dans un peu d'eau phéniquée forte et chaude et pansez à nouveau la plaie comme pour tout renouvellement de pansement.

Au pansement suivant, qu'il faut faire alors au bout de trois ou quatre jours, tout phénomène inquiétant aura disparu.

S'il y a eu manifestement un peu d'infection de la plaie il peut devenir nécessaire de laver le foyer de la plaie, du moins le trajet du drainage.

Faites-le avec beaucoup de précautions.

Injectez sans force dans le trajet du tube un peu d'eau phéniquée forte.

Injectez un peu de solution de chlorure de zinc au 1/10.

Vous pourriez réussir avec un peu d'eau oxygénée qui a l'avantage de très bien imprégner.

Mais agissez alors avec une extrême précaution et le plus souvent, si l'infection n'est pas très grave, abstenez-vous d'eau oxygénée.

En effet tous les tissus jeunes qui font la réparation de votre plaie ont chance d'être compromis par l'action réductrice de l'eau oxygénée, plus puissante sans doute que l'eau phéniquée mais aussi bien plus destructrice.

J'ai vu souvent démolir à son aide toute une réunion à peu près accomplie.

Aussi l'eau phéniquée forte et la solution de chlorure de zinc au 1/10 me semblent préférables.

Si l'infection est évidemment minime, pansez à nouveau, au bout de deux jours renouvelez le même attouchement.

Il n'est pas rare qu'au pansement qui suivra deux jours plus tard tout soit absolument rentré dans l'ordre et, du fait d'un petit incident bien suivi, un retard de quatre ou cinq jours dans la réparation de la plaie sera le seul résultat de l'accident.

Cet accident a eu des causes variables, un pansement trop court, un pansement trop mince, un sujet qui s'est gratté, un sujet qui a déplacé le pansement.

En somme il s'agit, avant toutes choses, d'une faute que vous ou vos collaborateurs avez commise et qu'il faudra ne pas commettre à nouveau.

Si vous aviez eu dans vos pansements un agent mal stérilisé, il se pourrait que les accidents fussent plus graves.

Faites grande attention à ceux qui appartiennent aux drains mal stérilisés. A une certaine époque j'ai eu de gros ennuis dont j'ai fini par découvrir la cause.

Si vous ne réussissez pas à obtenir une réparation parfaite, s'il subsiste un peu de suppuration, un peu de rougeur de la plaie, renoncez carrément à une stérilisation absolue de cette plaie, car je ne parle ici que de petits incidents. Je n'admets que de petits ennuis dans la réparation, la faute qui *amène un grand accident septique ne peut pas être commise.*

Mais si vous voyez que la petite plaie traîne sans être modifiée, appliquez à sa surface une pommade mercurielle soit de l'onguent napolitain, soit une pommade au calomel que j'ai souvent formulée comme ci-dessous :

Axonge benzoïnée . . .	60	grammes.
Tannin.	10	—
Calomel	2	—

On est surpris de voir une réparation se faire très rapidement sous l'influence de ces topiques dans une région où l'action persistante des antiseptiques ou même de topiques doux semblait entretenir une petite suppuration caractérisant une réparation indolente.

Dans des cas beaucoup plus graves dans lesquels une fistuje peut persister à la suite d'une infection secondaire, vous pourrez encore par l'antisepsie puissante et secondaire obtenir des résultats satisfaisants.

J'ai le souvenir d'une résection du genou faite du reste dans de très mauvaises conditions dont les suites immédiates furent satisfaisantes.

Longtemps après la guérison, un élève ayant constaté un petit suintement eut l'imprudence de l'explorer. La malade fut infectée et revint avec un véritable abcès. J'ouvris largement le foyer de suppuration, je détruisis une partie de la paroi avec le thermocautère, j'imbibai les restes du foyer au fond duquel se voyait un des fils métalliques de suture osseuse et je traitai cette plaie comme une plaie neuve. Cette malade guérit très bien sans incident; je l'ai revue bien des fois pendant plusieurs années et je laissai les fils métalliques en place.

Ce n'était certainement pas là un foyer de tuberculose nouveau que j'avais ouvert, c'était un foyer d'infection constitué par un sondage imprudent.

Au sujet de l'intervention du thermocautère dans une réparation d'une plaie contaminée je ferai remarquer que l'emploi du thermocautère n'implique pas du tout une suppuration secondaire prolongée.

Une surface cautérisée avec le thermocautère est absolument propre à la réunion si elle est bien protégée antiseptiquement.

Comme je l'ai dit en plusieurs de ces leçons, j'ai souvent eu recours au thermocautère, puis fait par-dessus la plaie cautérisée une réunion qui a parfaitement tenu.

C'est un fait qu'il ne faut jamais oublier car aucune cautérisation n'est plus propre que l'action du feu à des destructions microbiennes. Le chirurgien qui sait utiliser le thermocautère et faire ensuite une antisepsie suffisamment puissante pour empêcher toute infection secondaire obtiendra de cette pratique des effets inconnus pour beaucoup de chirurgiens.

En particulier, dans la réparation si difficile des infections secondaires des plaies il réussira à abréger la durée des réparations dans une proportion considérable.

Je vous ai donné ces exemples pour vous faire constater que si quelque incident fâcheux vous arrive, vous avez quelques moyens sérieux d'y remédier.

Toutefois je tiens à vous répéter que ces incidents fâcheux *ne doivent pas survenir*. Je sais qu'ils sont d'une fréquence extrême en certains services où l'on accuse successivement les fils de suture, les aiguilles, les fils de ligature et l'élimination de ceux-ci y est presque quotidienne.

Je ne veux pas que vous vous figuriez que ces incidents soient coutumiers pour moi. Ils sont d'une extrême rareté dans ma pratique. C'est précisément à cause de cette rareté que j'ai pu m'attacher à chercher les moyens de les réparer toujours en me guidant sur les principes qui me dirigent dans la pratique générale. Ces accidents sont dus le plus souvent à des organismes peu septiques, mais très résistants.

VIII

LE LAVAGE DES MAINS ET DU MALADE

ANTISEPSIE DES MAINS, DE LA PEAU DE LA RÉGION OPÉRATOIRE

Il peut vous paraître que consacrer une leçon tout entière à une semblable question est un abus puisque vous êtes au courant de bien des choses de l'antisepsie, de la valeur des antiseptiques et puisque vous pouvez trouver dans les recherches que guide votre ingéniosité personnelle les ressources nécessaires pour cette œuvre assez simpliste en apparence. N'en croyez rien, il n'y a guère de question qui mérite de votre part plus d'attention. Entre la théorie et l'œuvre clinique il y a une foule de conditions qui font de ces pratiques des choses difficiles que le temps seul vous apprend. Bien des petits échecs, bien des inconvénients ou même des dangers graves ont pu résulter d'une technique insuffisante. Ne croyez pas que tout ce que je puis vous dire aujourd'hui sur ce sujet j'aurais pu vous le dire il y a trente ans, ou bien qu'en recherchant dans l'œuvre de Lister vous en trouveriez le précis. Il a fallu de longues années d'expérience pour montrer comment l'application des principes de Lister et l'usage des antiseptiques devaient s'accommoder des difficultés pratiques. Je n'ai là sans doute changé ni les principes ni la méthode. Mais je puis vous assurer que j'ai expérimenté nombre de précautions, simplifié bien des pratiques et par conséquent établi le programme de progrès sérieux que vous auriez tort de négliger parce que cela vous mènerait simplement à renouveler une expérience, à retrouver les déboires ou les difficultés que j'ai rencontrés et contre lesquels bien d'autres se sont heurtés. Si cette leçon comme certaines d'autres comporte quelques répétitions, ne les blâmez pas comme redites inutiles. Elles sont voulues et destinées à vous persuader de la nécessité de bien vous soumettre à des pratiques simples, efficaces sans lesquelles les qualités les plus brillantes du chirurgien resteraient vaines.

N'oubliez même pas que vous avez tous besoin de les bien connaître car si vous êtes non l'opérateur mais l'aide le plus modeste, de vous peut dépendre un accident ou la perfection d'une opération.

Cela est si vrai que moi, qui, comme je vous le dirai tout à l'heure, suis resté réfractaire à la mode des gants que je considère comme habituellement inutiles pour l'opérateur, je l'appliquerais volontiers aux aides dont je ne suis pas sûr quoique je sois des chirurgiens qui, par une prudence toujours éveillée, écartent systématiquement et le plus possible leurs aides du champ opératoire.

Ajoutez encore à ces observations préliminaires ce fait qu'il vous faut compter avec des difficultés matérielles que vous n'imaginez pas. J'ai visité bien des établissements hospitaliers qui passent pour les mieux tenus. J'ai visité bien des maisons de santé où le luxe mérite d'être taxé d'effréné et j'ai pu en nombre d'endroits constater, ce que vous pourrez constater comme moi quand vous aurez un peu d'expérience, que les installations matérielles y sont ainsi disposées qu'il est *impossible de s'y laver les mains d'une façon rationnelle, complète et utile.*

Je connais les services où la danse des billets de mille francs dans la salle d'opérations vient tout juste d'être effectuée et où je mets le chef de service aussi bien que les élèves au défi de se laver convenablement les mains avant un pansement.

Prêtez donc une réelle attention à ce que je puis vous enseigner en vertu d'une longue expérience qui m'a appris que ce lavage des mains, aussi bien que celui de la peau du malade sont parfaitement réalisables, peuvent se faire par des moyens matériels très simples, mais demandent des convictions, une *attention antiseptique* de tous les instants, si je puis m'exprimer ainsi, et une méthode toujours raisonnée.

L'antisepsie des mains est un acte infiniment plus difficile que l'on n'imagine. Les considérations que l'on a fait connaître à ce sujet sont plus complexes qu'on ne le croit en général et même que l'ont cru beaucoup des auteurs qui ont la réputation d'avoir étudié la question avec le plus de soin.

Pour beaucoup de gens cette question deviendrait simple parce que l'adoption des gants par le chirurgien et ses aides permet de la négliger. Outre que l'adoption des gants a de nombreux inconvénients, elle ne donne qu'une solution accidentelle en quelque sorte. En ce qui me concerne, je la concevrais utile plutôt pour la chirurgie très malpropre qui salit les mains d'une façon exagérée et qui, en général, n'exige pas du chirurgien une action bien délicate. Bien entendu, les gants de fil n'ont aucun intérêt et aucune valeur de protection et ne sauraient que compliquer une opération sans un bénéfice quelconque. Le gant de caoutchouc, seul réellement stérilisable, peut être adopté et l'usage habituel des doigtiers pour certains touchers empêche des contaminations qui rendent le nettoyage de la main plus pénible et en certains cas plus aléatoire.

Mais même pour ceux qui ont le plus de foi et le plus d'accoutumance à l'emploi des gants, le nettoyage antiseptique des mains doit toujours être un problème de premier intérêt.

Or je commence par venir déclarer que la solution de ce problème est infiniment plus pratique que certaines expériences ne permettent de le croire. Là, comme en bien d'autres circonstances, les expériences n'ont pas été faites par des chirurgiens bien soucieux d'une technique efficace. Il est habituel de reprocher à l'antisepsie ce qui doit être reproché à une antisepsie défectueuse, à une technique insuffisante.

Une simple observation devrait suffire à ceux qui ont traité la question de trop haut pour se convaincre qu'ils ont dû se tromper.

J'ai pratiqué, avec les mains préparées suivant une formule antiseptique constante, sur des régions dangereuses *sans jamais faire naître du fait de mes mains un incident septique.* Cependant, sur ces sujets, le moindre incident septique était redoutable et les accidents que je n'ai pas eus, *bien d'autres les ont eus malgré des gants et l'absence de toute infection par les mains.*

Je vais plus loin. Dans une longue pratique, il m'est arrivé d'empoisonner mes mains dans les conditions les plus fâcheuses. Or, toujours soucieux des accidents qui pouvaient survenir, j'ai toujours pris note des opérations que je devais hâtivement faire après ces cas dans lesquels mes mains avaient été particulièrement empoisonnées. *Or jamais* dans les suites je n'ai observé un incident fâcheux qui pût être attribuable à une inoculation septique due à mes mains contaminées.

Il y a là une observation clinique dont on ne saurait méconnaître l'importance. Si mon expérience clinique ne prouvait rien, il faudrait admettre que la théorie des germes n'a rien à voir avec la théorie chirurgicale de notre temps et jusqu'à présent rien n'a pu sérieusement faire douter de la réalité de cette théorie.

Je pousserai même la confiance dans les moyens de stérilisation des mains infiniment plus loin que beaucoup d'auteurs ne l'ont fait. C'est ainsi, par exemple, que j'ai bien habituellement accepté des aides qui continuaient leurs travaux anatomiques sans m'en soucier et sans jamais leur faire mettre de gants.

Je fais remarquer toutefois que je n'accepterais pas cela de tous, mais de ceux dont la docilité et la confiance en la méthode sont suffisantes pour que je sois assuré de la perfection des manœuvres de stérilisation des mains qu'ils emploieront suivant mes indications.

Je causerai, sans doute, une vive surprise à bien des gens en leur indiquant comment et pourquoi le lavage de mains est une des choses les plus mal connues et les plus mal faites.

Mais n'oubliez pas qu'il en est constamment ainsi et que la méthode antiseptique vit de détails pratiques. C'est ainsi que vous pourrez toujours vous expliquer aisément pourquoi il ne suffit pas d'être un chirurgien instruit et de grande valeur pour la pratiquer avec succès, mais il faut être imbu des principes de la méthode et *ne jamais les oublier.*

Lister visitant un jour le service de Langenbeck, qui avait envoyé en Angleterre ses assistants pour s'inspirer d'une pratique très exacte, fut prié par le Maître de donner son avis sur la manière dont l'antisepsie était pratiquée dans son service. Lister, avec la discrétion qui le caractérise, refusa d'abord de critiquer. Mais Langenbeck insistant, il lui dit alors : « Vous venez de faire une petite opération pour laquelle onze fautes ont été commises dont chacune peut amener la suppuration. »

A mesure que nous nous éloignons de l'époque où l'effort fut considérable pour imiter Lister, les fautes de ce genre doivent se multiplier.

Je puis vous en donner le meilleur exemple en vous indiquant quelques-unes des plus grossières, qui sont commises dans le nettoyage des mains et dont un bon nombre rend infidèle toute action antiseptique.

Je ferai remarquer immédiatement le profit que peuvent tirer, de nos conseils, même ceux qui opèrent avec des gants, car les fautes commises dans le lavage des mains ne sont pas évitées dans la préparation de la peau de la région opératoire.

Pour purifier la peau, il faut, avant toutes choses, l'imprégner des liquides auxquels ce rôle est dévolu.

Or, quel est le mode de lavage actuel des mains ? C'est *l'arrosage* à l'aide *des robinets compliqués.* Il est évident, pour qui réfléchit, que la moindre cuvette où les mains peuvent tremper quelques minutes est un agent de lavage très supérieur à ces appareils devant lesquels nous voyons des gens qui ne se doutent pas de la manière dont il faut se laver les mains faire toutes sortes de cérémonies pour manœuvrer les robinets avec les pieds, mais ne *baignent* jamais leurs mains.

Comme agent de lavage on emploie tantôt des substances comme *l'alcool*, qui n'est pas un agent de lavage et qui n'est pas un antiseptique, ou bien des substances irritantes qui vont détruire l'épiderme et faire des traumatismes dangereux autour des ongles, tel le *sublimé*, tel le *permanganate de potasse*. Heureux quand on ne mortifie pas l'épiderme nécessaire à l'aide de la *teinture d'iode* au lieu de prendre toutes les précautions pour le conserver intact.

Toutes ces manœuvres sont *mauvaises et dangereuses*.

L'action d'une *brosse*, qui peut rendre des services pour les ongles quand elle est modérée, est absolument pernicieuse pour la peau de la main. Elle est *détestable pour la peau du sujet* et pour la région opératoire où elle détermine une multitude de petits traumatismes qui se traduiront par une extraordinaire facilité pour un envahissement microbien.

Le devoir du chirurgien est, au contraire, de conserver la main et la peau de la région opératoire aussi intactes que possible. Avec quelques précautions et une connaissance suffisante du sujet la chose est facile.

Je dis la chose est facile, pour ceux qui connaissent réellement les antiseptiques, car on n'a aucune idée du peu de connaissance que l'on peut avoir des antiseptiques.

On a tour à tour employé comme agent de lavage le sublimé, un des plus mauvais parmi les agents de lavage, qui ne pénètre pas l'épiderme ou bien des substances irritantes à un haut degré et on a été jusqu'à frotter les mains et à les nettoyer avec de l'iodoforme. Or ceux qui connaissent cette substance savent bien qu'elle ne peut prétendre à la qualité d'antiseptique comme les agents de lavage. Elle n'a de valeur que par le dégagement d'iode qui se fait lentement lorsqu'elle est en contact avec les liquides d'une plaie.

On juge de ce que pouvait être le nettoyage des ongles fait en les frottant avec de l'iodoforme comme l'a conseillé Franz Ball, de Kœnisberg, en 1890.

D'autres ont prétendu stériliser les mains par un lavage exagéré en longueur par un filet d'eau sans agent antiseptique. Il n'y avait pas besoin d'être grand clerc pour comprendre que ce lavage resterait insuffisant.

Enfin tous ceux qui ont fait des expériences sur la matière, après avoir lavé les mains les ont asséchées puis livrées à une infection nouvelle et ils se sont étonnés de ne jamais les trouver stériles.

Les données sur lesquelles doit reposer la stérilisation de la peau du patient, comme celle des mains de l'opérateur et des aides, sont les suivantes:

Les mains doivent être débarrassées des impuretés par le lavage le plus parfait possible.

Or un lavage parfait comporte :

La nécessité *d'imprégner* la peau. On ne saurait donc laver utilement des mains en les plaçant *sous un robinet*, quelque temps que l'on y consacre.

Les mains doivent *être baignées et macérées* dans un liquide, ne fût-ce que quelques instants.

Ce liquide doit être un agent de lavage agissant sur les débris épidermiques et sur les graisses qui sont l'origine des difficultés du lavage.

Or l'expérience a montré que le savon était le meilleur de ces agents à la condition toutefois d'être assez abondant. Le baquet de la blanchisseuse est un agent idéal pour ce lavage des mains, ce qui tient à l'abondance du savon dissous dans une eau chaude.

Dans la pratique courante on peut rendre la solution savonneuse très active en l'additionnant de certaines substances.

L'addition du sous-carbonate de soude est utile mais un peu irritant.

Une substance très précieuse pour perfectionner l'action du savon, le bois de panama, donne à cet égard une ressource très pratique. Un peu de décoction de bois de panama ajoutée à une eau savonneuse rend les plus grands services. En pratique, et pendant bien des années, à l'hôpital, j'ai obtenu les meilleurs résultats pour le nettoyage de la peau des mains et pour celui de la peau de la région opératoire en ajoutant à l'eau savonneuse un peu de teinture de quillaya saponaria (bois de panama).

Je recommande cette manière de faire, qui m'a donné des résultats parfaits *sans jamais altérer la peau du sujet* et sans que j'aie été obligé de brosser la peau.

Je défends toujours pour la peau de la région opératoire d'y appliquer, sous aucun prétexte, *la brosse à ongle comme on le fait partout.*

Voici donc en pratique comment je recommande de procéder :

Avoir une *cuvette petite*, contenant de l'*eau chaude.*

Celle-ci sera additionnée d'une *cuillerée de teinture de quillaya saponaria.*

Les mains seront mises à l'eau seulement quelques minutes après que l'on y aura mis *le savon à tremper.*

Les ongles seront brossés avec une brosse pas trop dure et ce lavage sera exécuté durant quelques minutes.

Il est inutile, lorsque les mains n'ont pas subi récemment de contamination importante, de faire changer à plusieurs reprises cette eau de lavage.

Après un lavage minutieux et attentif des mains, les ongles ayant été curés avec soin, les mains sont essuyées, puis elles sont baignées dans un bassin contenant de l'eau phéniquée faible, où on les laisse séjourner quelques instants.

Si les mains avaient été contaminées, je les ai quelquefois trempées dans une solution d'eau phéniquée forte au 1/20. Mais cela est bien rarement nécessaire.

Lorsque les mains ont été ainsi nettoyées puis soumises à une action antiseptique, il est utile d'insister sur *l'action sur les ongles et la périphérie des ongles.*

On peut localement agir sur cette région de la façon suivante :

Avec un cure-ongle d'acier dont l'extrémité est recouverte d'un bout de gaze aseptique trempée dans une solution phéniquée aqueuse et forte, il est facile de nettoyer le dessous et le tour de l'ongle.

C'est seulement après cette manœuvre, que je fais ordinairement pendant que l'on achève d'endormir mon opéré, que je considère la toilette de mes mains comme *achevée.*

Mais en outre, au moment où je vais opérer, je commence par baigner mes mains un instant dans une solution aqueuse phéniquée au 1/40.

Je renouvellerai ce bain *toutes les fois* que ma main sera sortie du champ opératoire ou seulement quand la durée de l'opération se prolongera, ou enfin toutes les fois que ma main aura subi un contact suspect.

En principe, je ne les baigne jamais dans la solution phéniquée forte. Cependant au cours de l'opération, quand je fais mon lavage avec l'eau phéniquée forte, quoique celui-ci soit toujours très discret, s'il en coule sur mes mains je n'en suis pas autrement fâché. Je les nettoierais même au besoin avec un peu d'eau phéniquée forte s'il y avait eu un contact très septique (ouverture d'abcès, section d'escharre, etc., etc.).

Je ferai remarquer que cette mise au bain de la main est encore machinale et involontaire en bien des cas, car elle se produit toutes les fois que je prends dans le bassin une éponge ou une compresse que j'humidifie avec de l'eau phéniquée.

Je tiens à rappeler encore que cette eau faible est toujours *chaude.* J'ai commencé par l'employer tiède, puis j'ai vu que chaude elle était plutôt mieux tolérée et à coup sûr plus efficace.

Aussitôt l'opération terminée, je lave à nouveau mes mains au savon et autant que possible avec l'addition d'eau de panama ou de teinture de quillaya et on va en comprendre aisément la raison.

Ce n'est pas seulement parce que la propreté des mains est ainsi toujours assurée, c'est aussi une garantie en faveur de leur *état intact*. En effet, une des grosses objections que l'on a faites à cet emploi habituel et répété de l'acide phénique, c'est qu'il altère l'épiderme des mains et que beaucoup de gens ne le supportent pas. Peut-être y a-t-il de rares idiosyncrasies qui le rendent intolérant? Mais elles sont bien exceptionnelles si on sait employer l'acide phénique.

Les conditions nécessaires pour défendre la peau qui tiennent à l'état de l'acide phénique sont les suivantes :

Il faut l'acide le plus *pur* possible.

Il ne faut jamais le dissoudre dans l'*alcool* qui exagère ses qualités irritantes.

La dissolution dans la *glycérine* suivant les formules que j'ai données est la condition la plus favorable.

Il ne faut pas laisser les *doigts baigner* d'une façon continue dans l'eau forte.

Il faut, aussitôt l'intervention opératoire terminée, *laver les mains* et les débarrasser de leur excès d'acide phénique avec autant de soin qu'on en avait mis à les débarrasser de leurs impuretés avant l'opération.

Enfin, il y a une condition capitale et sur laquelle j'appelle toute l'attention, car elle est indispensable à connaître, quel que soit l'antiseptique dont on se servira et même quel que soit le mode de nettoyage des mains que l'on adopte.

Les mains seront très facilement altérables quand elles subiront des contacts avec une substance antiseptique, quelle qu'elle soit et même simplement lorsque les lavages répétés les auront beaucoup macérées.

Si le savon que l'on emploie est de *bonne qualité*, c'est-à-dire dépourvu d'*excès d'alcali*, si sensibles que soient les mains, elles se défendront bien. Si le savon est *irritant*, comme on dit, c'est-à-dire pourvu d'*un excès d'alcali*, les mains ne résisteront plus à rien.

Aussi, dans mon service hospitalier, depuis de longues années, j'avais proscrit le savon blanc commun toujours riche en excès d'alcali et je faisais donner à mes élèves un savon dont j'avais reconnu le peu de pouvoir irritant, précisément en l'essayant sur mes mains. Comme j'exposais les miennes à des excès de toutes sortes par les antiseptiques pour mes démonstrations, j'avais choisi un savon et ayant reconnu qu'il était de bonne qualité j'avais, autant que possible, fait faire une provision de façon à ce qu'il pût *vieillir*.

Au début de mes expériences sur ce sujet de façon à être bien assuré de ce qui se passait j'achetais le savon moi-même et j'ai pu ainsi faire toutes sortes de comparaisons. Ce ne fut même pas pour moi une bien grosse dépense, car la qualité d'un savon ne dépend pas de son prix, mais de son mode de fabrication d'abord et de son âge.

J'ai toujours attaché à cette précaution une grande importance, car si je donnais à mes élèves un bon savon, aucune protestation ne s'élevait contre les irritations dues à l'acide phénique. Si je leur donnais un mauvais savon, très rapidement les mains étaient excoriées et on ne pouvait pas obtenir une antisepsie régulière chez les aides.

Or ce que j'ai expérimenté chez moi d'une façon régulière a été fort mal expérimenté ailleurs. A peine les mains ont-elles été irritées que l'acide phénique a été mis en cause et que les manœuvres d'antisepsie ont été mal faites ou abandonnées. Bien souvent il est arrivé que des élèves arrivaient dans mon service et m'annonçaient que leurs mains ne supportaient pas l'acide phénique. Après quelques jours d'essais, ils savaient très bien pour quelles causes leurs mains étaient attaquées, imitaient avec soin ma manière de faire et se servaient de l'acide phénique que jamais ils n'avaient pu employer ailleurs.

Cette *question du savon* mérite infiniment plus d'attention que l'on n'imagine d'abord parce qu'il faut l'utiliser sans altérer la peau. Or la qualité du savon, la date ancienne de sa fabrication sont points capitaux pour cela et un médecin doit en être informé. Avec le vieillissement, la saponification s'achève, disait Bouchardat, et le savon devient à la fois plus parfait et moins irritant.

Puis il y a beaucoup de variété dans les savons qu'on nous offre.

Puis le savon, surtout en solution chaude, a déjà une valeur antiseptique qu'il ne faut pas négliger (bien entendu à la condition qu'il baigne les mains et ne coure pas à leur surface).

Puis le savon peut être contaminé par les mains qui l'emploient.

Pour prévenir cette contamination on peut :

Employer des solutions savonneuses faites à l'avance;

Employer des savons en poudre ou les savons liquides;

Employer des savons mous dans lesquels on ne plonge pas les doigts sales.

A l'hôpital j'avais l'habitude de faire mettre souvent les pains de savon dans l'autoclave où on plaçait les instruments.

Toutes ces précautions sont bonnes parce qu'on ne prend jamais trop de précautions parmi celles qui sont faciles à prendre et à surveiller. Je fais remarquer toutefois qu'elles sont fort accessoires, que si le chirurgien est vraiment antiseptique, sauf des cas très spéciaux, la contamination du savon aurait peu d'importance, puisque les mains seront purifiées définitivement dans le bain antiseptique. Elle en aurait beaucoup pour ceux qui ne savent pas manœuvrer les antiseptiques énergiques.

L'expérience clinique montre que l'antisepsie des mains obtenue par le procédé que j'ai indiqué est efficace. Elle le montre si bien que la démonstration expérimentale en serait superflue. La preuve dite scientifique du contraire qui a été invoquée dans les expériences connues est si loin de la purification pratique des mains que j'estime que l'expérience que j'ai faite en clinique est plus démonstrative qu'aucune des expériences contradictoires que l'on invoque.

En effet ces mains qui passent pour ne pouvoir être purifiées je les ai mises sans hésitations dans tous les foyers susceptibles d'une inoculation violente. Je les ai mises, sans compter, dans les foyers articulaires, dans les foyers cérébraux, dans les foyers méningiens qui sont susceptibles de septicité à un degré que ne connaissent pas ceux qui ont fait exclusivement de la chirurgie abdominale. Or, pour des centaines d'opérations je n'ai jamais observé le cas de septicité articulaire.

Je n'ai jamais cessé de drainer les plaies articulaires et musculaires, ce qui est affronter la grosse difficulté devant laquelle reculent tant d'opérateurs. J'ai laissé des fils perdus dans tous les milieux sans provoquer une élimination, et je n'ai jamais mis de gants.

C'est donc que ma manière de faire m'a assuré une sécurité que les autres chirurgiens n'ont pas pu atteindre.

Je tiens à noter encore que les suppurations secondaires sont pour moi d'une si grande rareté que je ne saurais comment les noter. Comme elles sont rares j'ai pu les étudier par le détail et j'ai toujours trouvé la faute secondaire.

Purification de la région opératoire.

On peut du reste étudier comme une sorte de corollaire les résultats que j'ai obtenus dans la purification de la région opératoire et là on retrouvera exactement les mêmes faits.

La purification de la peau pour la région opératoire passe, pour tous les chirurgiens aujourd'hui, pour une œuvre difficile et vous voyez les chirurgiens qui y consacrent des soins aussi extraordinaires que ceux qu'ils consacrent aux parois de leurs salles d'opérations. Ne vont-ils pas jusqu'à dire que pour opérer une fracture de rotule il faut n'intervenir qu'après plusieurs jours pour avoir le temps d'assurer l'asepsie de la peau de la région sous peine d'exposer le sujet aux complications les plus graves? Ne voyons-nous pas tous les jours les cérémonies les plus extraordinaires accomplies pour purifier le champ opératoire, le bain obligatoire et les manœuvres compliquées dans lesquelles, par parenthèse, les antiseptiques les plus énergiques sont utilisés par des chirurgiens dits aseptiques.

Cependant, en y réfléchissant, si la purification de la peau de la région opératoire présente des difficultés analogues à celles qui mettent obstacle à la purification des mains, il y a aussi des conditions qui la rendent plus facile.

D'abord en ce qui concerne la préparation pour la propreté, le lavage de la région opératoire peut en général être fait à loisir ; en y mettant quelque précaution vous pouvez vous débarrasser de tout ce qui est *sec*, de tout ce qui contient des spores en masse et vous pourrez encore, en protégeant la région, dans les instants ou les jours qui précèdent l'opération, empêcher une contamination nouvelle.

Vous pouvez donc, avant toute action locale antiseptique, déjà préparer la région pour que l'œuvre de l'antiseptique soit simple et assurée. Elle trouvera devant elle aussi peu de spores que vous voudrez.

Puis, n'oubliez pas que l'action antiseptique proprement dite ne sera nécessaire sur cette peau que peu d'instants. Plusieurs jours avant l'opération elle est inutile. Après l'opération elle n'est pas utile davantage, car si elle n'avait pas été bien purifiée au moment de l'opération votre action secondaire par des lavages serait sans valeur.

Ce n'est donc *qu'une fois*, à l'époque de l'opération, que vous avez besoin de purifier et il n'y a pas de peau qui ne puisse subir cette action passagère sans altération dangereuse tandis que celle des mains nécessite des actions répétées.

Que l'on n'oublie pas qu'il y a bien longtemps Lister a affirmé que la pénétration des cellules épidermiques par l'acide phénique est telle que le nettoyage préalable de la peau est parfaitement inutile. Souvent, en effet, je me *suis contenté* de laver la région opératoire avec de l'eau phéniquée forte immédiatement avant une opération sans aucune autre précaution et *jamais* je n'ai vu un échec dû à cette manière de procéder.

Mais est-il bien nécessaire de braver inutilement le danger et le fait de nettoyer au préalable la région opératoire n'a-t-il pas au moins quelques avantages apparents ?

C'est pour cela que je procède à ce nettoyage.

Toutefois je ferai remarquer que je suis tellement assuré qu'il est efficace et facile à pratiquer que, systématiquement, je ne le fais jamais précéder du bain général qui passe, aux yeux de tous, pour être, au moins une fois, absolument indispensable.

Or ce bain a, selon moi, l'inconvénient d'exposer le sujet à un rhume qui, pour la chloroformisation, peut n'être pas sans ennui et qui pour bien des opérations est dangereux. Systématiquement donc je supprime le bain dont on fait ailleurs précéder toute grande opération. Ordinairement pourtant pour prendre un soin de propreté la veille d'une opération je fais laver la région opératoire et rien de plus. Ce lavage est exclusivement de propreté, sans aucun caractère antiseptique. Suivant la région il est accompagné de l'action du rasoir pour faire disparaître du voisinage de la plaie tout système pileux.

Alors la région sera nettoyée exactement comme les mains avec une eau savonneuse très chargée de savon, additionnée d'une petite quantité de teinture de quillaya ou d'un peu de décoction de panama. La peau sera frottée avec un linge stérile ou avec une éponge, *jamais avec la brosse.*

Quand le lavage est terminé, ordinairement on applique sur la région un pansement sec pour la mettre à l'abri de toute contamination. Mais je me garde bien de placer sur la région un imperméable, ni de laisser en place un pansement humide.

Bien entendu, il est interdit d'appliquer aucune substance irritante sur la région. Il est également inutile de lui faire subir une action antiseptique. Celle qu'elle subira un instant avant l'opération est parfaitement suffisante.

En effet au moment même de l'opération, et pendant que le sujet commence à dormir, toute la région opératoire est lavée avec une petite quantité de solution d'acide phénique au vingtième, bien chaude (aussi chaude que la main peut la supporter). Ce lavage terminé, le champ opératoire sera recouvert d'une compresse imbibée de solution faible d'acide phénique, mais bien essorée comme toutes les compresses qui jusqu'à la fin de l'opération recouvriront le champ opératoire.

Or notez bien que *jamais* je ne fais subir à une région opératoire un autre traitement, que jamais je n'emploie ni alcool, ni éther.

Jusqu'à la fin d'une opération le champ opératoire ne subira aucune action nouvelle. Au moment de la fermeture de la plaie, un court passage d'une toute petite éponge chargée d'un peu de solution phéniquée au vingtième et chaude sera toute la cérémonie qui précédera la fermeture.

Notez enfin qu'à ce moment, comme plus tard, si j'emploie un antiseptique énergique et chaud, je n'en emploie que la quantité minime qui me permet de bien *imprégner* la surface de la peau. Je veux imprégner cette surface, mais sans jamais de violences, sans déchirures de l'épiderme, ni contusions.

Du reste, avec l'acide phénique, tout cela est inutile. J'aime mieux agir sur une surface propre, ce qui facilite la tâche de l'antiseptique. Mais j'ai fait l'expérience bien des fois sur des sujets auxquels il fallait cacher l'opération ou pour lesquels l'intervention était tout à fait inopinée et je n'ai jamais vu aux résultats une différence.

J'ajoute seulement que, pour tous ces cas dans lesquels la malpropreté par défaut de préparation était redoutable, je procédais moi-même au nettoyage de la peau. J'estime qu'en ce faisant le sujet était défendu contre les incidents septiques mieux encore que si d'autres avaient préparé cette opération plusieurs jours à l'avance.

C'est en effet, et je ne saurais trop le répéter, que tandis que les succès de la chirurgie aseptique dépendent de l'architecte, de l'ingénieur, du pharmacien, de l'infirmier et de vos aides, *votre succès en antisepsie dépend de vous-même.* Lorsque l'insuccès se produit il faut, comme le disait Lister, que vous cherchiez et que vous trouviez la faute que vous avez commise.

Il faut aussi, pour ce nettoyage chirurgical des mains et du champ opératoire, procéder à la fois par expérience, c'est-à-dire en vertu d'une expérience clinique et en vertu d'une compréhension raisonnée des principes de la chirurgie antiseptique.

Je citerai par exemple ce fait qui se rapporte à la pratique éclectique des antiseptiques.

Tel qui ne sait pas se servir des antiseptiques puissants à leur heure n'hésite pas à en employer d'insuffisants, et à en abuser. C'est ainsi qu'on voit préparer un champ opératoire plusieurs jours à l'avance et le recouvrir d'une solution phéniquée faible ou d'un autre antiseptique humide et faible dont on entretiendra l'action.

Or quel résultat peut bien avoir cette pratique? Aucun ! Si, on altère la peau, on affaiblit son action défensive et on a de réelles chances de favoriser la *formation des spores* qui seront infiniment plus difficiles à détruire que les microbes qui empoisonnaient la région.

On réfléchit peu à toutes ces choses et même bien des auteurs imaginent qu'ils font des inventions heureuses alors qu'ils vont contre tout principe et perdent une large part de l'efficacité de la méthode.

IX

ANTISEPSIE DE L'ACCOUCHEMENT

Une femme qui va accoucher se présente à vous comme un blessé qui aura une plaie neuve après l'accouchement.

Elle peut se présenter comme une blessée chez laquelle il y aura beaucoup de parties récemment souillées autour de la plaie. Elle peut se présenter après l'accouchement comme une blessée dont la plaie a été infectée dans les plus mauvaises conditions parce que, pourvue d'un réseau lymphatique d'une étendue inconnue en toute autre région, son économie est infectée au loin. C'est le cas de la femme atteinte de fièvre puerpérale vraie, état que l'on confond trop volontiers avec les infections locales qui se produisent surtout après l'avortement et qui peuvent être traitées par une intervention locale.

Lorsqu'une femme qui va accoucher a suivi la marche ordinaire, il n'y a aucune raison pour la considérer comme une malade infectée. Il n'y a aucune raison pour pénétrer dans les organes génitaux et exercer une action antiseptique violente.

Les injections pendant la grossesse aussi bien que les injections immédiates avant l'accouchement sont actes inutiles parce qu'ils constituent un abus de traumatisme.

Si des soupçons peuvent être émis sur des contacts septiques dans le vagin, on peut faire une injection préalable douce et chaude avec de l'eau phéniquée au quarantième pour donner un coup de balai. Il serait mieux de porter dans le vagin une éponge imbibée d'un peu d'eau phéniquée forte et chaude ou d'un peu d'eau oxygénée puisque tout est bien clos au delà du col.

Mais toutes les grandes injections sont traumatismes inutiles. Le vagin et le col de l'utérus doivent être ménagés plus encore que nos régions opératoires ordinaires.

Il faut laisser à leurs éléments toute leur résistance.

Il ne faut agir sur eux avec aucune des causes d'infection que la répétition abusive d'injections inutiles les expose à recevoir.

Il faut, au cours de l'accouchement, que la région opératoire : vagin, col, utérus, subisse les contacts les moins offensifs et les plus rares.

Lorsque l'accouchement sera terminé, la plaie, ou les plaies, qui comprennent la surface utérine placentaire, le col excorié ou déchiré, le vagin plus ou moins blessé seront traités comme une plaie neuve.

Mais la plaie neuve ayant été traitée antiseptiquement ne sera plus tourmentée ni par un traumatisme ni par un antiseptique. L'abstention de tous les touchers, l'abstention de toutes les injections, doit être pour ces cas la même pratique que la protection, sans aucune intervention directe, des plaies ordinaires après toutes nos opérations.

Le programme antiseptique d'un accouchement normal doit être absolument identique à celui d'une opération faite sur les régions non infectées. Manœuvres avec des instruments, des vases, des linges, tous stérilisés dans les mêmes conditions que pour les opérations. Aucun abus d'antiseptique au cours de l'accouchement.

L'accouchement et la délivrance terminés, action antiseptique puissante, très passagère, avec un antiseptique puissant concentré et chaud.

Après l'accouchement, pendant les suites de couches, aucune action antiseptique directe sur une plaie qui doit rester parfaitement aseptique si vous la protégez contre tout contact nocif venu du dehors, contre toute inoculation. Ce n'est pas la femme elle-même, ce ne sont pas ces organes qui sont l'origine du mal septique, ce sont les éléments que le médecin, la sage-femme, la garde, ou la malade introduit dans ces organes sous prétexte de soins ou de traitement.

Je donnerai tout simplement la technique et les formules que j'ai employées lorsque j'ai démontré dans les Maternités que la sécurité de l'accouchement était une réalité, et lorsque, pendant de longues années, j'ai pratiqué en ville les accouchements dans une clientèle considérable non seulement sans observer *jamais* une septicémie grave, mais sans aucune de ces *septicémies légères* qui conservent une *morbidité* notable aux accouchements qui passent pour être faits dans les meilleures conditions. Je n'ai pas observé, après les accouchements, plus de ces petites complications que je n'observe de petites complications et d'éliminations de fils dans ma pratique chirurgicale courante.

Préparatifs et matériel.

Le matériel employé était fort simple et toujours le même. Les solutions phéniquées étant la base de notre antisepsie, nous nous sommes toujours assuré d'avoir à notre disposition *le phénol absolu*, l'acide phénique *purifié mécaniquement* après cristallisation.

Si on n'avait que l'acide phénique dit cristallisé, l'inconvénient principal serait plutôt l'odeur. On conçoit cependant que la plus grande pureté soit un point de quelque importance puisqu'on accuse la substance d'une toxicité due à ses impuretés.

Les solutions les meilleures sont celles faites dans la *glycérine.*

Solution forte 1/20.

Phénol absolu.	50 grammes
Glycérine	50 —
Eau bouillie	1 litre.

En demandant à un pharmacien cinq litres semblables on peut être assuré de parer à peu près à toutes les éventualités d'un accouchement normal.

Un flacon d'huile phéniquée sera prescrit pour le toucher.

Huile d'olives stérilisée. . .	50 grammes
Phénol absolu.	5 grammes

Ordinairement je ne prescris pas au pharmacien de solution phéniquée *faible* (eau phéniquée à 1/40). Je la fais moi-même au moment de l'usage en ajoutant à la solution forte un volume d'eau chaude égal.

Cela simplifie les manœuvres et empêche les erreurs sur la force de la solution.

Je fais préparer tout ce qui sera en contact avec la vulve, des compresses de gaze que l'on fait à l'avance bouillir dans un peu de solution phéniquée faible.

Cela est simple et peu coûteux.

Aujourd'hui, les gazes stérilisées sont objets de vente courante. On peut les accepter et cela simplifie les préparatifs.

Je fais préparer les linges et les serviettes qui viennent de la blanchisseuse en les faisant chauffer dans les fourneaux de cuisine lorsqu'on n'a pas d'étuve de bains. Il est bon de les faire ainsi chauffer assez longtemps.

Pendant la grossesse. — Chez une femme enceinte pour laquelle j'étais consulté je pratiquais le toucher le moins possible. Une fois, pour m'assurer des conditions fondamentales. Dans la suite, très coutumier du palper que j'avais appris en 1867 de mon maître, M. Guyon, je ne touchais une femme que sur une indication urgente.

Ce toucher, je ne le faisais jamais qu'après avoir *lavé* mes mains, les avoir mises à *baigner* dans une solution phéniquée faible et je n'employais comme corps gras que *l'huile phéniquée*. J'aimais mieux, en son absence, ne pas employer du tout de corps gras et toucher avec *la main humide d'eau phéniquée.*

Je n'ai *jamais* fait faire une injection pendant la grossesse. Je ne concevrais cette injection qu'en cas d'infection gonococcique ou pour obéir à des indications tellement rares qu'il est plus simple de dire : *je proscris les injections au cours de la grossesse.*

Pendant l'accouchement. — Au cours de l'accouchement je prends les mêmes précautions pour le toucher. Là encore je m'en abstiens le plus possible.

La répétition continuelle du toucher pendant le travail est inutile et dangereuse. Très fermement convaincu de l'innocuité des manœuvres que je pratique au point de vue de la septicité, j'estime pourtant qu'aucune manœuvre, qu'aucun traumatisme n'est sans inconvénient pour le col et pour l'utérus, et je m'en abstiens systématiquement dans la mesure du possible.

Si ce toucher devient indispensable il est toujours précédé de la même cérémonie.

J'ai le soin pendant ces manœuvres de toujours avoir l'avant-bras complètement découvert jusqu'au coude.

Au moment du travail, je n'ai fait d'injections vaginales que dans le cas où des femmes avaient subi des manœuvres ou des touchers répétés par des gens inconnus.

Au moment du travail, toutes les fois qu'il est nécessaire d'essuyer la vulve, je le fais avec une compresse stérilisée, légèrement humide d'eau phéniquée faible.

Pendant l'expulsion, le périnée est soutenu par la main garnie d'une compresse ainsi préparée.

L'accouchement terminé, j'attends avec quelque patience la délivrance, ne faisant jamais l'expression *immédiate* de l'utérus.

Toutefois, surveillant les contractions utérines, je n'hésite pas à malaxer doucement l'utérus et à déterminer des contractions plus puissantes. Aussitôt que le placenta est dans le vagin je l'extrais ; et les frictions sur l'utérus favoriseront l'expulsion des caillots.

Après l'expulsion du placenta intervient la seule manœuvre que j'aie pratiquée.

Je fais préparer en ce moment, en un vase, de l'eau phéniquée forte et chaude de façon à en avoir environ un demi-litre à ma disposition.

J'injecte environ un quart de litre de ce liquide dans le vagin.

Il est facile, avec la main sur l'utérus, de s'assurer en ce moment qu'il en passe une partie dans l'utérus.

La main exerce alors sur l'utérus quelques pressions plus énergiques. L'utérus se contracte et chasse le liquide qui sort mêlé de sang de couleur grisâtre ; quelques pressions vident le vagin et tout est terminé.

A partir de cet instant *aucune intervention ne sera pratiquée sur l'accouchée. Aucune injection. Aucun toucher.*

La vulve est lavée pour cette fois avec un peu de solution phéniquée forte et chaude, et je mets au niveau du périnée, s'il y a quelque excoriation, un peu de la pommade :

Vaseline	100	grammes
Acide borique	10	—
Baume du Pérou	1	—

Puis je place sur la vulve une compresse stérile qui a été imprégnée d'eau phéniquée faible et *très bien exprimée.*

La toilette sera faite matin et soir ordinairement avec l'eau phéniquée faible (1/40) et chaude ou, en quelques cas d'altérations graves de la vulve, avec une très petite quantité d'eau forte.

Après l'accouchement. — Je n'ai eu à faire des injections secondaires que dans des cas extraordinairement rares de lochies fétides qui répondaient à des actions opératoires toutes spéciales.

Je ferai remarquer que je mets un véritable scrupule à éviter après l'accouchement tout ce qui peut troubler la réparation d'un utérus que je sais avoir laissé en état parfaitement aseptique par l'injection d'eau forte.

Technique d'injection. — Au besoin, immédiatement après l'accouchement, j'aurais insisté sur mon action topique d'une façon exagérée. Mais là, comme pour toutes les opérations, j'attache une importance capitale à ne pas troubler les phénomènes de réparation. C'est une application rigoureuse des préceptes de la chirurgie antiseptique à la technique des accouchements.

C'est pour la même raison que, même en ce qui concerne les soins immédiats, je repousse tout ce qui concerne les injections abondantes ou de température exagérée.

Tout cela est mauvais par un traumatisme inutile. J'emploie un antiseptique puissant. Mais je réduis sa quantité à la somme la plus *petite possible*.

Les appareils d'injection sont très multiples aujourd'hui et il est facile de les avoir propres.

L'un des plus commodes, et c'était celui que j'emportais avec moi, était une poire de caoutchouc d'un quart de litre.

Mais je me servais bien souvent de l'irrigateur du logis et pour ne pas trouver de cause d'infection, je faisais ébouillanter l'appareil, je retirais la canule et je prenais dans ma main le tuyau que j'avais fait baigner dans un vase contenant l'eau phéniquée forte et je mettais ma main dans le vagin.

Redoutant un jet violent, je tenais à ce que ma main servît de garantie et le liquide *bien chaud et antiseptique* puissant pénétrait aisément dans l'utérus chez la femme couchée.

Il m'est arrivé après d'énormes traumatismes et dans des utérus fétides de conduire le tuyau dans l'utérus lui-même et je n'en ai jamais vu aucun inconvénient. Ce fut du reste la parfaite innocuité de ces cas qui me fit adopter cette petite injection d'eau phéniquée très forte après le travail.

J'ai fait en bien d'autres circonstances des injections intra-utérines d'eau phéniquée forte.

Mais je tiens à dire qu'une telle injection ne doit jamais constituer une œuvre de force. C'est une œuvre *d'imprégnation.* Justement parce que l'antiseptique est puissant il n'y a aucune raison de forcer son contact ni de faire passer des *quantités importantes* de liquide. Un contact notable en durée d'une quantité minime mais sans force est la règle à suivre.

Sans parler ici de milliers d'accouchements que j'ai fait faire à l'hôpital, c'est par centaines que j'ai fait des accouchements dans ma pratique de ville en suivant exactement cette technique.

On peut la rendre aussi économique que l'on voudra.

On peut lui donner un peu plus de luxe.

J'indique par exemple comme un très bon procédé de demander les solutions avec le *double de glycérine.* S'il y a un peu de tendance à l'irritation de la peau elle sera très atténuée par cette addition de glycérine.

On peut donner quelque luxe aux cuvettes et faire préparer des vases par l'autoclave. Mais un bon bassin et des assiettes creuses passées à *l'eau bouillante* suffisent parfaitement.

J'indique en passant ce procédé comme très supérieur à celui du flambage par l'alcool, qui n'a de valeur que si le vase a été porté à une température très élevée. Dans cette condition il casse le plus souvent. Le punch à l'alcool n'a d'autre mérite que d'étonner le client ; il y est aujourd'hui si habitué qu'il vous reprocherait de ne pas le faire. Pour ne pas le contrarier, le plus simple est de faire passer le vase à l'eau bouillante et de lui donner ensuite la satisfaction de le flamber devant lui.

En fait, avec un vase peu contaminé et bien lavé qui n'a pas contenu du pus ou de matières fécales, le séjour d'une solution phéniquée forte vous garantit contre toute inoculation dangereuse.

Pour la protection de la vulve, pendant l'écoulement post-puerpéral, le meilleur est à coup sûr une compresse légèrement humide pour laquelle on pourrait sans inconvénient employer divers antiseptiques.

J'ai souvent utilisé le Vinaigre de Pennès qui n'est qu'un antiseptique composé que l'on ajoute à une petite quantité d'eau tiède, environ une cuillerée à bouche par grand verre d'eau chaude. Le résultat sera très bon si on a bien soin de n'employer qu'une compresse bien essorée et de la changer de temps en temps pour ne pas la laisser trop sécher.

La pratique que j'ai indiquée a-t-elle des inconvénients et ne rencontrera-t-elle jamais une idiosyncrasie qui constitue une contre-indication ou un motif d'accident par l'acide phénique?

En principe on ne pourrait l'affirmer. En pratique, je ne l'ai *jamais* rencontrée sur des centaines et des centaines de cas. Je n'ai même jamais eu l'occasion de voir des urines noires. Cependant ce serait un incident qui aurait peu de gravité.

Je n'ai pas eu davantage l'occasion de constater de l'irritation locale de l'orifice vulvaire.

Voici les circonstances dans lesquelles ces accidents pourraient être observés et ont été observés.

Beaucoup d'accoucheurs ont imaginé que l'usage d'une solution forte était menaçant par l'intoxication; ils ont fait des injections d'eau phéniquée *faible*, même au *centième*, qu'ils ont alors répétées abondantes et fréquentes.

Le résultat de cette pratique a été très simple, tel qu'il devait être prévu. Ils ont empoisonné leurs patientes. Elles ont eu des urines noires, de l'embarras gastrique, mais il n'y a pas eu de protection efficace. Ils ont fait un traumatisme utérin et ils ont fourni des occasions d'intoxication septique qui se sont traduites par de petits accidents péri-utérins, une morbidité plus élevée et quelquefois de grandes inoculations septiques, quelques-unes mortelles.

Ils ont rencontré sur la vulve des accidents locaux moins graves, mais fort ennuyeux : irritations, éruptions artificielles, soit parce qu'ils ont trop répété les lavages vulvaires, soit parce qu'ils ont appliqué sur la vulve des topiques constamment trop humides, soit, comme je l'ai vu souvent, parce qu'ils ont acheté dans le commerce des gazes chargées d'acide phénique et de résine qui devaient fatalement irriter la vulve.

En obstétrique comme en chirurgie, il n'y a pas lieu de faire de fantaisie avec les antiseptiques. L'observation clinique a été faite par nous. Si notre devoir à tous est de chercher le progrès, il n'y a aucune utilité à recommencer certaines expériences bien faites qui ont montré les bonnes et les mauvaises conditions des antiseptiques.

Ce n'est qu'en tenant compte de cette expérience, que nous avons longtemps poursuivie, que l'on pourra aller de l'avant et faire mieux. Sans cela on arrive, comme cela est fait chaque jour, à condamner des antiseptiques parce qu'on s'en est mal servi. On échoue par des moyens compliqués et des manœuvres pénibles là où des moyens très simples avaient fait leurs preuves.

Je considère comme un devoir d'opposer cette pratique phéniquée à l'usage habituel des solutions de sublimé, auxquelles Tarnier, leur inventeur, avait absolument renoncé parce qu'il avait lui-même signalé plusieurs morts. Ces solutions empoisonnent directement, par un usage normal. Elles exposent encore indirectement à toutes sortes d'erreurs mortelles. Elles exposent à des accidents de stomatite de haute gravité et à ceux bien pires de néphrites qui peuvent devenir mortelles immédiatement ou secondairement. Pourtant, elles sont loin de protéger efficacement contre la septicémie puerpérale faible ou forte.

Que l'on n'aille pas opposer à cette constatation les accidents attribués à l'acide phénique. Il y en a eu sans doute.

Mais ils sont attribuables à une technique mauvaise toute différente de celle que nous avions instituée, tandis que les accidents du sublimé ont été observés avec l'exécution irréprochable de la technique instituée par ses protagonistes.

Sans doute, je n'ai aucune prétention à démontrer que hors l'acide phénique il n'y a pas de salut. Mais je pense qu'il est difficile d'admettre que si on choisit un autre antiseptique, il n'y ait un grand intérêt à suivre pour son emploi les indications générales que mon expérience a déjà fixées pour l'acide phénique.

X

ANTISEPSIE DE L'AVORTEMENT

Il en est des suites de couches comme des suites des autres opérations, c'est-à-dire des suites des phénomènes qui concernent la plaie utérine comme de celles des autres plaies.

Nous pouvons considérer un accouchement normal comme nous donnant une plaie neuve, un accouchement après des contacts et des incidents divers comme nous donnant une plaie souillée et l'avortement comme nous donnant le plus souvent une plaie infectée.

Voyons donc comment nous devons procéder dans ces cas différents. Ici nous ne parlerons que de l'avortement.

Je commence par vous mettre en garde contre la manière de faire la plus habituelle acceptée un peu par tout le monde aujourd'hui. Le plus souvent la pratique est constituée par des curettages utérins dans lesquels la *substance utérine* est violentée à outrance (curettage).

Pour continuer ces actions abusives des injections intra-utérines sont faites avec une abondance et une violence jamais atténuée.

On laisse ensuite la cavité utérine distendue par des tampons de gaze iodoformée selon les uns, par de la gaze stérilisée selon les autres.

Or, tout cela est défectueux, sans raison antiseptique et conduit à des désastres. Bien des morts n'ont pas d'autre cause que ces pratiques défectueuses. Beaucoup de maladies consécutives en sont la suite.

Un de mes meilleurs internes, M. Pillet, avait, suivant les indications d'un autre chef de service, traité ainsi dans mon service de l'Hôtel-Dieu des avortements et la mort successive de deux femmes l'avait profondément troublé. Il ne voulait plus traiter lui-même ces avortements.

Je lui fis faire devant moi le premier traitement d'un très mauvais cas qu'il répugnait absolument à opérer. A sa grande surprise, il vit sa malade guérir sans incidents et depuis il n'eut plus dans mon service un cas de mort pour les cas nombreux qu'il traita.

Sans aller jusqu'à permettre la mort, la faute d'antisepsie qui consiste à abuser des injections intra-utérines peut constituer des accidents redoutables contre lesquels il faut vous mettre en garde. parce que d'habitude ceux qui en sont les auteurs les attribuent à la maladie et non à leur pratique.

Je fus appelé il y a quelques années par un médecin de beaucoup de talent qui, soignant une femme à la suite d'un avortement, lui faisait chaque jour une injection intra-utérine de sublimé.

Il considérait que la malade était toujours en proie à une infection grave, car sa température s'élevait chaque jour et sa santé s'altérait à vue d'œil. Mon traitement consista à faire dans la cavité utérine une injection de quelques centimètres cubes de solution phéniquée forte, à bien nettoyer le vagin après une application de spéculum et à ne plus permettre *aucune injection*. La fièvre quotidienne ne reparut plus jamais, la guérison se fit sans encombre et le médecin fut converti à la simplification que je recommande dans le traitement de tous les avortements.

En principe, l'avortement ne doit pas différer de l'accouchement naturel. Aussi lorsque je faisais de la pratique obstétricale, j'ai soigné régulièrement depuis le début un certain nombre d'avortements et j'ai vu que, soignés exactement comme je soignais l'accouchement, ils m'ont donné exactement le même résultat.

Je n'ai pas fait davantage d'injections ni avant, ni après. J'ai détaché l'œuf ou le placenta avec le doigt. J'ai fait la même injection d'eau phéniquée forte et les suites ont été exactement semblables sans fièvre ni complications infectieuses.

Mais l'avortement se présente à nous bien rarement sous cette forme. Les femmes ont été touchées, le placenta a été retenu et infecté et plus souvent encore les manœuvres abortives de tous ordres ont déterminé les infections.

Ce sont ces accidents que les chirurgiens confondent volontiers avec la fièvre puerpérale. Je vous dirai en d'autres leçons pourquoi cette manière de voir constitue une erreur grossière et pourquoi les plus graves des accidents septiques de l'avortement, même les cas mortels, ne sont en aucune façon comparables à la fièvre puerpérale. Je vous montrerai pourquoi cette erreur conduit à des opérations injustifiées pour les véritables fièvres puerpérales, tandis que les avortements appellent des interventions multiples et heureuses.

Je vous suppose donc en face d'une femme qui fait un avortement et déjà de l'infection : Fièvre, frissons, écoulement de sang plus ou moins fétide.

Il y a encore rétention de tout l'œuf altéré ou il n'y a plus dans l'utérus que des débris plus ou moins adhérents avec une surface utérine infectée.

La conduite n'est pas bien différente.

Dans la plupart de ces cas déjà l'odeur de l'écoulement est assez fétide pour vous mettre en garde.

Commencez dès votre examen par *nettoyer la région avec un spéculum.*

Ce n'est pas que le spéculum qui n'est pas à vraiment parler un instrument d'examen puisse vous apprendre grand'-chose, mais il vous permettra de nettoyer la région.

Fidèle à mes habitudes je fais ce nettoyage du vagin et du col avec un peu d'eau phéniquée chaude portée par un tampon ou une éponge et non par une injection. *Je vois ainsi ce que je fais et je n'abuse pas de l'antiseptique.*

Je me rendrai compte par le toucher de ce que j'ai à faire et de l'état des parties et je procéderai à la purification de cet utérus.

Je commence par vous dire de n'hésiter jamais pour cette purification à donner du chloroforme toutes les fois que cela sera matériellement possible. Il n'y a que l'anesthésie qui vous permette d'agir bien complètement et en toute sécurité.

Hospitalièrement, j'avais bien déterminé mes internes à toujours procéder ainsi et c'est par centaines que des avortements ont été traités heureusement dans mon service sans ces échecs lamentables qui sont continuels dans les hôpitaux.

Sans doute dans beaucoup d'avortements le col est suffisamment perméable pour que le doigt y pénètre, avec quelque patience. Mais la manœuvre est infiniment plus facile quand le sujet dort et si, en ce cas, il y a quelque difficulté, l'usage d'une pince dilatatrice est facile et sans inconvénients.

Quand votre malade dort et *avant d'exercer avec le doigt ou avec un instrument quelconque un traumatisme sur l'utérus*, col ou cavité, *neutralisez tout ce que vous pouvez neutraliser de matières septiques*. Cette désinfection préalable est capitale. Elle empêche que dans les manœuvres vous inoculiez une substance septique qui peut être profondément insérée et plus tard difficile à neutraliser.

Avant toute manœuvre, le spéculum étant en place, j'introduis dans l'utérus un tampon imprégné d'eau phéniquée forte ou d'eau oxygénée. Je n'hésite même pas à employer successivement les deux antiseptiques.

Dès ce moment vous vous rendrez compte de l'efficacité de votre intervention car la fétidité, qui était souvent extrême, a disparu.

Ordinairement, après ce nettoyage, constatant que le col est suffisamment perméable je retire le spéculum et introduisant un doigt dans l'utérus, appuyant de l'autre main sur le fond de l'utérus à travers la paroi abdominale j'enlève avec l'ongle les débris de l'œuf et du placenta.

Suivant les circonstances j'ai fixé l'utérus en bas avec une pince à griffes sur le col.

J'insiste pour qu'on se mette à son aise, pour que les parties soient bien en vue s'il est nécessaire.

S'il s'agit d'un avortement avec médiocre infection d'un œuf que l'on va enlever avec des caillots, il se peut qu'il n'y ait pas grand besoin de grattage.

Si l'utérus a été bien franchement infecté, on fera un véritable curettage, avec la curette cette fois.

Je vous ferai remarquer toutefois que je ne suis pas partisan de faire par ce curettage tout le traumatisme possible sur l'utérus. Le curettage doit viser à *enlever des débris* encombrants et malpropres, il ne doit pas viser à *user l'utérus*, parce que nous avons des moyens de désinfecter cette surface de l'utérus.

Lorsque j'ai fait le grattage nécessaire avec le doigt (avortement en voie d'évolution) ou le grattage avec un instrument (avortement plus ou moins ancien avec infection notoire des surfaces) je nettoie l'utérus avec le plus grand soin. Avec un hystéromètre portant un tampon, ou mieux avec une petite éponge montée sur une pince j'imprègne bien la cavité utérine successivement de solution phéniquée forte et chaude et d'eau oxygénée à 12 volumes.

Puis je pousse bien au fond de l'utérus une petite éponge bien *imbibée d'une solution de créosote dans la glycérine*, solution que j'ai toujours employée soit au *dixième*, soit au *cinquième*.

C'est évidemment une solution caustique. Il paraît assez singulier que ceux qui l'ont employée comme moi critiquent les cautérisations intra-utérines, car c'est là une véritable cautérisation.

Toutefois je ferai remarquer que c'est une cautérisation qui ne laisse aucune eschare putréfiable.

Pour toutes ces dernières opérations, de façon à bien voir ce que je fais, et à ne pas employer de quantités inutiles, j'ai remis le spéculum en place et j'ai procédé à ces lavages en tenant le col fixé au moins par une pince, par deux s'il avait trop de tendance à se fermer.

Ce petit traumatisme fait sur le col, l'utérus bien désinfecté, n'a aucune importance. Si la purification définitive par la créosote est bien faite, la réparation va se faire avec une facilité extrême.

Cette opération terminée je ne laisse *jamais rien dans l'utérus, ni tampon ni mèche.*

Si le col est à peu près normal, je ne laisse même *rien dans le vagin.* S'il a été très abîmé au cours des opérations ou dans les manœuvres antérieures, je laisse *dans le vagin* un petit tampon de gaze iodoformée, puis je garnis la vulve soit avec une compresse phéniquée essorée, soit avec un linge enduit de pommade antiseptique aux essences si quelque altération vulvaire demande un pansement qui sera répété.

Puis, à partir de ce moment, comme après l'accouchement normal, *jamais aucune injection, jamais de traumatisme nouveau* sur un organe qui doit avoir été purifié et devenir le siège de phénomènes de réparation réguliers.

Si je constatais que mon intervention n'a pas déterminé une sédation complète, que la fièvre n'est pas tombée, que les phénomènes d'infection persistent, je recommencerais plutôt une manœuvre incomplètement faite, je recommencerais même avec le chloroforme. Mais si l'infection n'a pas été au delà, tout est fini.

Je ne me suis pas trouvé en présence de cas dans lesquels la constatation d'une infection mène à l'ablation de l'utérus après un avortement.

Dans quelques cas d'une extrême rareté elle aurait des raisons d'être qu'elle ne saurait avoir dans la fièvre puerpérale vraie.

Quand il est resté un tampon de gaze dans le vagin au bout de trois ou quatre jours, je le retire et je fais avec une petite éponge montée un très petit lavage du vagin avec l'eau oxygénée ou un peu d'eau phéniquée forte. Mais pas d'injection.

Puis le même pansement vulvaire est fait.

Si une femme même sans tampon avait un écoulement abondant je procède de la même façon avec le spéculum : un petit lavage et un pansement ; et cela sera renouvelé s'il est nécessaire.

Mais cela n'est guère nécessaire et *jamais je ne fais, dans cette période, faire d'injection.*

Je ne permettrais d'injections pour une femme dans ces conditions que plusieurs semaines après mon intervention, alors que nous serons assez loin du traumatisme utérin pour qu'aucune infection secondaire ne soit redoutable.

Ainsi donc, ici comme après l'accouchement normal, pas d'injections.

Votre pratique en sera simplifiée et elle sera plus heureuse.

Les éléments pour le traitement sont très simples. Toujours la même eau phéniquée.

Je vous rappelle volontiers que pour l'eau forte que l'on emploie dans le vagin il est avantageux de doubler la quantité de glycérine.

Phénol absolu	50 grammes
Glycérine	100 —
Eau	1 litre

Pour la créosote, employez la solution dans la glycérine :

Soit :	Glycérine	50 grammes
	Créosote	5 —
Soit :	Glycérine	50 grammes
	Créosote	10 —

Cette dernière dose n'a rien de dangereux. Toutefois quand on l'emploie il faut bien matelasser avec des tampons le vagin au voisinage du col parce que si la substance flue un peu, elle détermine quelques brûlures.

L'avantage de la solution très concentrée est qu'on a besoin d'en mettre dans l'utérus une quantité moindre.

C'est aussi que quand on emploie la solution la plus concentrée on peut aller plus vite. Avec la moins concentrée, il est sage de répéter le contact de la solution. En effet, ordinairement les surfaces saignent et si la substance antiseptique était trop diluée elle n'aurait plus assez de puissance.

N'oubliez pas, je vous prie, que la créosote est un admirable antiseptique et qui a, plus encore que l'acide phénique, la propriété d'imprégner définitivement les tissus.

C'est pour cela que dans cette action sur la surface utérine, si difficile à désinfecter, j'ai tant de confiance en cette substance qui la pénètre.

C'est précisément cette confiance dans l'imprégnation des tissus par cet antiseptique puissant qui me permet de ne pas abuser des traumatismes sur la substance de l'utérus. C'est cette facilité d'imprégnation qui rend parfaitement inutile l'abus des grattages et des destructions de la substance même de la muqueuse ou de la musculature de l'utérus. A mon gré c'est un point important. On abuse des traumatismes sur l'utérus parce qu'il les supporte. Mais il en souffre plus qu'on ne veut bien le dire et les curettages sont la source de bien des accidents secondaires.

Quant à sa toxicité, employée dans les conditions que j'indique, elle m'a paru absolument nulle.

Au risque de me répéter d'une façon exagérée, j'insiste en terminant sur ce fait que si je conseille pour l'utérus l'usage des antiseptiques les plus puissants, même de caustiques énergiques, je reste néanmoins fidèle à ma doctrine qui me fait éviter toutes les irritations inutiles et répétées de l'utérus.

Après l'avortement comme après l'accouchement je proscris les injections, non seulement les injections intra-utérines mais même les injections vaginales.

J'ai vu les injections intra-utérines répétées causer les accidents les plus graves, des accidents mortels, j'ai vu les injections vaginales annihiler tout le bénéfice de l'antisepsie utérine.

Ici, comme en tant d'autres circonstances, si on proscrivait d'une façon absolue les injections vaginales, on éviterait l'une des causes les plus habituelles des inflammations utérines et péri-utérines après les avortements comme après les accouchements.

XI

ACIDE PHÉNIQUE

Au premier rang des substances critiquées par nos contemporains vous trouverez l'acide phénique.

Je pense que l'acide phénique ne doit pas être abandonné, je pense que jusqu'aujourd'hui c'est la substance la plus précieuse que nous ayons en chirurgie et je suis convaincu que ceux d'entre vous qui se donneront la peine de regarder attentivement ce que nous pouvons chaque jour leur montrer n'en douteront plus.

L'acide phénique a eu des fortunes très diverses. Ce fut la première substance antiseptique utilisée d'une façon scientifique après avoir été employée tout à fait empiriquement. Elle a joué un rôle si capital dans l'évolution de la méthode antiseptique que ceux, toujours trop nombreux, qui connaissent la méthode plutôt par son nom que par une expérience sérieuse ont confondu l'histoire de l'acide phénique avec l'histoire de la méthode. De là des erreurs trop fréquentes qui ont singulièrement obscurci les jugements sur l'histoire et sur la clinique.

L'acide phénique (nom venu du grec φαινω, j'éclaire) a été primitivement tiré de l'huile du gaz d'éclairage où Runge le trouva en 1834. Calvert en fit le premier une préparation en grand et fit connaître sa propriété désinfectante puissante.

En effet, dès la découverte du *coaltar* ou *goudron de houille*, les propriétés désinfectantes de ce coaltar avaient été reconnues.

Le goudron fut mêlé à toutes sortes de substances, fut émulsionné et servit ainsi à désinfecter des matières putrides ou putréfiables, puis fut utilisé pour le traitement des plaies.

On chercha tout naturellement si les substances que l'on tirait de ce goudron, la naphtaline, la benzine, l'acide phénique, l'aniline jouissaient des mêmes propriétés ; et l'acide phénique fut considéré comme particulièrement remarquable, dans cette série, pour arrêter les putréfactions, pour enrayer certaines fermentations.

Après le coaltar il fut employé au pansement et à la désinfection des plaies, en particulier de celles qui étaient fort putrides, gangrènes, ulcères, suppurations profuses.

L'histoire de ces débuts se trouve exposée d'une façon intéressante dans le livre intitulé : *De l'acide phénique*, publié en 1863 par le Dr Lemaire.

La lecture de ce livre, comme la lecture des nombreux mémoires qu'il a déposés à l'Académie des sciences, le montrent bien comme le premier expérimentateur de l'acide phénique. Une polémique violente s'éleva entre lui et le Dr Declat qui plus tard réclama pour lui-même tout ce qui concernait l'acide phénique.

Declat pendant de longues années s'occupa de l'acide phénique dont il avait eu l'occasion de constater la puissance antiputride. Il crut surtout à sa puissance comme antiseptique dans les maladies internes. Il étudia certaines formes de l'acide phénique, dont il vendit des préparations diverses. Il connut très bien certaines qualités de l'acide phénique. Mais, en aucune de ses publications, il n'a étudié l'acide phénique scientifiquement, comme Lemaire l'avait fait.

Aussi lorsque Lemaire et Declat s'accusèrent réciproquement de s'être dérobé l'acide phénique, je restai convaincu que Lemaire avait raison. Declat a, depuis lui, étudié à des points de vue très divers l'acide phénique. C'était l'étude de Lemaire qui avait été son point de départ.

Pour l'un comme pour l'autre, l'acide phénique n'a pas été

étudié au point de vue qui a permis la naissance et l'évolution de la chirurgie moderne.

Pour ces deux auteurs l'acide phénique était étudié, comme pas mal d'autres substances à la même époque, comme un désinfectant des plaies. La gangrène et la putridité était le but pratique de leur intervention.

Ils ont étudié l'acide phénique sur les plaies ouvertes comme on a, à cette époque, étudié bien des substances qui devaient favoriser la cicatrisation des plaies : alcool, perchlorure de fer, chlorure de zinc, glycérine, etc., etc...

Ni l'un, ni l'autre du reste ne savaient assez les desiderata ou les ressources de la chirurgie pour se rendre compte de la transformation possible des phénomènes de réparation des plaies. Ils n'étaient même pas capables de renseigner les chirurgiens sur les qualités de l'acide phénique.

Maisonneuve, à qui ils ont voulu plus tard attribuer des essais convaincants, se servait dans son service de solutions aqueuses au 1/500 et au 1/1000 et ne vint que plus tard à des solutions utiles, mais toujours en topiques directs.

Declat, qui n'avait rien inventé relativement à la *chirurgie antiseptique*, ne l'avait même jamais comprise.

A ceux qui voudraient s'en convaincre je conseille la lecture de son dernier livre intitulé : *Manuel de médecine antiseptique, application de l'acide phénique et de ses composés* (1890). Je les défie de trouver dans tout ce livre une indication chirurgicale utile, alors que depuis trente ans la chirurgie antiseptique était constituée.

Ils y trouveront surtout des prescriptions utiles pour la vente des spécialités phéniquées de Declat. Il n'y a pas même dans ce livre une formule phéniquée méthodiquement utilisable en chirurgie.

Cela n'a pas empêché un bon nombre d'auteurs d'accepter couramment les prétentions rétrospectives de Declat et de l'en faire bénéficier aux dépens de Lister.

Cela tenait à ce que, sur cette question, beaucoup prenaient la parole qui n'avaient pas étudié. Il semble que cela doit être le sort constant de l'acide phénique.

Lister avait essayé l'acide phénique, disait-il, parce qu'il avait été employé par Calvert dans les milieux putréfiés pour arrêter les fermentations, et il estimait que les accidents des plaies étaient dus à l'introduction des germes de l'air provoquant des fermentations dans les plaies. L'acide phénique a été l'antiseptique type qui lui a permis la création de sa méthode. C'est aussi lui qui a fait l'évolution, la diffusion, la création de la chirurgie moderne.

Mais, même si Lister avait su que l'acide phénique avait été utilisé dans le pansement des plaies, cela n'eût pas changé grand'chose à ses mérites. Jamais en aucune circonstance Lister n'a dit avoir utilisé le premier l'acide phénique pour le pansement des plaies et jamais aucun de ses élèves n'a réclamé cette priorité pour lui.

Seuls ceux qui ne connaissaient rien à l'évolution de la chirurgie antiseptique ont discuté cette priorité.

Mais Lister était si convaincu que l'acide phénique ne devait pas ses propriétés chirurgicales à une qualité cicatrisante et topique, à une propriété *individuelle* que le premier il rechercha des substances succédanées par leur puissance antiseptique et complémentaires de l'acide phénique par des propriétés différentes. Il a fait tout le possible pour rencontrer la substance chimique antiseptique qui aurait les qualités de l'acide phénique et n'aurait pas ses défauts. Il a expérimenté entre autres toute une série de sels mercuriels, en rejetant du reste le sublimé qui n'aurait jamais dû être considéré comme un antiseptique chirurgical, puis après de longues recherches cliniques, de longues expérimentations, il conclut que « en somme l'acide phénique était de toutes les substances antiseptiques la plus pratique, la plus sûre ».

Cependant, malgré l'opinion de Lister, bien nettement exprimée par lui, malgré les efforts de quelques-uns de ses élèves au premier rang desquels je me plais à me placer, il est incontestable que l'acide phénique n'a plus dans la pratique chirurgicale comme dans la pratique obstétricale le rang auquel il aurait droit.

Pourquoi? Je pense que la raison la plus véritable est, pour l'acide phénique comme pour la méthode antiseptique elle-même, que beaucoup de gens en parlent qui le connaissent bien peu.

La méthode antiseptique a été fondée par Lister non seulement sur certaines données de la *microbiologie*, mais sur un ensemble de notions de *clinique chirurgicale.*

Ceux qui veulent aujourd'hui, comme autrefois, la réduire à une question de microbisme la connaissent bien mal.

Il en est de même pour l'acide phénique.

L'acide phénique n'a pas seulement des propriétés bactéricides, mais il a de véritables propriétés chirurgicales. Il y a toute une histoire clinique de l'action de l'acide phénique que ceux qui en parlent méconnaissent absolument.

Qu'il nous suffise de rappeler que le grand cheval de bataille de ceux qui en contestent les avantages, c'est l'observation des phénomènes d'irritation produits par l'acide phénique gênant ou empêchant la réunion et causant des phénomènes inflammatoires.

Je n'ai qu'à faire appel au souvenir de ceux qui m'ont suivi régulièrement pour leur faire constater qu'ils n'ont *jamais vu un* phénomène d'irritation par l'acide phénique que j'emploie toujours si largement.

Ils n'ont jamais vu à coup sûr une réunion manquer de ce fait. En revanche ils ont pu voir dans mon service des traumatismes de toutes sortes qui ne sont pas suivis en d'autres mains des mêmes phénomènes de réparation simple et sûre et qui m'ont permis une chirurgie articulaire dont aucun chirurgien n'a dépassé ni la sécurité ni la régularité.

La seule conclusion que l'on puisse tirer de l'observation de ces faits c'est que ceux qui ont élevé les objections fondamentales contre l'acide phénique, ou n'*ont jamais su l'em-*

ployer, ou ne l'ont *même jamais essayé*. Souvent, du reste, on peut dire les deux à la fois de ces critiques. Pour l'acide phénique, comme pour toute autre chose, il faut commencer par l'étudier pour savoir.

C'est là ce que je voudrais vous faire faire, ce qui vous montrera qu'il y a des notions cliniques et scientifiques précieuses à acquérir sur une substance que l'on décrie ou que l'on vante un peu sans savoir pourquoi.

Au point de vue de la puissance antiseptique, microbicide, l'acide phénique est loin d'occuper le premier rang parmi les substances chimiques que l'on a mises en tableau pour les comparer. Cela veut-il dire que l'acide phénique ne soit pas un bon antiseptique chirurgical, le meilleur même, et qu'il faille lui préférer un antiseptique plus haut situé sur l'échelle de comparaison bactéricide ? C'est là l'erreur grossière faite par tant de gens qui sans connaître la méthode antiseptique à appliquer ont pensé qu'il serait bien simple d'améliorer et de perfectionner en substituant un bactéricide plus puissant à un moins puissant.

Mais l'antiseptique chirurgical doit avoir outre l'énergie bactéricide des propriétés multiples qui permettent d'en faire l'application dans des conditions très diverses.

L'acide phénique est un antiseptique *constant* et toujours *identique* à lui-même.

Aucune des conditions de la plaie chirurgicale ne le fait varier.

Que la plaie soit encombrée, qu'elle soit pleine de sérosité ou de sang, la solution phéniquée que vous amènerez à son contact aura la même valeur.

Regardez la tasse que l'on nous passe avec de l'eau phéniquée forte, avec une boue rougeâtre de sang mélangé, et rappelez-vous le mot de Lister qui disait : *Cette solution est sale au point de vue esthétique. Au point de vue antiseptique elle est propre.*

Vous n'en pourriez dire autant de bien des antiseptiques, à

commencer par le sublimé. A peine sont-ils mélangés à une matière organique qu'ils sont anéantis ; et dans le vase comme dans la plaie ils perdent toute puissance quand ils ont touché une matière organique.

Aussi ai-je raison de dire : *Cet antiseptique modeste, si vous voulez, compense cette modestie bactéricide par sa constance.*

L'acide phénique est *imprégnant.* C'est une qualité clinique plutôt que chimique. Il pénètre en quelque sorte les cellules, les éléments anatomiques. Il faut le savoir pour les ménager en bien des cas, mais il faut aussi en profiter.

Il y a bien longtemps que Lister a signalé ce fait que, pour nettoyer une région opératoire, on peut se fier à l'acide phénique qui imprègne les cellules épidermiques.

Il avait coutume de ne prendre *aucune précaution de lavage* préalable et de se contenter d'une imprégnation et d'un bon lavage de la région opératoire avec la solution au 1/20.

Je ne crois pas que l'on ait jamais vu réunions superficielles plus correctes que celles qu'il obtenait et que j'ai obtenues moi-même par le même procédé.

C'est précisément cette faculté d'imprégnation qui fait que l'acide phénique est, pour la paroi de la plaie, un bactéricide pour le présent et encore un bactéricide pour les périodes suivantes, les tissus imprégnés n'étant pas disposés à se laisser envahir par la microbie.

L'acide phénique n'est malheureusement pas un hémostatique, et c'est la raison pour laquelle il est nécessaire de renouveler l'imprégnation au cours d'une opération. Il est tout à fait inutile d'en abuser. Mais si l'écoulement sanguin a par trop entraîné l'acide phénique, on en imprègne à nouveau les tissus.

N'oublions pas cependant que pour ne pas aller à l'abus il est ordinairement suffisant de faire de cette imprégnation seulement *l'acte opératoire terminal* avant la fermeture de la plaie, et que les grands lavages phéniqués n'ont été pratiqués que par les chirurgiens qui méconnaissaient la méthode de Lister et ses enseignements.

Au point de vue de la puissance bactéricide, il y a une notion que j'ai bien souvent mise en relief : celle de la température utile.

La puissance bactéricide pour l'acide phénique comme pour bien d'autres substances est profondément modifiée par la chaleur, ce dont les microbiologues ne se sont occupés que théoriquement.

En pratique chirurgicale, on peut dire qu'elle est décuplée. Voilà bien des années que j'ai toujours fait employer la solution vraiment bactéricide à la température la plus élevée possible.

Cette température peut être aisément de 50 à 60 degrés et même au delà, aussi chaude que la peau des doigts de l'opérateur peut la supporter.

Chose singulière, cette solution *trop chaude* peut même déterminer une brûlure superficielle de la peau du sujet et cependant n'a aucune influence nuisible sur les parties profondes de la plaie avec lesquelles elle vient au contact et dont la réunion sera aussi parfaite que si les lavages avaient été faits avec une solution de température peu élevée.

Quoique cela doive à beaucoup de gens paraître tout à fait paradoxal, une grande qualité de l'acide phénique est de ne pas être un toxique.

En effet rien de semblable à ce qui se passe pour le sublimé et la plupart des sels de mercure ne peut se passer pour l'acide phénique.

Les sels violemment toxiques exposent à toutes sortes de méprises, aux empoisonnements par erreur, aux empoisonnements criminels. Les exemples ne manquent pas des deux éventualités.

Mais, même pour l'usage chirurgical, les empoisonnements sont chose bien moins rare qu'on ne l'indique. Tarnier avait été assez courageux pour le dire bien haut. Après avoir été en obstétrique le promoteur du sublimé, il dit pourquoi il l'abandonnait, après quels accidents.

L'acide phénique à odeur forte, qui n'est du reste toxique qu'à doses importantes, qu'on ne saurait administrer à l'intérieur par la bouche, n'est toxique dans l'usage chirurgical proprement dit que pour ceux qui ne savent pas le manier. Il ne diffère alors d'aucun de nos médicaments actifs qui, dans des conditions de mauvaise pratique, sont habituellement des poisons.

Je n'ai *jamais vu* dans ma propre pratique un seul empoisonnement par l'acide phénique. Je puis aller plus loin et je puis dire que je n'ai jamais observé un cas dans lequel j'aie pu attribuer à une faible toxicité des liquides employés une action nuisible.

Tous les incidents qu'au début d'une pratique on pouvait interpréter dans ce sens, je les ai vus disparaître lorsque, mieux instruit de ma technique, je l'ai appliquée avec suite sans m'arrêter aux prédictions de ceux qui s'appuyaient sur des méprises pour battre en brèche une pratique fondée sur l'expérience.

On verra plus loin les précautions très simples qui sont indiquées pour prévenir les faits de toxicité, comme les autres inconvénients un peu légèrement reprochés à l'acide phénique.

Vous pouvez encore compter parmi les qualités chirurgicales de l'acide phénique, qu'il se prête aux formes multiples sous lesquelles il y a nécessité de l'employer, qu'on le trouve aisément sans altérations fondamentales en tous lieux.

En outre, point important pour les accidents ou les crimes, ce n'est pas une substance à toxicité grave. Il faut un certain bon vouloir pour être empoisonné avec l'acide phénique, encore, même avec bon vouloir, serait-ce chose assez difficile.

Toutes les formules pharmaceutiques utiles sont d'une préparation facile.

C'est une substance maniable, sûre et pratiquement inoffensive.

Sans vouloir parler chimie, rappelons que l'acide phénique se trouve dans le commerce sous trois formes distinctes :

Acide phénique liquide, — acide phénique cristallisé, — acide phénique neigeux ou phénol absolu.

Au point de vue de la pharmacie il y a de grandes différences entre ces trois formes de la même substance.

Ces différences ont trait à :

L'odeur ; les qualités irritantes ; la toxicité ; la solubilité.

L'acide phénique liquide, c'est l'acide phénique impur encombré de bien des substances dont les propriétés s'ajoutent à la sienne. Ces substances sont d'odeur fétide. Elles irritent la peau. Elles communiquent à l'acide une toxicité très réelle. Enfin elles sont cause que toute la matière ne peut se dissoudre. Il reste un résidu qui contient des substances diverses qui peuvent former le fond des mauvaises qualités de l'acide phénique.

En prenant de l'acide phénique cristallisé, on a déjà un produit beaucoup plus pur et par conséquent plus maniable. Mais c'est un fait assez particulier à l'acide phénique que la cristallisation y laisse subsister des impuretés importantes qui lui communiquent encore et une odeur forte et un certain degré de toxicité.

C'est là ce qui a amené à purifier encore l'acide phénique cristallisé. Par un moyen de purification mécanique des cristaux d'acide phénique on obtient une substance suffisamment déchargée de ces impuretés pour qu'on lui ait donné le nom de *phénol absolu*.

Je crois bien que cette dénomination vient d'un enthousiasme prématuré et que l'on pourrait encore rendre cette substance plus parfaite par des moyens qui restent à trouver. Certains chimistes n'ont-ils pas dit que le phénol devrait être une substance sans odeur et sans toxicité aucune ?

Quoi qu'il en soit, c'est lui qu'il faut employer. A son défaut on peut employer l'acide phénique simplement cristallisé, le seul que malheureusement on trouve trop souvent dans le commerce. Il suffit de savoir qu'il est moins parfait et qu'il faut en être plus ménager.

Mais, en pratique, le phénol absolu ou neigeux se trouve aisément. C'est lui seul que nous avons fini par obtenir à l'hôpital. Son coût est un peu plus élevé que celui du phénol simplement cristallisé mais de quelques centimes, d'une manière insignifiante en pratique.

Tout ce que nous dirons des préparations doit s'entendre du phénol absolu, le seul qu'il faille prescrire et le seul que l'on trouvera un jour dans le commerce.

L'acide phénique ne s'emploie point en nature, mais toujours en dissolution. Au début Lister employa les solutions très concentrées dans l'huile et dans l'alcool.

Ce sont les solutions au cinquième et au dixième dans l'huile, au quart dans l'alcool que je lui ai vu employer autrefois à Glascow. Mais il les avait vite abandonnées pour les solutions aqueuses à 5 0/0 et à 2 1/2 0/0 qui ont fait le fond de toute sa chirurgie.

Remarquez que la solubilité dans l'eau fut le sujet au début de pas mal de discussions et que déjà Lemaire affirmait, contrairement à bien de ses contemporains, que la solubilité dans l'eau, très aisée pour le centième, pouvait être poussée à 2 et même à 5 0/0 par l'emploi de la chaleur.

Toutefois la solubilité dans l'huile et dans la glycérine est infiniment plus grande ; elle se fait presque en toute proportion et en tous cas est très facile à parties égales.

Cette solution était si facile que certains auteurs ont cru y voir une modification chimique. Ce fut le cas de Jalan de la Croix qui ajouta même que, par cette modification, l'acide phénique perdait toutes ses propriétés bactéricides. La clinique vint le contredire d'une façon absolue. L'huile et la glycérine interviennent de la façon la plus précieuse dans les préparations pharmaceutiques de l'acide phénique. Pourtant il faut bien dire que l'intervention de l'huile surtout semble modérer la toxicité de l'acide phénique. Peut-être cela résulte-t-il d'un ralentissement dans les phénomènes d'absorption ?

Solutions dans l'huile.

Les préparations huileuses sont aujourd'hui peu employées. Elles doivent être faites avec l'huile d'olive *préalablement stérilisée.*

On en fait habituellement deux :

Une solution à 20 0/0, *au cinquième ;*

Une solution à 10 0/0, *au dixième.*

On peut les employer aux usages pour lesquels on emploie l'huile en chirurgie.

Comme pansement, je les utilise en application directe sur les régions atteintes d'angioleucite. L'action efficace est évidente, car on voit la rougeur et la température tomber avec une grande rapidité.

Chose intéressante, malgré la charge considérable en acide phénique, cette solution n'est ni caustique, ni irritante, ni toxique.

La solution au cinquième est employée dans la fabrication du catgut.

Solutions aqueuses.

Ce sont les solutions aqueuses qui sont le fondement de la chirurgie antiseptique suivant la formule de Lister.

Lister avait essayé, pour faciliter les solutions aqueuses, de dissoudre d'abord l'acide phénique dans l'alcool. Il rejeta rapidement cette manière de faire qui ajoute aux qualités irritantes de l'acide phénique et qui le rend plus toxique.

Il conseilla la solution dans l'eau sans dissolvant spécial.

Après divers essais je constatai que la dissolution préalable dans la glycérine assure la solubilité dans l'eau et par surcroît rend la solution aqueuse infiniment plus tolérable. Il y a près de trente ans que j'agis ainsi et je vous conseille de suivre cette pratique que méconnaissent encore ceux qui disent avoir essayé l'acide phénique et l'avoir rejeté pour ses prétendues propriétés irritantes.

Les deux solutions que j'emploie sont les suivantes :

Solution forte (20e)

Phénol absolu.	50 grammes
Glycérine	50 —
Eau bouillie	1 litre

Solution faible (2 1/2 p. 100).

Phénol absolu.	25 grammes
Glycérine	25 —
Eau bouillie	1 litre

Si on veut avoir un liquide particulièrement doux, comme pour le lavage des muqueuses, il n'y a aucun inconvénient à doubler la dose de glycérine, à mettre deux fois autant de glycérine que d'acide phénique. Je le fais souvent en ville. Hospitalièrement je l'évite à cause du coût plus élevé de la solution que j'emploie couramment.

En pratique et dans la chirurgie de ville, de façon à ce qu'aucune confusion ne soit faite, je prends une précaution bien facile :

Je ne prescris qu'une solution : la *forte, au vingtième.* Au moment de l'usage j'ajoute son volume d'eau bouillie et je fais ainsi autant d'*eau phéniquée faible* qu'il est nécessaire.

Y a-t-il d'autres préparations phéniquées qui méritent d'être mentionnées? Aujourd'hui, certainement non.

Le seul inconvénient réel qu'avait l'acide phénique était dans les topiques permanents et le progrès de l'emploi d'autres substances antiseptiques, de l'iodoforme par exemple, a fait disparaître les topiques permanents à l'acide phénique.

Après l'emploi de la pâte de blanc d'Espagne et d'acide phénique, Lister avait fait des emplâtres de laque et puis des gazes imprégnées de résine phéniquée.

Ces topiques, destinés à entretenir au voisinage des plaies une atmosphère antiseptique d'acide phénique, avaient l'inconvénient de nécessiter la protection des plaies par le *protective*, ce qui compliquait.

Ils ont été abandonnés, non sans avoir rendu des services et sans mériter un souvenir et bien des catalogues pharmaceutiques contiennent encore la mention de topiques semblables ou analogues.

On peut affirmer qu'ils ne sont employés que par ceux qui n'ont pas suivi l'application de la méthode, qui ne la comprennent pas et qui se sont fiés à la notion de topiques déterminés offrant une certaine apparence, plutôt qu'à l'application méthodique des principes, suivant les progrès accomplis dans la production des substances antiseptiques et les modes de purification des pièces de pansement.

De ce fond d'antiseptiques phéniqués quel sera l'usage? Ces topiques doivent produire une action microbicide, par une intervention essentiellement passagère. Leur action doit être limitée exactement au moment de la stérilisation. *L'état aseptique* obtenu par cette désinfection chimique sera maintenu sans aucune action nouvelle et directe sur les plaies. Celles-ci doivent rester en dehors de toute action nouvelle.

Lavages, injections, cautérisations secondaires, sont habituellement des fautes d'antisepsie. Ils ne sauraient intervenir que dans les cas où la méthode antiseptique a été impuissante et dans lesquels une méthode transactionnelle devra modifier ces plaies secondairement :

Surtout dans cette application des antiseptiques, il ne faut jamais oublier cet aphorisme de Lister qui fut le début d'un discours à Plymouth en 1871:

« Le contact de l'antiseptique est, en lui-même, toujours un mal, mal nécessaire, qui nous permet d'obtenir un avantage plus grand. »

Ce ne sont donc pas les propagateurs de méthode aseptique qui ont inventé cette formule. Ce fut Lister lui-même. La réduction au minimum de l'antiseptique a toujours été visée par lui. Ceux qui ne savaient pas grand'chose de la méthode ont abusé des antiseptiques et ce sont ces abus qui ont servi de prétexte à une campagne qui est non avenue pour les fidèles à la méthode de Lister, qui tirent encore de l'emploi des antiseptiques des avantages que d'autres méthodes n'ont jamais égalés.

De l'usage des préparations phéniquées.

Les solutions phéniquées servent d'abord à préparer l'opération.

Au début, la purification des instruments était obtenue seulement avec ces solutions. Il ne faut pas oublier que moyennant des soins elles suffisent parfaitement. Les instruments bien nettoyés, bien débarrassés des impuretés qui les encombraient, et plongés dans une solution phéniquée forte (au 1 20), sont absolument propres à l'emploi.

Aujourd'hui, la situation est beaucoup plus simple, puisque la plupart des instruments peuvent être d'abord passés à l'autoclave; mais on n'oubliera pas que cette intervention de l'autoclave n'est efficace qu'à la condition d'être longtemps prolongée. Trop courte, elle ne vaudrait pas le nettoyage mécanique.

On peut aussi préparer les instruments par ébullition dans une solution saline (sous-carbonate de soude).

Après ces préparations, les instruments déposés dans une solution faible qui les maintient sans cesse aseptiques en seront tirés à tout instant au cours de l'opération.

Pour assurer ma sécurité j'ai l'habitude, pendant tout le

temps de l'opération, de laisser *dans la solution forte les aiguilles de Reverdin et les fils à sutures ou ligatures*, si susceptibles d'être contaminés pendant l'opération.

J'ajoute que, aujourd'hui comme autrefois, on peut trouver la preuve que le trempage dans la solution forte est parfaitement suffisant pour les instruments dans ce fait que, par habitude, par manie si l'on veut, je continue à me servir de bistouris, de grattoirs à manche de bois et autres car je les trouve mieux en main ; ils ne peuvent cependant passer ni à l'étuve ni à la lessive bouillante. Or, l'expérience montre facilement que ces instruments restent aussi aseptiques que ceux qui ont passé à l'autoclave.

Les éponges qui sont purifiées à l'avance et conservées dans la solution forte sont, au cours de l'opération, maintenues dans la solution faible. Les compresses que nous employons sont également trempées dans la solution faible, puis essorées.

A l'hôpital, où les choses sont très régulièrement faites, les boîtes contenant toutes nos compresses sont aussi passées à l'autoclave.

Pour les mains, je ne me sers d'aucune autre substance que de l'eau phéniquée faible. Les mains sont lavées avec soin, mais sans exagération, avec du savon en solution très concentrée, additionnée d'un peu de teinture de panama (quillaya saponaria). Les ongles sont directement nettoyés avec une compresse imprégnée d'eau phéniquée.

Avant l'opération, les mains restent plongées *quelques instants* dans la solution faible. Puis au cours de l'opération elles sont plongées, de temps en temps, à nouveau dans cette solution faible.

On remarquera que l'asepticité des mains que l'on récuse est ainsi toujours obtenue. Si les mains viennent à être souillées de l'extérieur ou par les glandes de la peau, à chaque instant elles sont ainsi purifiées à nouveau. Les ensemencements avec les mains ainsi traitées seraient toujours négatifs.

Il est bien rare que je joigne à cette immersion dans l'eau phéniquée faible une immersion dans l'eau phéniquée forte. Je l'ai fait quelquefois cependant lorsque les mains avaient été gravement contaminées. Mais dans les cas les plus communs la solution faible suffit.

C'est encore avec la solution phéniquée que le champ opératoire sera purifié. Là, je ne prends jamais aucune des précautions multiples si recommandées et je constate que les résultats sont absolument parfaits, ce que démontre la perfection de la réunion.

Le champ opératoire, comme les mains, n'est jamais préparé que par le savonnage fait avec l'eau savonneuse très concentrée, additionnée de teinture de panama.

Grâce à l'acide phénique je *n'utilise jamais la brosse*, qui risque d'altérer l'épiderme. Je n'emploie *jamais d'antiseptique avant l'instant* de l'opération.

Je ne fais jamais *prendre de bain préopératoire systématique*. Immédiatement avant l'opération, la région est soigneusement lavée avec la solution phéniquée, *forte et chaude*.

Il arrive même que lors d'opération brusquement décidée ou portant sur des régions très douloureuses, je n'ai fait procéder à aucun lavage préalable. Je m'en soucie fort peu, car je me souviens que Lister professait *qu'avec la solution phéniquée les lavages préalables étaient inutiles tant est grande la faculté d'imprégnation de l'épiderme par l'acide phénique.*

Il va être peu question des solutions phéniquées au cours de l'opération. Elles servent aux mains, aux fils et aux éponges, mais elles n'ont pas de raison de prendre contact avec la plaie. Rien de ces lavages continuels préconisés par bien des chirurgiens, *mais jamais conseillés par Lister.* Au cours de l'opération, le contact de la solution antiseptique n'est utilisé que :

S'il y a formation de régions anfractueuses,

S'il y a utilité à balayer un amas septique,

Si la durée de l'opération est grande et si on redoute un accès infectieux sur un champ opératoire très étendu.

Encore dans ces cas l'usage de la solution phéniquée n'est intervenu que depuis que l'on a renoncé complètement à la pulvérisation phéniquée à l'usage du spray.

La solution ne sera employée qu'au moment de réduire une partie, de fermer une cavité, après un plan de suture, au moment de fermer définitivement la plaie.

Dans ces cas c'est toujours à la solution phéniquée forte qu'il faut avoir recours.

Il est inutile d'en employer beaucoup, d'inonder un champ opératoire. Une éponge montée sur une pince trempée *dans une petite tasse* contenant la solution forte et bien chaude, c'est tout ce que j'utilise.

A cet instant terminal de l'opération on emploiera l'éponge bien imbibée, et on imprégnera la région avec soin.

Il faut que la solution soit *bien chaude* (60° environ).

Il faut avoir soin de bien imprégner les lèvres cutanées de la plaie. Cette purification terminale de la peau est la meilleure garantie pour la perfection de la réunion.

Enfin, si la plaie est cavitaire, on conçoit aisément qu'il ne faille pas laisser de solution phéniquée dans la plaie.

A cet instant le rôle de l'acide phénique et des solutions est terminé pour la plaie, sauf exceptions relativement rares. Il n'y a pas d'acide phénique dans le pansement. Pour les pansements secondaires, les solutions phéniquées ne serviront que pour les mains et les instruments du chirurgien.

On ne fera aucun lavage de la plaie.

Dans certains cas douteux, où l'on peut craindre une infection du voisinage de la plaie, on passera une compresse légèrement imprégnée de solution forte, et ce sera tout.

Le passage de ce linge humide peut encore être nécessité dans les cas où une surface de plaie reste exposée longtemps à l'air et à la chute des poussières.

Nous sommes donc bien loin des lavages de pansements, des

injections dans les tubes à drainage que j'ai vu si souvent pratiquer sous prétexte de chirurgie antiseptique. Même dans les cas d'abcès, de suppuration, il ne faut jamais pratiquer ces lavages.

Emploi des topiques phéniqués. — J'ai dit que l'emploi de l'acide phénique en topique n'existe plus pour ainsi dire. Il faut pourtant faire quelques réserves et ces réserves s'appliquent surtout à une chirurgie dans laquelle il n'y a pas lieu de compter sur l'état aseptique absolu.

J'ai dit plus haut que dans le traitement de l'angioleucite, l'application d'huile phéniquée pouvait rendre de réels services. J'ai aussi conservé l'usage de la charpie phéniquée pour les foyers de suppuration très étendus ou trop infectés pour qu'on puisse compter sur l'efficacité absolue du pansement antiseptique ordinaire et sec.

J'emploie de la charpie trempée dans de l'eau phéniquée et bien essorée. Pour que la charpie soit bonne, il est sage de la faire bouillir au préalable et sécher en vase chaud.

On peut la remplacer par de l'ouate hydrophile, ainsi que je le fais quelquefois, quoique l'ouate hydrophile ne soit pas un aussi bon absorbant que la charpie.

La charpie trempée dans l'eau phéniquée faible et *bien chaude* doit être très bien essorée, puis appliquée sur la région malade. C'est ordinairement au niveau d'une poche d'abcès ou d'un phlegmon qu'on l'emploie. Le pansement doit être changé au moins toutes les vingt-quatre heures.

On doit faire bien attention d'essorer la charpie. Sans cette précaution on risquerait de faire absorber inutilement au sujet de l'acide phénique. On doit remarquer qu'en ce cas il absorberait d'autant plus facilement que le topique *est faible*.

Il ne *faut jamais arroser* cette charpie d'eau phéniquée faible ; le danger de cette pratique a été signalé de longue date. C'est habituellement par ce procédé qu'on a des gangrènes graves.

Le danger alors ne résulterait pas du tout de l'emploi d'une solution forte. Une solution infiniment faible, au centième même, versée en arrosages, peut occasionner du *sphacèle de la peau.*

Mais je ne pense pas qu'un seul chirurgien connaissant les propriétés de l'acide phénique ait jamais eu la pensée de conseiller un pareil usage.

Cependant il n'a pas manqué d'auteurs pour reprocher à l'acide phénique de causer les accidents de sphacèle des doigts, dus à une pratique défectueuse.

Employé méthodiquement et sans qu'il y ait de faute commise, le topique phéniqué humide peut encore rendre des services dans certains cas où l'envahissement de la suppuration oblige de recourir au topique humide.

On peut même augmenter sa valeur antiseptique et protectrice par l'addition de certaines substances. C'est ainsi qu'en enduisant cette charpie humide d'onguent napolitain, en la saupoudrant de poudre antiseptique, comme celle que j'emploie dans des sachets pour mes pansements complets, on arrive à appliquer ce traitement antiseptique de transaction qui modère les phénomènes de suppuration.

L'ACIDE PHÉNIQUE PUR OU TRÈS CONCENTRÉ. — Nous sortirions du cercle des usages antiseptiques proprement dits de l'acide phénique en traitant longuement de son usage à l'état pur ou très concentré. Cependant nous devons noter les points suivants :

Si on se sert de l'acide phénique pur on peut constater qu'il ne produit pas les accidents que l'on pourrait présumer ; qu'il ne produit pas aisément l'intoxication ;

Que son action même brutale aboutit à la réparation plutôt qu'à ce qui pourrait recevoir le nom d'irritation et mener à un processus entraînant l'inflammation et la suppuration.

En bien des circonstances Lister avait utilisé les solutions très concentrées d'acide phénique. Il avait utilisé ces solutions non seulement au cinquième dans l'huile, comme celles que j'ai indiquées plus haut ; mais il avait employé des solutions alcooliques, au quart et même il s'était servi de solutions alcooliques à moitié pour stériliser la soie sur laquelle il fit ses premières expériences de ligatures perdues.

Sauf pour toucher certaines surfaces osseuses, il n'employa plus guère ces solutions.

Assez récemment, M. Mencière, de Reims, a systématiquement employé de semblables solutions d'acide phénique à moitié, non seulement pour toucher les os malades, mais même pour faire des attouchements et de véritables injections dans les articulations malades en les faisant suivre du reste d'un lavage à l'alcool destiné à entraîner complètement tout ce qui peut rester de la substance caustique ou toxique dans la région.

Sans insister sur cet emploi qui appartient à une manœuvre spéciale plutôt qu'à la chirurgie antiseptique à proprement parler, j'ai tenu à le citer parce que d'une part il montre que même aux doses les plus exagérées l'acide phénique n'a point les conséquences d'irritation qu'on lui attribue, et parce que d'autre part l'observation de ces faits confirme ce que nous avons eu plusieurs fois occasion d'affirmer et que nous affirmerons encore, c'est que, lors du maniement de l'acide phénique, les accidents toxiques sont à redouter pour les solutions faibles et ne se rencontrent guère avec les solutions fortes.

Conclusions. — Comme on vient de le voir, les formes des agents phéniqués à employer sont bien restreintes. Cependant on peut dire que pour moi toute la finale de l'opération doit être dans l'usage de l'acide phénique. C'est lui qui reste le protecteur fondamental et définitif.

Après bien des essais pour le remplacer, pour le combiner avec d'autres antiseptiques, j'estime que dans la chirurgie neuve aucun autre topique ne le vaut. Ce n'est que dans des cas tout à fait exceptionnels de suppurations graves ou anciennes, que je l'associe à d'autres antiseptiques (association avec l'eau oxygénée ou le chlorure de zinc).

Dans la chirurgie neuve, la constance de son action est telle, quelle que soit la région abordée, que cette région soit ordinairement la plus disposée à l'infection, ou que transformée par traumatisme elle soit d'une sensibilité exquise à un nouveau traumatisme (cas des luxations récentes), que l'acide phénique donne la sécurité absolue, ainsi qu'en peuvent témoigner les opérations de tous ordres que j'ai faites sur toutes les articulations.

L'usage méthodique en est simple, constant jusqu'à la monotonie. Il consiste à entretenir par l'usage de l'eau phéniquée faible l'asepsie des instruments, mains, éponges ou compresses au cours d'une opération, à assurer l'asepsie avant l'opération ou en fin d'opération sur la plaie par un usage rapide et très passager d'eau phéniquée forte aussi chaude que possible, pour que sa valeur antiseptique soit exaltée.

Pourquoi rejetterait-on une chirurgie si simple si parfaitement protectrice qui a pour elle de longues années d'expérience ?

Le prétexte c'est l'observation d'accidents dus à l'antiseptique, accidents qu'une revue rapide nous permettra de démontrer nuls. Les accidents, quand ils existent, sont dus à l'ignorance des conditions cliniques dans lesquelles l'antiseptique doit être observé et employé.

L'odeur de l'acide phénique est à peine sensible pour le phénol absolu, le seul qu'il faille employer, celui dont les qualités dites irritantes ou toxiques sont au minimum.

Certaines régions comme le prépuce et les paupières sont très sensibles. Pour ces régions il est facile de mettre quelque discrétion dans l'emploi de l'acide phénique, et d'ailleurs pour les paupières on n'a guère d'occasions de s'en servir.

En ce qui concerne la peau du patient, pour ne pas irriter

il suffit de ne pas abuser des lavages préalables. L'affaiblissement de la peau par des substances irritantes n'a aucune raison d'être.

A plus forte raison est-il inutile de traiter la peau par l'alcool, l'éther, et surtout par des frictions énergiques avec la brosse. Le savon, la teinture de panama, l'eau chaude suffisent bien à la préparer.

Mais, dit-on, l'acide phénique irrite les mains du chirurgien !

C'était le grand argument pour le remplacer par le sublimé. Or le sublimé, même employé avec soin, détermine des altérations profondes de l'épiderme, détruit les ongles et provoque quelquefois des éruptions graves.

Rien de semblable avec l'acide phénique ; s'il est employé méthodiquement.

La méthode consiste à n'employer que les préparations que j'ai indiquées ci-dessus, puis à laver les mains soigneusement *après l'immersion dans l'eau phéniquée.*

Jamais je ne pratique ces lavages prolongés des mains qui durent cinq minutes à une demi-heure et qui passent pour être utiles avant les opérations.

Les mains sont méticuleusement lavées au savon, dans une petite quantité d'eau, de façon à ce que la solution de savon soit très concentrée. L'eau est additionnée d'un peu de teinture de panama.

Il faut avoir soin de n'employer *que le savon le plus neutre possible.*

Si le savon est doux, bien neutre, l'épiderme, affaibli sans doute par l'action de l'antiseptique, ne sera pas compromis.

Si le savon est alcalin et irritant, c'est le savon qui fera l'altération de la peau et non l'acide phénique.

Plus vite les mains seront lavées après l'emploi de l'acide phénique, plus parfaitement elles seront lavées et moins elles auront chance d'être abîmées.

Quant à la qualité du savon, elle n'a aucun rapport avec son prix. En cherchant un peu on trouve assez facilement des savons doux. Même, pour tous les savons, en les laissant vieillir, on les a déjà infiniment moins irritants.

Dans mon service, j'ai la précaution de faire laver les mains avec un savon dont le prix ne dépasse pas vingt centimes le pain. Tous mes élèves savent bien qu'ils n'ont jamais les mains abîmées. Ceux qui les ont eues abîmées au début apprennent vite la manière d'éviter ces altérations. Ce fameux reproche n'est donc valable que pour ceux qui ne savent pas se laver les mains.

En ce qui concerne l'action toxique je puis dire que je n'en vois jamais. Quelle que soit la région où on opère, on ne voit jamais d'urines noires, ce qui était le témoignage le plus élémentaire de l'action toxique. Au début l'urine noire a été due surtout aux topiques permanents. Par la force des choses ces topiques ont disparu.

Dans les cas exceptionnels où j'emploie l'huile phéniquée ou la charpie phéniquée, il suffit de bien essorer la charpie pour n'avoir aucun inconvénient.

Mais, dans l'usage des solutions pour les lavages, il faut bien se garder *des lotions abondantes avec l'eau phéniquée faible.*

La purification doit toujours être faite avec une solution phéniquée *forte peu abondante.*

C'est par l'abus des *grands lavages avec solutions faibles,* qui n'ont jamais été conseillés par Lister, que l'on a déterminé certaines intoxications.

On peut citer au premier rang les *injections d'eau phéniquée faible* dans le vagin qui n'ont jamais été conseillées, que je sache, que par des chirurgiens absolument ignorants de la chirurgie antiseptique. Par ces injections *inutiles* il est très facile de déterminer des *urines noires.*

Vous pouvez, après un accouchement, faire une injection peu abondante avec une solution phéniquée forte et chaude, sans jamais déterminer une urine noire.

Je ne fais jamais une opération vaginale sans employer au début et à la fin de l'opération l'eau phéniquée forte et chaude, et *jamais* on ne voit d'urine noire chez les sujets ainsi traités.

Comme l'irritation locale, l'intoxication par l'acide phénique n'est absolument que le résultat de l'ignorance de celui qui l'emploie. Mais n'en est-il pas ainsi en médecine comme en chirurgie pour tous les médicaments actifs.

Je vais même plus loin et j'ajoute que l'idiosyncrasie que l'on observe pour toute substance médicamenteuse est plus rare pour l'acide phénique que pour la plupart des substances antiseptiques et surtout que pour le sublimé.

L'intolérance *individuelle* m'a paru d'une très grande rareté, tandis qu'il est impossible de nier que pour certaines substances, l'iode par exemple et ses dérivés comme l'iodoforme, cette idiosyncrasie mérite d'être étudiée avec soin.

Il est sage pourtant de tenir compte de ce fait que les enfants sont bien plus sensibles que les adultes à l'acide phénique. Leur peau d'abord, leur économie ensuite sont impressionnées énergiquement par l'acide phénique.

Cela suffirait-il pour proscrire l'acide phénique en chirurgie de l'enfance? Je n'en crois rien. Pour toutes les opérations que j'ai pratiquées chez les enfants, en particulier pour les opérations articulaires pour lesquelles je n'aurais pas osé laisser de côté une antisepsie puissante, je n'ai jamais observé aucun accident fâcheux et je me suis contenté de diminuer la fréquence de l'emploi de l'acide phénique, *mais toujours en solution forte et chaude.*

En ce qui concerne l'adulte, j'ai porté l'acide phénique partout.

Dans le péritoine d'abord, qui serait le siège d'une irritation extraordinaire par l'acide phénique, je n'ai jamais vu cette irritation, et j'ai toujours employé l'eau phéniquée forte. Je ne fais pas dans le péritoine ces irrigations inutiles que l'on a tant préconisées mais je porte hardiment l'acide phénique partout, dans le péritoine sain comme dans le péritoine malade.

Or, quel témoignage pourrai-je avoir de son action nocive?

Pas d'élévation de température. Pas de douleur. Réparation régulière des plaies.

Je n'ai certainement pas de suffusion secondaire exagérée, car j'ai toujours drainé infiniment moins que mes contemporains.

Ce témoignage de l'irritation le trouve-t-on dans des adhérences secondaires très abondantes? J'ai eu assez d'occasions de réouvrir le ventre de sujets opérés de laparotomie par moi et par d'autres chirurgiens aseptiques pour avoir le droit d'affirmer que ces adhérences secondaires sont plutôt plus rares pour moi.

Et il en est une raison bien simple. L'antiseptique fait peu d'adhérences, tandis que le microbe en fait beaucoup, même le microbe peu septique. Dans les cas où l'antisepsie a été nulle ou imparfaite, les adhérences sont infiniment plus communes et plus étendues. C'est ce que j'ai toujours observé.

Quant au résultat définitif, mes statistiques ne le cèdent en rien aux statistiques de ceux qui évitent les antiseptiques, et je crois que pour les cas septiques elles sont bien supérieures.

Ce que je puis affirmer pour le péritoine, je puis encore plus aisément l'affirmer pour toutes les autres régions.

J'ai employé l'acide phénique sur tous les points des centres nerveux, cerveau, moelle, méninges. Je l'ai employé pour toutes les articulations grandes et petites. Je n'ai jamais observé un accident qui pût être rapporté à l'irritation par l'acide phénique.

Faut-il conclure de là qu'on a le devoir d'abuser de l'antisepsie ?

Lister a, dès le début, donné comme précepte qu'il faut réduire l'action de l'antiseptique le plus possible.

Aussi chaque fois que le perfectionnement de l'outillage a permis de le réduire, je n'y ai pas manqué, et il n'y a rien de nouveau dans cette manière de procéder.

Mais il ne faut pas confondre la diminution de l'usage de l'antiseptique, avec l'usage d'un antiseptique trop faible inutile par conséquent et d'autant plus nuisible qu'il est inutile.

C'est cela qui a causé la décadence de l'antisepsie. Certains chirurgiens ont abusé des antiseptiques puissants et les ont discrédités ; mais plus nombreux au contraire ont été ceux qui ont employé des antiseptiques insuffisants et qui se sont imaginés qu'ils assuraient leur action par leur abus. Cette ignorance clinique a conduit à une méconnaissance de la vérité pratique.

Est-ce à dire qu'il n'y ait pas un certain nombre d'opérations au cours desquelles il y ait avantage à se passer d'antiseptique et d'acide phénique ?

Je ne voudrais pas en jurer, parce que je ne veux affirmer que les choses dont l'expérience m'a montré la réalité.

L'expérience a bien montré par exemple que le péritoine, au contraire de ce qu'en ont pensé nos anciens, est fort tolérant. Très sensible aux microbes pathogènes, il paraît pour les microbes bénins plutôt très tolérant. C'est là ce qui a fait la fortune de l'asepsie.

Il est infiniment plus tolérant que les articulations et même que les masses musculaires. C'est pour cela que la chirurgie péritonéale a été le grand champ de bataille des chirurgiens aseptiques, tandis que leurs échecs dans la chirurgie articulaire les en a détournés.

Il est possible que dans ces conditions certaines opérations péritonéales bénéficient de la suppression des antiseptiques.

Toutefois je limiterais cette concession aux opérations dont je n'ai pas l'expérience personnelle, car pour toutes les opérations que j'ai pratiquées, je n'ai vu aucun inconvénient à l'emploi des antiseptiques, tout en leur trouvant des avantages.

En ce qui concerne les autres régions, la chirurgie que j'ai pratiquée m'a donné une série d'avantages incontestables.

Elle a été d'une simplicité et d'une constance absolues.

Elle m'a donné une sécurité complète pour toutes les opérations quelles qu'elles fussent.

Elle m'a donné cette sécurité dans les milieux les plus mauvais.

Je n'ai donc éprouvé aucun besoin de modifier ces milieux à grands frais ou par des règlements très compliqués.

Or, cette sécurité en toutes conditions, je me garde bien de l'attribuer à une habileté opératoire particulière. Elle résulte d'une méthode constante.

Pour bien montrer le succès de cette méthode il faudrait non seulement montrer des statistiques. Je puis en donner à propos de toutes mes opérations, et je pense que peu de chirurgiens pourraient donner celle qui concerne mes résections du genou : 133 opérations sans un cas de mort. Mais il faudrait encore montrer les petits résultats, c'est-à-dire en tous cas la perfection de la réparation, l'absence absolue des suppurations primitives et l'extrême rareté des suppurations secondaires.

D'après les enquêtes que j'ai faites, je pense avoir réussi en ce sens mieux que tout autre et j'en puis donner comme critérium ce fait que, dans mon service, la question des fils n'a jamais existé, alors que l'élimination des fils reste le cauchemar du chirurgien un peu dans le monde entier. Je suis resté aux modes des plus simples de stérilisation des fils. Pour moi la question d'élimination n'existe pas.

XII

EAU OXYGÉNÉE (1)

J'ai présenté à la séance du 6 décembre 1898 à l'Académie de Médecine un mémoire sur l'emploi chirurgical de l'eau oxygénée. J'ai montré dans ce mémoire que cette substance nous donnait contre les microbes un moyen d'une puissance considérable que l'on ne saurait exagérer. Ce moyen n'est pas applicable seulement à la chirurgie proprement dite. Il est susceptible d'une généralisation très heureuse dans ses applications médicales et chirurgicales, en obstétrique et pour beaucoup d'applications à la chirurgie spéciale. L'hygiène même trouvera dans cette substance de précieuses ressources.

J'ai voulu dans ce travail montrer la genèse de la thérapeutique que je crois appelée à des applications très heureuses et fournir assez d'indications sur les modes pratiques de l'application pour rendre service à ceux qui auront pu le lire attentivement.

Malgré tout l'avancement des sciences bactériologiques, l'expérience de laboratoire ne saurait nous guider suffisamment pour le choix d'un antiseptique parmi ceux qu'on nous offre déjà trop nombreux. De là l'importance que nous devons reconnaître à une expérience chirurgicale positive et c'est là l'expérience que j'ai faite pendant plusieurs mois.

Je ne présente l'eau oxygénée ni comme un produit, ni même comme un antiseptique nouveau. Depuis qu'elle a été décou-

1. Leçon publiée en 1898.

verte par Thénard en 1818, on a beaucoup modifié son mode de production et actuellement elle est fournie en quantité considérable par l'industrie, qui l'emploie de plus en plus largement.

On peut obtenir un produit de laboratoire contenant à son maximum de concentration 475 fois son volume d'oxygène. Mais l'eau oxygénée officinale qui n'est qu'une solution de bioxyde d'hydrogène dans l'eau est une eau oxygénée au dixième, c'est-à-dire qu'elle contient seulement dix fois son volume d'oxygène. On la rencontre communément dans l'industrie à douze volumes.

On utilise dans l'industrie son action réductrice sur les matières organiques d'une manière générale pour le blanchiment. Son emploi pour la décoloration des cheveux est vulgaire.

L'eau oxygénée contient habituellement une proportion assez forte d'acide sulfurique, qui du reste est nécessaire à sa conservation. Celle de l'Assistance publique, que nous avons utilisée, contenait de trois à quatre grammes d'acide sulfurique par litre.

Son action antiseptique est connue depuis longtemps.

L'eau oxygénée, dont les usages industriels se multiplient chaque jour, a déjà été employée en thérapeutique. Elle avait été assez généralement abandonnée.

Son action sur les ferments est connue depuis longtemps. Elle avait été étudiée surtout d'abord par Paul Bert et Regnard, qui firent connaître en 1882 sa propriété d'arrêter les fermentations, puis par Crolas, qui a donné des indications pour son emploi ; par Baldy, qui l'a employée dans le service de Péan (1883) ; par Larrivé, qui a fait une thèse sur les résultats de la pratique de Péan (1883).

Dupuy, de Toulouse, a étudié son action sur les plaies. Bouchut l'a employée en lavages de la bouche pour la diphtérie. Plus récemment, Paul Petit a attiré l'attention sur son action hémostatique dans les hémorragies utérines. Un très bon travail du Dr Gellé a fait connaître son emploi pour la chirurgie des fosses nasales et de l'oreille.

M. Quénu l'a recommandée pour la purification opératoire de rectum (1897).

De toutes ces expériences il n'est pas resté grand'chose dans la pratique. Toutefois, les médecins ont continué à se servir de l'eau oxygénée dans les lavages de la bouche, en particulier dans le muguet, et les spécialistes seulement en ont fait quelques applications heureuses au nez et à la bouche.

Malgré les conclusions très favorables des publications sur la matière, qui remontent aujourd'hui à plus de dix années, la chirurgie n'a tiré aucun parti sérieux de l'eau oxygénée et on peut dire à bon droit qu'elle n'est pas utilisée. Cela tient probablement à deux causes : à une détermination très imparfaite des propriétés de l'eau oxygénée et à un mode d'emploi essentiellement défectueux.

Après avoir lu les travaux que je viens d'énumérer, j'ai pu me convaincre que l'étude des propriétés particulières de l'eau oxygénée en chirurgie n'avait pas été faite. Rien n'indique, dans ces publications, en quoi ses propriétés peuvent différer de celles des autres antiseptiques.

En outre, ceux qui ont fait des essais chirurgicaux, ont cherché à employer comme topique permanent l'eau oxygénée. Or, elle peut être un agent de lavage merveilleux et ne peut évidemment être qu'un topique permanent assez médiocre.

J'ai fait, pendant près d'une année, une série d'expériences cliniques sur l'eau oxygénée après lesquelles je puis conclure que nous avons dans l'eau oxygénée un agent d'une très grande puissance, qui trouve son emploi dans des circonstances nombreuses, mais qui peut surtout nous rendre de grands services dans des cas de suppuration ou d'infection septique contre lesquels nous étions jusqu'ici assez mal armés.

Pour déterminer la valeur de l'eau oxygénée et pour en tirer un parti sérieux, il ne suffit pas d'indiquer d'une façon banale qu'il s'agit d'un antiseptique, il faut montrer en quoi son action diffère de celle des autres antiseptiques et les ressources particulières qu'elle nous offre.

Pour la chirurgie il faut reconnaître que, s'il est normal qu'un antiseptique puisse nous défendre *en prévenant* le développement des germes, l'envahissement septique et la suppuration, il n'y a plus aucune régularité d'action de l'antiseptique contre la suppuration qui est établie.

En ce cas, lorsqu'il s'agit d'attaquer une plaie *suppurante* et surtout quand la suppuration prend *un certain caractère de malignité*, l'action devient tout à fait irrégulière et aléatoire.

Le sublimé est sans valeur aucune.

L'acide phénique, même en solution très concentrée, n'agit que fort lentement, et dans beaucoup de cas la suppuration continue. Le permanganate de potasse s'est montré quelquefois efficace.

Le chlorure de zinc était une des rares substances qui pût enrayer la suppuration. Depuis bien longtemps Lister en a conseillé l'emploi dans les cas où l'on veut tenter d'enrayer les phénomènes septiques de la plaie.

J'ai, pour ma part, beaucoup employé le chlorure de zinc contre les suppurations de toutes sortes, même contre les suppurations tuberculeuses, bien avant l'époque à laquelle on en a conseillé l'usage pour enrayer la marche des tuberculoses locales. J'en ai obtenu des résultats très remarquables. Mais même avec le chlorure de zinc, nous n'avons pas la régularité et la simplicité d'action que nous sommes en droit d'attendre aujourd'hui des moyens chirurgicaux que nous employons.

J'avais su que l'eau oxygénée avait été employée avec des fortunes diverses. Mais j'avais été très frappé d'apprendre que plusieurs de nos confrères dentistes l'avaient employée dans la suppuration septique alvéolaire dans la maladie dite de Fauchard. Un dentiste de Paris, M. Touchard (1), m'avait rap-

1. Un excellent mémoire de M. Touchard sur l'emploi de l'eau oxygénée dans les maladies de la bouche a obtenu à l'Académie de médecine une part du Prix Alvarenga de Piauhy.

porté les beaux succès qu'il avait obtenus et le phénomène d'arrêt bien curieux que l'eau oxygénée fait subir à cette maladie, devant laquelle échouent d'ordinaire les moyens les plus puissants, et qui peut bien passer pour une des maladies les plus septiques. Je m'étais promis d'en essayer la valeur dans les cas de suppuration. J'eus une première occasion d'essayer l'eau oxygénée dans un cas d'une septicité extraordinaire dans lequel tout avait échoué.

Un jeune chiffonnier de 16 ans avait eu le genou écrasé contre un mur par un moyeu de charrette. Il s'en était suivi un épanchement gigantesque de la jambe, du genou et de la cuisse et une plaque de sphacèle couvrant un tiers du membre. La chute de l'eschare ouvrit le foyer sanguin et l'articulation broyée, et tous nos efforts furent appliqués au nettoyage de ce foyer extraordinaire.

Nous employâmes successivement l'eau phéniquée au vingtième, la solution de sublimé au millième, le chlorure de zinc à dix pour cent, la solution de permanganate de potasse au 100e. Malgré les contre-ouvertures, malgré les lavages et les pansements quotidiens, la fièvre de suppuration se maintenait, le sujet arrivait à la septicémie parfaite, et la toux avec une expectoration purulente et des stries sanglantes était considérée par moi comme le témoignage de l'envahissement septique de l'économie, tandis que plusieurs de mes élèves trouvaient les accidents pulmonaires tels qu'ils voulaient y voir des symptômes d'un développement aigu de tuberculose pulmonaire.

C'est au milieu de ce cortège d'accidents qui nous annonçaient la mort pour une très brève échéance, alors qu'il était impossible même de songer à une amputation pour sauver le malade de l'infection de son membre que nous commençâmes les lavages et les attouchements par l'eau oxygénée sans modifier le pansement phéniqué.

Le résultat fut merveilleux. Les accidents suppuratifs s'atténuèrent avec une rapidité qui tint du prodige. Le premier témoignage de l'influence de l'eau oxygénée sur le caractère septique de la maladie fut le retour de l'appétit. Il fut presque immédiat.

Ce malade, soigné de très près par un de nos externes les plus attentifs, M. Halgan, fit une guérison tout à fait extraordinaire et aujourd'hui non seulement son état général est excellent ; la toux qui semblait annoncer le progrès de la tuberculose a disparu ; mais en outre et surtout, contre toute attente, il a conservé son membre inférieur sur lequel il marche aussi bien que les lésions énormes du genou peuvent lui permettre de le faire.

En un mot, il a dû sa vie et son membre à l'action de l'eau oxygénée lavant les foyers septiques. Il est impossible de faire aucun doute de ce résultat.

Cette action si bienfaisante fut si rapide et si démonstrative que nous fîmes immédiatement l'épreuve dans deux cas dans lesquels la désespérance était permise presque au même degré.

L'un était un phlegmon de la jambe et de la cuisse, phlegmon septique qui avait pris tout à coup un caractère de malignité tel que dans les cas analogues, j'ai vu très habituellement la mort survenir. Les élévations de température et les phénomènes généraux ne laissaient aucun doute sur cette éventualité prochaine. Cependant, après les lavages avec l'eau oxygénée, même coup de théâtre et mêmes suites secondaires, c'est-à-dire disparition des phénomènes locaux et généraux et guérison du sujet.

Deux cas de fracture compliquée en pleine suppuration avec gangrènes étendues, l'un avec des hémorragies secondaires formidables, nous ont donné des résultats analogues, et depuis nous avons eu des occasions nombreuses de suivre la même pratique dans des cas de suppuration.

Quelle est donc cette action de l'eau oxygénée dans ces cas ?

Sans qu'il soit besoin d'entrer dans l'étude bactériologique de cette action, il est facile de constater le phénomène d'arrêt de la suppuration. Aussitôt après l'irrigation par l'eau oxygénée, l'atténuation de la suppuration est si manifeste qu'en maintes circonstances au lieu d'un pansement quotidien, il suffit de faire un pansement tous les deux ou trois jours.

Puis, lorsque ces irrigations oxygénées ont été répétées, la suppuration s'arrête, et l'on peut en venir à panser la région comme dans les cas dans lesquels il n'y a pas eu de suppuration primitive.

Si les foyers purulents sont très étendus, ce lavage du foyer est suivi d'une distension considérable par l'oxygène qui se dégage dans la cavité. Il se manifeste par l'écoulement au dehors d'une sorte de mousse abondante.

Quelques malades accusent une sensation de cuisson. La plupart n'accusent aucune douleur.

Dans les cas de septicité la chute immédiate de la température est des plus remarquables.

En un mot, on observe l'arrêt presque immédiat du phénomène de suppuration banale et de l'empoisonnement septique.

Que l'eau oxygénée tue immédiatement les organismes qui engendrent la suppuration banale et la suppuration septique, cela ne saurait faire aucun doute. Ces organismes sont-ils paralysés seulement dans leur action ou sont-ils détruits ? Je ne saurais le dire n'ayant par devers moi aucune expérimentation bactériologique. Mais il est probable que cette destruction est bien complète. Ce qui caractérise en effet l'action des autres antiseptiques dans les cas analogues, c'est le retour habituel des accidents après une accalmie d'une durée plus ou moins courte. Ici la répétition du contact de la substance antiseptique à des intervalles quelquefois assez longs a suffi pour maintenir ce résultat obtenu.

Le fait constant, c'est qu'aucune substance n'a donné au cours de la suppuration une action semblable et que nous avons le droit de considérer l'eau oxygénée comme le seul antiseptique réellement efficace pour *arrêter* la suppuration et *les phénomènes septiques.*

Operation en milieux septiques. — Sans entrer dans le détail, je tiens à noter que j'ai pu, en certains cas d'opération en milieu franchement septique, gangrène du pied et de la jambe après luxation de l'astragale avec plaie, intervenir et conserver le membre après suspension des phénomènes septiques et de la suppuration et réparation sans immobilisation.

Les ouvertures des grands abcès nous ont donné sinon une suppression immédiate de la suppuration, au moins une telle diminution de cette suppuration que les phénomènes de la réparation ont marché avec une rapidité que l'on n'observe jamais dans d'autres circonstances.

Avec l'eau oxygénée nous pourrons donc faire entrer dans une phase nouvelle la chirurgie des phlegmons et des abcès qui se traîne dans une action vieillote qui aurait lieu d'étonner si les malades comme les chirurgiens ne s'y résignaient aussi facilement.

L'eau oxygénée pour la purification des régions opératoires du vagin. — L'eau oxygénée paraît bien avoir la propriété d'arrêter l'évolution d'organismes bien formés et réellement dangereux et son utilisation pour la purification de la région opératoire me paraît particulièrement avantageuse. J'en ai fait un usage très heureux, par exemple, dans la purification du vagin avant les hystérectomies abdominales ou vaginales.

Il est constant pour moi que le nettoyage du vagin laisse souvent à désirer. Pour ma part, je n'attache qu'une importance relative au nettoyage de l'utérus lui-même. Il sera emporté ; mais au sommet du vagin, au voisinage du col, les nettoyages sont difficiles et restent quelquefois très imparfaits. Je suis convaincu qu'on peut avoir une preuve de cette imperfection, par l'irrégularité dans les cas, par la différence de réaction des sujets.

J'ai l'habitude de laisser en place le tampon vaginal iodoformé pendant quinze jours à trois semaines sans le déranger. Au premier pansement, tandis que certains sujets sont sans odeur aucune, d'autres présentent des écoulements fétides suppuratifs et des eschares odorantes.

Or, dans tous les cas dans lesquels j'ai fait un lavage vaginal avec l'eau oxygénée, j'ai eu les suites sans odeur et sans écoulement purulent aucun.

Je pense que ce fait a une importance capitale, et suis, pour ma part, décidé à poursuivre cette expérience, qui me donne tant de simplification pour les suites de l'hystérectomie abdominale comme de l'hystérectomie vaginale.

Je ferai remarquer que ces résultats des lavages vaginaux ne font que confirmer la valeur de l'eau oxygénée dans les lavages de toutes les surfaces opératoires. On trouvera donc des ressources toutes nouvelles dans l'emploi de cette substance pour le nettoyage du champ opératoire.

Cette expérience faite sur le vagin semble démontrer que l'action de l'eau oxygénée est très générale et s'exerce sur des organismes que beaucoup d'antiseptiques n'attaquent que difficilement.

Cette difficulté a été mise en relief par tous les opérateurs d'hystérectomie qui accumulent des précautions qui compliquent les pratiques d'une façon pénible et souvent inapplicable.

Je suis convaincu que la pratique obstétricale pourrait tirer de l'emploi de l'eau oxygénée des avantages très grands.

Eau oxygénée en applications intra-utérines et vaginales après l'avortement. — Des observations très importantes ont pu être faites sur la valeur antiseptique de l'eau oxygénée après l'avortement. Nous avons pu en faire des applications en plusieurs cas. Deux surtout ont été très topiques.

Dans un cas une jeune femme a présenté des phénomènes d'infection manifestes greffés sur un état d'anémie profond due à des hémorrhagies telles qu'il nous a fallu toute une semaine d'injections de sérum pour obtenir un peu de résistance. Il y avait de la fièvre et de l'écoulement fétide. Le curetage de l'utérus eût été certainement des plus dangereux à pratiquer dans ces circonstances et, cependant, il paraissait bien indiqué.

La simplicité de l'application de l'eau oxygénée a été des plus grandes. Lavages vaginaux chaque jour en appliquant un spéculum et en lavant avec un tampon de ouate. Nettoyage à trois reprises différentes, trois jours de suite, de la cavité utérine avec un petit tampon de ouate porté sur une pince et introduit dans la cavité utérine au contact de laquelle on le laissait un bon moment.

Ces moyens, sans injections vaginales, sans manœuvres d'aucune sorte, ont suffi à enrayer les accidents dans un cas dans lequel la malade n'eût certainement supporté aucune intervention violente.

Dans un autre cas infiniment plus simple, mais très intéressant aussi, une jeune femme se présentait à l'hôpital trois semaines après un avortement. Elle venait à pied à l'hôpital, mais souffrant avec des pertes continuelles, pertes fétides. Seul le curetage aurait pu sembler de mise. Le même traitement lui fut appliqué sans qu'elle entrât à l'hôpital où elle vint tous les matins se faire ainsi panser. Deux nettoyages de la cavité utérine l'avaient déjà profondément modifiée et en quelques jours elle fut dans de bonnes conditions.

Ce sont là des faits d'une très grande importance à cause de la simplicité de l'intervention. On pourra l'étendre à bien des circonstances de la thérapeutique obstétricale pour laquelle on sera toujours heureux de posséder un agent antiseptique efficace et inoffensif.

Opérations normales en terrain non septique. — Il y a

lieu de se demander si cette action de l'eau oxygénée ne peut être utilisée dans la chirurgie de *peau intacte*, dans celle qui est faite en vue de la réparation sans suppuration chez un sujet qui n'a jamais suppuré, la chirurgie sur sujet sain que nous pratiquons chaque jour. On peut le prévoir en vertu de l'axiome : qui peut le plus peut le moins. Mais en matière de pathologie, c'est une très mauvaise manière de préjuger les faits, il est infiniment plus sage d'observer. Eh bien, l'expérimentation ici encore a été satisfaisante. J'ai fait quelques opérations en supprimant les autres antiseptiques, les lavages à l'eau phéniquée forte sur lesquels repose ma pratique chirurgicale, et j'ai eu une série de résultats vraiment satisfaisants et très encourageants, surtout dans certaines circonstances.

J'ai eu, par exemple, à amputer un homme présentant un spina ventosa du pied avec tuméfaction énorme de l'articulation métacarpo-phalangienne du gros orteil très ulcéré, suppuration fétide. J'ai nettoyé le pied à l'eau oxygénée, j'ai amputé dans le métatarsien, j'ai fait mes lavages post-opératoires avec l'eau oxygénée et j'ai eu la plus belle réunion par première intention que l'on puisse désirer.

J'ai fait dans des conditions analogues une amputation de jambe pour tumeur blanche du pied. J'ai fait une résection du coude sans infection septique, et les deux opérations, très analogues, m'ont donné les mêmes résultats pour la réunion par première intention.

Je n'ai pas l'intention de renoncer pour ce fait à l'usage de l'acide phénique, qui, depuis vingt-cinq ans, m'a assuré les bénéfices d'une chirurgie régulière sans que j'en aie jamais observé un inconvénient quelconque. Mais je pense que l'eau oxygénée me permettra d'ajouter un moyen d'une puissance très grande en bien des circonstances.

On peut voir que si j'ai apporté devant l'Académie une question de traitement qui pouvait paraître banale, c'était parce que j'avais fait une expérience très étendue.

De cette expérience on peut conclure que l'eau oxygénée a une influence évidente sur les phénomènes septiques en voie d'évolution et sur la suppuration. Elle arrête ces phénomènes probablement pour deux raisons :

1° Elle a une action antiseptique puissante sur les ferments ;

2° Elle a une puissance d'imprégnation des tissus toute particulière. Elle les pénètre en quelque sorte.

Cette imprégnation des tissus par l'antiseptique caractérise certains antiseptiques à odeur pénétrante comme l'acide phénique, la créosote, le gaïacol qui malheureusement ne sont pas assez maniables à cause de leurs propriétés caustiques ou toxiques, tandis que l'eau oxygénée est pratiquement inoffensive et peut être distribuée avec une grande libéralité.

J'estime qu'après les expériences et les observations nouvelles que j'apporte, il est possible de faire entrer dans une voie nouvelle toute la chirurgie *septique*, c'est-à-dire toute celle qui nous met en présence des phénomènes acquis de suppuration ou d'envahissement septique. Jusque-là notre action dans ces cas a été médiocre, nous pouvons dire absolument insuffisante relativement aux progrès de la chirurgie sur les sujets non infectés.

Il y aura là une généralisation des plus précieuses. Je n'ai pu citer tous les cas pour ménager le temps de l'Académie.

Mais il est facile de voir l'extrême multiplicité des circonstances dans lesquelles on pourra faire appel à une ressource aussi complète depuis l'action de nettoyer un champ opératoire difficile jusqu'à la guérison des localisations septiques les plus graves.

J'ai montré que la chirurgie ne serait pas seule à recourir à ces ressources précieuses, que l'obstétrique et ses accidents septiques donneraient un champ considérable à l'action si simple de cette substance.

En médecine même, on pourra en retirer des bénéfices très appréciables.

Il n'est que juste de dire que les médecins avaient su pour

quelques cas conserver l'usage de l'action bienfaisante de l'eau oxygénée et que certains dentistes l'avaient utilisée dans l'une des affections les plus septiques de la bouche.

L'action des médecins et des dentistes s'était faite, du reste, dans le même milieu septique, dans la bouche.

Enfin, je tiens à dire, en terminant, que si l'on veut tirer de l'eau oxygénée tous les effets utiles, il ne faut pas hésiter à l'employer à l'état de condensation auquel elle se présente habituellement. On peut, si l'on veut, la priver d'acide. Mais il n'y a pas lieu de la diluer sans mesure. A dix ou douze volumes, on a entre les mains la substance vraiment active qu'il faut rechercher.

Dans ce court mémoire il était impossible d'aborder tous les points concernant les applications de l'eau oxygénée. Je n'ai, du reste, fait connaître que quelques cas typiques de son application, car depuis dix mois nous en avons usé très fréquemment et très généreusement. Les quelques réflexions qui nous ont été faites à l'Académie montrent que nous devons encore ajouter quelques mots pour faciliter les essais de ceux qui voudront nous suivre dans cette voie.

L'eau oxygénée ne nous a paru encore causer aucune sorte d'accident, même à des doses élevées.

Nous ne l'avons mise encore ni dans le péritoine [1], ni dans les méninges. Mais il n'y a guère d'indications qui puissent nous faire penser qu'elle n'y serait pas supportée comme d'autres antiseptiques puissants.

Son acidité habituelle ne nous a paru avoir aucun inconvénient bien sérieux. D'après M. Nocard, elle contribuerait à lui donner une action décisive sur les spores. Il y aurait donc, en pratique, plutôt des raisons pour la garder acide dans ces conditions.

Cette acidité est un des éléments qui favorisent sa conservation. Toutefois, d'après M. Touchard, l'eau oxygénée pri-

1. Depuis, j'ai fait avec succès cette expérience.

vée de son excès d'acide resterait efficace. Sa conservation pourrait être facilitée par l'addition de diverses substances et en particulier par l'addition d'une petite quantité d'alcool.

L'instabilité de l'eau oxygénée a été donnée comme un obstacle à son emploi courant; mais il faut bien savoir que l'eau oxygénée fournie aujourd'hui par le commerce est bien moins impure que celle que l'on fournissait autrefois. Or, plus elle est pure et plus ses chances de conservation augmentent.

Dans son mémoire, M. Touchard donne le conseil de la conserver dans de petits flacons de 250 grammes.

Notre interne en pharmacie, M. Duret, aussitôt qu'il en a reçu des bonbonnes, la met en bouteilles de médiocre calibre et, de fait, nous l'avons toujours facilement conservée.

En pratique urbaine, et grâce à la mode de la teinture des cheveux par l'eau oxygénée, on trouve celle-ci en pharmacie beaucoup plus facilement que l'on ne pourrait se l'imaginer. Même dans les échantillons qui ont perdu une partie de leur oxygène, la proportion de l'oxygène est encore telle que la valeur antiseptique de l'eau oxygénée soit loin d'être négligeable.

Je dois faire remarquer, en effet, que dans la bouche on obtient des résultats encore très satisfaisants en dédoublant l'eau oxygénée du codex et même en la réduisant au tiers de sa proportion d'oxygène.

Même dans les cas de lésions intra-buccales très septiques on peut user dans la bouche de solutions réduites au tiers. S'il ne s'agit que de lavages ordinaires, on tire encore une réelle efficacité des lavages avec de l'eau oxygénée réduite à un seul volume d'oxygène. D'après M. Touchard et pour des usages hygiéniques, cette solution réduite d'eau oxygénée peut rendre encore de très grands services.

Ce sont là faits à retenir, car si à l'état de concentration normale l'eau oxygénée a une saveur désagréable et donne sur la muqueuse buccale une sensation de cuisson, réduite dans sa concentration, elle est supportée aussi bien pour ses médiocres dilutions que pour celles qui sont fort étendues.

Une expérience banale donne un exemple topique de la rapidité de l'action de l'eau oxygénée et peut être utilisée en hygiène. En mélangeant une petite quantité d'eau oxygénée à du pus très fétide comme celui des abcès abdominaux, on fait disparaître instantanément l'odeur. Or l'eau oxygénée n'ayant pas d'odeur appréciable on ne peut l'accuser de remplacer une odeur par une autre. On obtient ainsi du reste dans un vase l'effet que l'on obtient par l'injection du liquide dans la cavité d'un abcès et que l'on pourra obtenir pour toutes les matières infectantes.

Des expériences nouvelles et directes affirmeront encore l'efficacité de l'eau oxygénée et l'intensité de son action. Mais déjà, comme je l'ai dit et comme M. Laborde l'a fait remarquer à l'Académie, les expériences de Bert et Regnard ont montré que l'eau oxygénée est le plus puissant antifermentescible et bactéricide. Mais ces auteurs le regardaient comme aussi dangereux pour les éléments figurés que pour les microbes.

M. Laborde a démontré, au contraire, que non seulement l'eau oxygénée peut être mise impunément au contact des tissus, mais encore qu'elle peut être introduite dans la circulation par injection intra-veineuse et agir comme bactéricide.

Je suis heureux d'invoquer ce témoignage qui me permet de conseiller plus hardiment encore l'usage de l'eau oxygénée, puisque l'expérimentation physiologique se joint à toutes nos expériences chirurgicales pour affirmer l'innocuité de l'agent le plus puissant que nous ayons encore eu entre les mains comme antiseptique.

XIII

EMPLOI CHIRURGICAL DE L'EAU OXYGÉNÉE

Depuis ma communication faite à l'Académie de Médecine, publiée dans le *Journal de médecine et de chirurgie pratiques* le 25 décembre 1898 (art. 17987), l'emploi de l'eau oxygénée dans les hôpitaux de Paris a pris une telle importance que de quelques litres elle est passée pour l'année 1900 à la consommation de 16.000 litres (1).

La question financière se pose, au point que dans une commission réunie récemment au siège de l'administration des hôpitaux, on nous demandait s'il n'y aurait pas moyen de diminuer cette consommation.

La constatation de cette diffusion de l'eau oxygénée après mes publications sera la meilleure réponse à faire aux critiques médicaux qui, suivant la louable habitude de la critique française, se sont empressés de dire de mes publications qu'il s'agissait là d'une méthode ancienne bien connue et bien utilisée antérieurement.

Je leur avais du reste donné des armes faciles en faisant une étude historique rapide, mais consciencieuse, de ceux qui avaient utilisé l'eau oxygénée avant moi et dont, par un regrettable oubli, la plupart d'entre eux ne connaissaient pas l'existence.

Depuis, d'assez nombreux travaux ont été publiés sur la matière. Ce sont surtout des travaux spéciaux de dentistes.

1. Elle est passée depuis à plus de cent mille litres.

une bonne thèse de Lyon 1900 par le Dr Michaut sur l'eau oxygénée en général et la thèse du Dr Paul Laurens sur l'eau oxygénée en chirurgie et en obstétrique, Paris, 1899.

Une publication originale a été celle du professeur Thiriar, de Bruxelles, qui, en préconisant l'action directe *de l'oxygène*, a créé une confusion qui nous reporte aux anciennes prétentions de l'oxygène, à celles qui ont marqué la découverte de l'oxygène et de la composition de l'air.

Si l'emploi de l'eau oxygénée est relativement récent, il n'en est pas de même de l'emploi de l'oxygène.

En effet, après que Priestley eut découvert l'oxygène en 1774 et que Lavoisier eut montré la composition de l'air et la nature des oxydations en 1775 (air déphlogistiqué), l'oxygène devint une panacée médicale et chirurgicale. Bien hardis seraient ceux qui penseraient avoir depuis découvert quelque chose relativement à l'action directe de l'oxygène sur les plaies ou sur l'économie sans avoir été précédés à cette époque. De toutes parts s'élevèrent des instituts pneumatiques comme celui de Budin à Paris, celui de Beldoes à Londres. On traita dans ces établissements toutes les maladies médicales et chirurgicales, toutes les connues et toutes les inconnues, jusqu'au jour où ces thérapeutiques tombèrent dans un oubli immérité.

Dans ce temps même on a employé ce que l'on a appelé *l'eau oxygénatée*, qui n'était que la dissolution d'oxygène dans l'eau, assez semblable à l'eau de Seltz à l'oxygène qu'on a fabriqué à une époque plus récente et que quelques auteurs confondent avec l'eau oxygénée.

Le gaz oxygène ne fut pas absolument oublié jusqu'à nous, puisque en 1862, Laugier conseillait l'emploi des bains d'oxygène contre la gangrène sénile. Demarquay, qui avait étudié la *pneumatologie*, attribuait beaucoup de vertus à l'oxygène sous toutes ses formes et publiait (1873), avec son élève Marcano, un travail sur l'application du bain d'oxygène à la gangrène spontanée. J'ai moi-même, il y a bien longtemps, obtenu la cicatrisation complète d'une gangrène sénile dans un bain d'oxygène prolongé près d'une année.

Depuis mon travail de 1898, dans une communication faite à l'Académie de Médecine de Belgique, Thiriar, à Bruxelles, fit connaître sa pratique relativement à l'action de l'oxygène, sur les plaies et sur les tissus infectés. Il utilise l'*action* directe de l'oxygène sur les tissus. Il emploie l'oxygène sous pression. Pour les phlegmons, pour les inflammations profondes, il infiltre les tissus, il fait un *emphysème artificiel, avec de l'oxygène sous pression* et il a obtenu d'excellents résultats dans les phlegmons et dans l'anthrax.

Ce mode d'administration est fort ingénieux. Toutefois M. Thiriar ne paraît pas avoir une confiance exagérée dans l'action seule de l'oxygène en nature, car nous voyons que dans toutes ses interventions, il lui associe l'action de l'eau oxygénée d'une façon très large.

Cela n'enlève donc rien à la valeur de l'eau oxygénée. Nous pouvons même remarquer que M. Thiriar l'emploie fort hardiment avec d'excellents succès qui ne diffèrent guère de ceux que nous avons étudiés.

L'eau oxygénée, qui a fait beaucoup de progrès en France, qui avait été très bien accueillie par bien des spécialistes en Amérique et en Autriche, ne paraît pas être entrée beaucoup dans la chirurgie générale en Allemagne. Nous pouvons toutefois signaler un bon travail de la Clinique de M. Bruns, de Tubingen, dans lequel les propriétés antiseptiques et désinfectantes de l'eau oxygénée sont bien affirmées.

Que l'on attribue l'action de l'eau oxygénée au fait de l'oxygène à l'état naissant ou à une propriété inhérente au peroxyde d'hydrogène qui est un composé bien défini, c'est l'eau oxygénée de Thénard qu'il faut employer.

L'eau oxygénée pharmaceutique n'est pas le corps pur qui, réduit à l'état sirupeux, peut contenir 475 fois son volume d'oxygène, c'est une dissolution, dans l'eau, du peroxyde d'hydrogène, dans une proportion telle qu'il y soit contenu de dix à douze volumes d'oxygène.

On a employé d'abord l'eau oxygénée à dix et douze volumes qui était celle que l'on trouvait pour les industries de blanchiment ou pour la teinture des cheveux.

C'est en réalité du bioxyde d'hydrogène dissous dans l'eau de telle sorte que celle-ci contienne une proportion de dix à douze volumes d'oxygène.

Mais depuis que l'emploi pharmaceutique s'est développé on a cherché à livrer des eaux oxygénées plus riches en bioxyde d'hydrogène, à quinze, à vingt et jusqu'à cent volumes.

En pratique les eaux à dix et douze volumes ont été les plus employées. Toutefois j'ai eu quelques occasions d'expérimenter des eaux beaucoup plus riches ; elles ne sont pas inutilisables.

Le fait de les avoir privées des acides les rend un peu moins irritantes. Malgré cela elles exercent sur les matières organiques une action réductrice si puissante qu'elles ne sauraient être maniées qu'avec des précautions extrêmes.

Telle qu'elle se présente dans le commerce, l'eau oxygénée est habituellement très acide.

Cette acidité peut être due à l'acide chlorhydrique qui est un reste de la fabrication et qu'il faut en éliminer autant qu'il est possible de le faire.

Elle est due souvent aussi à l'acide sulfurique qui peut être également résidu de fabrication, mais que l'on ajoute aussi parce qu'il favorise une bonne conservation de l'eau oxygénée. L'acide sulfurique a beaucoup moins d'inconvénients que l'acide chlorhydrique, comme nous le dirons tout à l'heure. Toutefois il ne faut pas en tolérer l'excès qui rendrait les contacts douloureux. Il n'est pas rare d'en trouver trois à quatre grammes par litre. Il y a intérêt à diminuer cette quantité et surtout à ne pas l'augmenter jusqu'à 8 et 10 grammes, comme on le constate quelquefois.

On trouve bien d'autres impuretés dans l'eau oxygénée.

Cependant un des grands progrès de l'industrie moderne a consisté à la débarrasser de beaucoup de ses impuretés. Cette purification la rend beaucoup plus stable que l'on imagine.

L'addition de l'alcool pur en petite quantité peut contribuer à assurer sa conservation, comme l'addition d'un acide.

Causes d'altérations. — Ce qui contribue le plus à l'instabilité de l'eau oxygénée, c'est la présence des matières organiques.

Ce sont les poussières de l'air qui constituent à l'extérieur les causes de décomposition. Aussi est-elle mieux garantie en vase clos par de la ouate que par un bouchon.

La lumière lui est très préjudiciable.

Si elle est très pure, la chaleur lui est moins mauvaise et elle supporte l'élévation de température, l'ébullition même, sans se décomposer. Aussi servez-vous de vases de petit volume protégés contre l'action de la lumière et de la chaleur. Mais ne conservez jamais un vase dans lequel un corps étranger a été introduit.

Pour une conservation prolongée, additionnez-la d'une très petite quantité d'alcool, un demi pour mille.

En pratique, vous trouverez dans le commerce des eaux oxygénées à dix ou douze volumes. La chose est facile. Si l'eau avait perdu notablement de son oxygène, elle est moins satisfaisante, mais non pas sans action. Si par malheur vous ne trouviez que de l'eau à cinq volumes, vous pouvez vous dire qu'elle a encore une valeur sérieuse.

L'acidité de la liqueur est plutôt une condition favorable, toutefois il peut y avoir des circonstances dans lesquelles on doit employer une eau alcaline.

Crolas, de Lyon, conseille pour neutraliser l'eau oxygénée d'y ajouter une solution saturée de biborate de soude jusqu'à réaction alcaline au tournesol, puis d'ajouter à nouveau un peu d'eau oxygénée jusqu'à neutralisation exacte. L'acide borique libre favoriserait la conservation de l'eau oxygénée.

Valeur antiseptique. — Telle qu'elle se présente dans les conditions vulgaires, à dix ou douze volumes, l'eau oxygénée est un des antiseptiques les plus puissants que l'on connaisse. Déjà bien des observateurs l'avaient dit. D'après Paul Bert et Regnard, elle arrête toutes les fermentations (1880). Nocard et Mollereau avaient pensé qu'elle atténue le virus du charbon. Ils ont vu plus tard que cela n'a lieu qu'en cas d'eau oxygénée alcaline. Si elle est acide, *les spores même sont détruits* et toute possibilité de fermentation est annihilée. Ce sera un bon argument pour employer plutôt en chirurgie *l'eau acide.*

Chamberland l'a trouvée supérieure au sublimé, surtout si on élève sa température. Le travail récent de la clinique de Bruns est confirmatif de tous ces faits.

En pratique j'ai expérimenté l'eau oxygénée parce que je l'ai vue active dans des cas où *tous les antiseptiques échouent.*

C'est ce que me montra M. Touchard, le dentiste, en me signalant ses heureux effets dans la suppuration alvéolaire, dans la maladie de Fauchard, l'une des plus rebelles à toutes les actions antiseptiques (acide phénique, sublimé, teinture d'iode).

J'ai fait bien vite la preuve de cette valeur pour des cas de septicité et cette preuve, je l'ai donnée dans mon travail de 1898, sur lequel il n'est pas utile de revenir.

Depuis que j'ai montré ces faits et que les imitateurs sont venus ils ont eu la prétention d'importer une théorie, une explication de ces succès et de donner une direction à cet antiseptique en affirmant que par son oxygène l'eau oxygénée agit seulement sur les microbes anaérobies. M. Thiriar l'a dit à Bruxelles ; M. Terrier, à la Société de chirurgie.

Il n'y a en effet que de bonnes raisons pour que l'eau oxygénée soit par son oxygène nuisible aux microbes anaérobies. Mais rien ne dit pour cela qu'elle est inoffensive pour les autres, pour les aérobies.

Ne savons-nous pas qu'elle a une action réductrice des

plus violentes sur toutes les matières organiques et c'est là sa raison d'être dans l'industrie.

Comme il est fort rare qu'un seul microbe soit l'agent actif dans les grandes infections, il est consolant de savoir que cet agent agira, malgré la théorie susdite, sur des organismes d'espèces très variées.

Cette action antiseptique est favorisée par l'acidité, par la chaleur et même par l'écoulement du sang. Plus le sang coule et plus s'exerce cette action réductrice, plus l'oxygène naissant est mis en liberté. C'est le contraire de ce qui se passe pour d'autres antiseptiques et pour le sublimé en particulier.

Bien que j'aie étudié toutes les applications de l'eau oxygénée, que j'aie constaté qu'un antiseptique aussi puissant pouvait être aisément appliqué à la chirurgie générale et que j'aie fait moi-même de nombreuses opérations en l'employant comme agent d'imprégnation, je n'ai point conseillé son emploi comme antiseptique général. Je conçois très bien que plusieurs chirurgiens l'aient adapté à leur pratique comme j'ai pu le faire moi-même avant eux dans mes essais.

En prenant des précautions spéciales on peut l'utiliser dans des conditions qui mènent à un succès. Mais pour un chirurgien qui a une réelle expérience de la chirurgie antiseptique, il est facile de comprendre pourquoi il serait loin d'être un antiseptique général, idéal.

L'eau oxygénée est un antiseptique puissant. Lorsqu'elle contient de l'acide sulfurique, elle n'en est que plus active. Toutefois suivant les proportions qu'elle en contient elle est plus ou moins irritante.

Mais, même lorsqu'elle est exempte d'acide, ce qui est rare en pratique, elle exerce sur les cellules organiques une action réductrice et par conséquent destructrice très puissante. C'est évidemment cette activité réductrice qui en fait une substance si active pour le blanchiment des tissus organiques.

Si donc on s'en sert comme agent de lavage définitif après

une opération antiseptique il est tout naturel que la reprise des tissus réunis soit un peu plus lente.

Pour cette même raison le flux de sérosité qui suit l'opération sera plus abondant et de plus de durée. La reprise des lèvres de la plaie est moins franche et plus lente et si on enlève de bonne heure les points de suture on s'expose à une médiocre réunion pour une partie des lèvres de la plaie.

Son action est particulièrement pernicieuse sur les tissus très jeunes.

Supposons par exemple dans les suites d'un traitement une plaie d'opération qui laisse un doute et pour laquelle on essaye d'arrêter une tendance à la suppuration par une injection d'eau phéniquée forte.

Si on ne le fait pas avec violence il y a peu de dommage pour l'ensemble de la réunion. Avec l'eau oxygénée c'est une manœuvre dangereuse qui a toute chance de se terminer par une large désunion.

Si pour un motif exceptionnel il y a une indication à laver une région opératoire au cours d'un pansement secondaire, il est de toute nécessité que ce lavage n'atteigne pas la ligne de réunion, car il aurait beaucoup de chances de la détruire.

Dans les circonstances dans lesquelles j'ai été dans la nécessité d'avoir recours à un semblable lavage de la plaie pour enrayer une suppuration plus ou moins menaçante, j'ai trouvé en règle générale l'eau oxygénée plus redoutable pour la réunion que la solution de chlorure de zinc elle-même.

Sans doute cet inconvénient était plus marqué alors que nous n'avions à notre disposition que des eaux oxygénées très chargées d'acide. Mais il n'est pas contestable que même avec les eaux oxygénées si parfaites que nous fournit aujourd'hui la droguerie, l'avenir de la cellule organique est aisément compromise par le contact de cet admirable antiseptique.

Ainsi, pour toute chirurgie dans laquelle il s'agit d'une neutralisation microbienne qui n'a point d'inconvénient pour des cellules neuves, c'est un admirable modificateur.

Dans la chirurgie des suppurations, dans celle des inflammations violentes, dans celles des purifications difficiles de certaines cavités, c'est une substance admirable de puissance et de régularité sans toxicité, et dont le maniement offre toutes sortes de facilité.

Là où un tissu jeune sera à ménager, là où un organe sensible mal défendu par une couche épithéliale faible pourra être atteint, il faudra toujours avoir une grande défiance de l'eau oxygénée.

C'est une de ces substances avec lesquelles le chirurgien attentif voit bien vite que sans l'expérience clinique des antiseptiques il n'y a que fautes à commettre pour compromettre la valeur même de l'antisepsie.

Je puis citer un exemple de l'emploi de l'eau oxygénée qui fera comprendre pourquoi cette substance doit être maniée avec prudence.

On sait que pour les sutures superficielles le catgut est un assez médiocre agent. La partie du fil enfouie dans les tissus se résorbe, mais irrégulièrement à mesure qu'on se rapproche de l'extérieur. La partie du fil qui reste exposée au dehors de la plaie tombera, mais très irrégulièrement, et agira un peu comme un corps étranger.

Je fais peu d'usage de la suture superficielle de la peau avec le catgut. Cependant en quelques circonstances où il y a avantage à ne pas laisser dans la peau une suture un peu raide, qui donne le sentiment de la piqûre et qui trouble le repos du malade, pour certaines sutures que l'on fait à distance et dans des points où il est difficile de les retirer, des catguts peuvent rendre service.

C'est ainsi que j'ai l'habitude après la circoncision de réunir la plaie avec des catguts fins.

Avec ces fils il n'y a pas besoin de retirer la partie profonde du fil. Mais la partie extérieure du fil persiste assez longtemps, gêne et pourrait être cause, dans une région que l'on ne peut pas protéger complètement, d'une petite suppuration locale insignifiante, mais toujours ennuyeuse. Or il est très facile de s'en débarrasser dès le troisième ou quatrième jour, aussitôt qu'il n'y a plus d'intérêt à conserver le fil extérieur.

Je porte sur le fil un coton imbibé d'eau oxygénée et le laisse en contact avec le fil. Il faut le faire avec beaucoup de dextérité et ne pas toucher la ligne de réunion à côté du fil, car on aurait aisément sur la ligne de réunion la même action destructive que sur le fil.

Or, très rapidement le fil est attaqué par l'eau oxygénée et il tombe de lui-même. En quelques instants on peut enlever ainsi les huit ou dix fils qui avaient été nécessaires pour assurer la réunion.

Je le répète, il faut bien se garder de toucher à côté, car on détruirait de la même façon la ligne de réunion.

Cet exemple montre donc clairement pourquoi, pas plus avec ce puissant antiseptique qu'avec les autres, il ne faut avoir la prétention d'inaugurer des manœuvres qui ne seraient pas fondées sur une expérience clinique. Celle-ci seulement montrera les cas dans lesquels elle peut être utile, ceux dans lesquels elle est supérieure à toute autre substance, ceux dans lesquels elle est infidèle et dangereuse.

Dangers. — On a dit, depuis Paul Bert, que cette substance pouvait être fort dangereuse et s'introduisant dans le sang donnerait lieu à des embolies gazeuses.

Des expériences contradictoires sont venues et surtout une énorme pratique n'a fait reconnaître aucun accident.

On dit bien (thèse de Michaut) que des injections dans l'intestin ou le péritoine pourraient être rapidement absorbées et donner des embolies gazeuses. Mais aucune de nos interventions très libérales sur l'intestin ou le péritoine n'a permis de rien soupçonner.

L'histoire bien connue d'une mort à la suite de l'injection d'un litre d'eau oxygénée dans la plèvre ne peut guère que nous apprendre qu'il ne faut pas en faire un abus aussi désordonné.

Action irritante. — Dans une communication à l'Académie de Belgique, M. Camille Moreau invoquait encore son action irritante, les douleurs qu'elle cause. Nous n'avons jamais rien observé de semblable. Oui, le chirurgien doit éviter de laisser tremper ses mains trop longtemps dans l'eau oxygénée, surtout si elle est acide.

Mais moi, qui la mets continuellement en contact avec les surfaces des plaies, le vagin, l'urèthre, je n'observe pas que, dans l'immense majorité des cas, les sujets s'aperçoivent de ce contact ou qu'après lui il laisse quelque chaleur insupportable.

La bouche la supporte moins bien, surtout si l'eau est acide.

Une fois l'eau rendue alcaline elle est, par la bouche, mieux tolérée.

Dans un cas l'eau oxygénée paraît douloureuse. C'est celui dans lequel elle contient une forte proportion *d'acide chlorhydrique*. Mais j'ai dit plus haut que c'était là un défaut de fabrication. Dans la moyenne des eaux du commerce on ne trouve plus cet excès et on n'a pas l'occasion de noter ces accidents.

Aussi en pratique on peut manier l'eau oxygénée sans soulever la répugnance du malade.

Action hémostatique. — On peut ajouter à ces particularités relatives à l'eau oxygénée sa valeur comme action hémostatique. Elle n'est pas sans doute aussi grande qu'on l'a dit. Elle est pourtant supérieure sur ce point à tous les antiseptiques dont presque aucun n'est hémostatique.

Au temps de *l'eau oxygénatée*, les anciens avaient déjà noté la valeur hémostatique de l'oxygène. Les praticiens de notre temps l'ont tous notée. Nous l'observons tous sur les plaies un peu après le contact de l'oxygène.

Les spécialistes l'ont montrée pour les hémorragies nasales par des applications simples de tampons imprégnés d'eau oxygénée dans les fosses nasales.

Le Dr Paul Petit en 1895 a fait un travail sur l'arrêt des métrorragies par l'introduction dans l'utérus de tampons imprégnés d'eau oxygénée.

Le Dr Platon en 1900, dans un travail des *Annales de gynécologie*, signale l'arrêt des métrorragies par des injections intra-utérines.

Même nous avons le témoignage de la physiologie. M. Touchard, en expérimentant sur le lapin, a montré que l'action hémostatique s'exerçait réellement bien sur les capillaires. Elle échoue toutefois *pour les artérioles d'un volume appréciable.*

En pratique, cette valeur hémostatique n'est pas négligeable. Elle peut être utilisée à tout instant au cours des grandes comme des petites opérations et cela avec une grande sécurité, puisque au lieu d'ajouter des dangers de septicité, comme beaucoup de manœuvres pour l'hémostase, elle ajoute une garantie d'asepticité pour la plaie.

Je me suis bien souvent servi de cette action en introduisant dans une plaie saignante une mèche ou un tampon de gaze bien imprégnée d'eau oxygénée. Je l'ai fait dans l'abdomen et dans le crâne.

J'ai appliqué sur les parois saignantes du diploé des compresses imprégnées d'eau oxygénée. J'ai introduit dans le crâne des mèches mouillées d'eau oxygénée. »

Il m'est arrivé d'arrêter des hémorragies après extraction de dents chez des hémophiles en appliquant sur le creux alvéolaire un linge et, quand j'en avais, un fragment d'amadou bien imprégné d'eau oxygénée.

On peut varier à l'infini ces usages pour utiliser l'action hémostatique, en se souvenant toutefois qu'on ne doit pas abuser de l'eau oxygénée si on ne veut pas empêcher la réunion et surtout si on ne veut pas désunir des lèvres de plaies très récemment réunies.

Mode d'emploi. — Ces propriétés connues, qu'en doit faire le praticien ?

Sa conduite est bien naturellement tracée. Il a en main une substance absolument puissante contre les microbes et puissante, ce qui est extraordinaire, même en cas d'invasion commencée de l'état septique. La plupart des antiseptiques arrêtent médiocrement, ou mal, les fermentations morbides commencées.

Toutefois il faut qu'il sache bien que, plus encore que tout autre antiseptique, l'eau oxygénée doit agir par voie *d'imprégnation.*

Il faut que l'eau oxygénée reste *en contact* quelque temps avec la région sur laquelle elle doit agir.

Aussi le grand lavage avec l'eau oxygénée est-il un non sens. Il faut laisser se développer une action de contact.

Il faut assister au boursouflement de la masse. Il faut voir se dégager le gaz, ce qui vous prouve que l'eau est riche et que l'action de contact se produit.

En effet, en présence de toute matière organique la décomposition de l'eau oxygénée se produit et elle se produit au maximum au contact de la fibrine du sang.

C'est au cours de cette réaction que l'action antiseptique se produit et ce boursouflement lui-même emporte le gaz qui va fouiller les recoins des cavités envahies.

La *permanence et la durée de l'action oxygénée* sont choses nécessaires.

Que penser alors des chirurgiens aux grandes injections, des gaspillages de liquide qui surchargent, dit-on, le budget de l'Assistance Publique ? Ils n'ont d'autre raison que la méconnaissance de l'action propre de l'eau oxygénée.

J'insiste sur ce fait auprès de nos élèves, pour les mettre en garde contre cet abus, pour bien mettre en relief cet avantage immense que nous avons dans l'emploi d'une *très petite quantité* de substance pour faire le nettoyage nécessaire, grâce à un contact prolongé avec un peu de patience.

Usage et indications. — Ceci dit, à quoi emploiera-t-on

l'eau oxygénée? Mais à tous les usages que comporte un antiseptique puissant, non toxique, non irritant. Une revue rapide peut vous apprendre les usages très multiples auxquels je l'ai employée.

Préparation des régions chirurgicales. — L'eau oxygénée est un agent des plus précieux. Je vous avoue que je n'ai pas renoncé pour lui à la préparation par la solution phéniquée forte, qui depuis 1874 m'a si constamment réussi à l'hôpital et a été encore préconisée par Lister dans ses dernières publications. Mais je l'emploie comme complément et je la recommande surtout dans certaines préparations difficiles. Celle du vagin par exemple. Je suis convaincu d'avoir rendu l'hystérectomie vaginale plus régulière par son emploi.

M. Quénu attribue une part de ses succès au nettoyage par l'eau oxygénée du rectum avant son ablation.

Suppurations septiques.— C'est pour le nettoyage des cavités de suppurations septiques que l'action de l'eau oxygénée est incomparable. Le lavage des abcès, des grands phlegmons.

J'ai lavé ainsi des abcès du foie et de la plèvre.

Je recommande en pareil cas de ne jamais employer d'eau atténuée pour l'employer plus abondante. Petite quantité d'eau à 10 ou 12 volumes. Si je changeais la teneur de l'eau, je la prendrais plus forte.

On n'emploie jamais un antiseptique trop puissant, mais on *l'emploie souvent trop abondant*. C'est un écueil dont il faut savoir se détourner et se reporter pour cela à la doctrine pure de Lister. L'antiseptique peut être meurtrier pour l'économie comme pour le microbe. Il y a des règles à suivre pour éviter l'excès qui produirait l'accident.

Pour l'ostéo-périostite, j'ai employé l'eau oxygénée sans être aussi satisfait pour ce genre de suppuration que pour les autres.

Aussi, dans ce cas, ne l'emploierai-je pas sans recourir

aussi au chlorure de zinc, la seule substance qui m'ait donné de réelles satisfactions contre l'ostéo-myélite infectieuse.

Dans des ostéites d'autre ordre, j'ai eu des résultats satisfaisants et j'ai nettoyé ainsi des cavités bien septiques.

La vessie n'échappe pas à son action. J'ai souvent employé l'eau oxygénée au périnée. J'ai reçu une très bonne observation du Dr Augé, de Pithiviers, relative à la guérison d'une suppuration après la taille en employant l'eau oxygénée.

Les plèvres ont été ainsi lavées bien des fois.

J'ai employé avec un très grand succès l'eau oxygénée en cas de septicémie péritonéale. J'ai vu guérir deux cas dans lesquels j'avais réouvert le ventre une fois après suppuration ovarienne. J'ai réouvert le ventre, chez une femme agonisante, qui a guéri. J'ai eu le même succès après une opération d'appendicite à chaud après laquelle j'avais cru pouvoir refermer le ventre sans drainage. J'ai opéré le sujet délirant, au bout de trente-deux heures, en pleine septicémie péritonéale et j'ai lavé le foyer avec l'eau oyygénée. Guérison encore pour celui-ci.

Il faut ici employer des précautions particulières, car si la mousse formée sortait de la région elle pourrait mécaniquement porter hors de la région des microbes non neutralisés et servir de véhicule au microbe envahissant le péritoine plutôt que de le détruire.

On peut donc tirer un excellent parti de cette action puissante. Mais il faut prendre la précaution de se bien informer des propriétés spéciales de l'agent employé.

Opérations en peau intacte. — Pour toutes les opérations *neuves*, on peut employer l'eau oxygénée, comme on emploie tous les autres antiseptiques, et je puis dire que j'ai fait ainsi pas mal d'opérations courantes (sein, amputation de jambe et de cuisse, et ablation de tumeurs).

Je n'ai cependant aucun désir de changer pour cela ma pratique de fond en comble, la trouvant plus simple et régulièrement heureuse, sans incidents, par l'emploi méthodique de l'acide phénique.

Ce que j'en ai fait a été pour déterminer une démonstration complète.

GYNÉCOLOGIE. — Je ne sais si l'eau oxygénée détruit d'une façon particulièrement efficace les microbes du vagin et de l'utérus, mais j'ai lieu de le penser, car elle m'a donné des résultats particulièrement satisfaisants en gynécologie. Là, je l'ai employée un peu partout.

Préparation de l'utérus et du vagin pour les opérations.

Comme partout, à l'eau oxygénée, j'ai associé la solution phéniquée forte, ne fût-ce que pour balayer la masse qui encombre les voies après le contact de l'eau oxygénée.

Dans les suppurations utéro-vaginales j'ai encore eu des résultats, même dans des cas dans lesquels j'avais échoué avec d'autres antiseptiques.

Après l'avortement les lavages immédiatement faits m'ont toujours suffi et réussi.

Lorsque les sujets nous sont arrivés infectés j'en ai eu quelques-uns chez lesquels la chute immédiate de la température m'a montré les résultats.

Puis, dans les grandes infections, j'ai échoué avec l'eau oxygénée comme on échoue avec tout.

Enfin, j'ai appliqué l'eau oxygénée dans quelques cas après l'accouchement et là encore j'ai réussi. Je l'ai fait même en cas d'infection grave.

Puis je l'ai fait en cas d'infection modérée qui me paraissait justiciable d'autres antiseptiques et j'ai eu des succès dans les deux cas.

Je ferai remarquer que, dans ces cas, le mécanisme de l'application de l'eau oxygénée doit être très particulier.

Il est inutile de porter dans l'utérus de grandes masses d'eau oxygénée. Les grandes injections intra-utérines avec le double courant sont bien inutiles.

Porter dans l'utérus une très petite quantité d'eau oxygénée. Ce qu'il y a même de plus simple, c'est de porter sur une pince un tampon de coton imprégné d'eau oxygénée. (Si j'en avais eu à plus de 12 volumes je l'aurais fait). Laisser le tampon en contact avec la muqueuse.

Renouveler plusieurs fois de suite cette application.

Si les suites sont favorables, il est inutile de renouveler l'action intra-utérine.

Si on conserve quelques doutes sur son efficacité, on recommencera le lendemain ou le surlendemain à la moindre alerte (élévation de température).

Mais quand on a ainsi fait cette application il n'est pas inutile de maintenir le vagin en bon état.

Pour cela il est absolument inutile de le troubler par de grandes injections.

En introduisant une ou deux fois le jour, au-dessus de la vulve, un tampon de ouate bien imprégné d'eau oxygénée, on obtient une action parfaitement suffisante et *remplaçant absolument toutes les injections.*

J'ai vu des lochies fétides disparaître ainsi après l'accouchement sans que l'on ait eu recours à de nouvelles injections.

Il y a là, dans le traitement des suites de couche, un des agents les plus précieux. S'il pouvait contribuer à faire disparaître la coutume si meurtrière des grandes injections après l'accouchement, je crois qu'il rendrait un service capital à la pratique de l'obstétrique, quels que soient ses progrès actuels.

Je n'ai pas eu suffisamment d'observations personnelles relatives à la blennorrhagie. Mais j'ai de bonnes raisons de croire qu'on en peut tirer un grand parti dans le traitement, si difficile chez la femme. Mes internes, MM. Kendirdjy et Bisch, avaient réuni quelques faits personnels bien en faveur de ce mode de traitement.

Lorsqu'on introduit dans l'utérus un tampon humide d'eau oxygénée on peut craindre le fameux passage par les trompes du gaz dégagé dans l'utérus.

Je n'ai jamais eu cette crainte ne croyant guère au passage inverse des liquides dans la trompe, tandis que les liquides ont déjà bien de la peine à y cheminer dans leur direction naturelle... L'événement a justifié ma manière de voir. Mes élèves ont à plusieurs reprises vu le dégagement très brusque du gaz dans la cavité.

Une fois, le tampon qui formait bouchon a été violemment rejeté au dehors avec la pince qu'il portait. Cet excès de pression intra-utérine n'a amené aucun accident.

Quant à la fameuse irritation locale que devait déterminer l'imprégnation par l'eau oxygénée, je n'en ai jamais observé trace.

La plupart du temps, les malades ne se doutent pas qu'on leur lave le vagin avec l'eau oxygénée.

Cependant,en dehors des cas d'avortement et d'accouchement nous avons ainsi lavé le vagin dans tous les cas de petite chirurgie gynécologique, dans les cas de cautérisation et, en particulier, dans les cas si fréquents pour nous d'application du carbure de calcium pour la cure palliative du cancer de l'utérus.

Application tardive sur les plaies. — Je me sers de l'eau oxygénée pour une application très particulièrement heureuse.

Après des opérations même admirablement réussies comme réunion immédiate, il arrive qu'un point lâche ou qu'une petite irritation se manifeste au niveau d'un point de suture.

Ces petits accrocs, insignifiants pour leur gravité, sont remarquables par leur ténacité. L'échec de l'emploi des antiseptiques y est tout particulièrement notable, et c'est en employant un pansement anodin quelconque, que l'on se débarrasse de cette ennuyeuse complication.

Depuis que j'ai l'eau oxygénée à ma disposition, j'ai vu ce petit ennui très atténué.

Il est fort rare sans doute. Mais il est facile de s'en débarrasser en imprégnant quelques instants la région avant de mettre le petit pansement anodin en question.

En agissant ainsi plusieurs jours de suite on arrive aisément à s'en débarrasser.

Emploi de l'eau oxygénée par les spécialistes. — Je n'en dirai rien pour les spécialistes du nez, de l'oreille, de la bouche, qui ont commencé à user de l'eau oxygénée et qui continuent à s'en servir, sauf pour faire une remarque : j'ai vu que plusieurs spécialistes font une débauche de l'eau oxygénée pour ces cas.

Il y a là une erreur regrettable. C'est le cas ou jamais d'intervenir par les doses les plus petites possible, avec une réelle parcimonie. On obtient alors des résultats d'une extrême précision, sans exposer le sujet à certaines causes d'irritation. Quelque inoffensive que soit, en effet, l'eau oxygénée au point de vue toxique proprement dit, comme il s'agit d'une substance d'action très puissante sur toute matière organique, il n'est pas possible qu'elle n'ait pas des inconvénients, surtout si on la met en contact prolongé avec des organes délicats.

C'est le cas ou jamais d'affirmer le principe de Lister pour tous les antiseptiques : *il n'y a pas d'abus d'antiseptique qui soit indifférent.*

Vapeurs d'eau oxygénée. — L'eau oxygénée contrairement à ce que l'on aurait pu supposer donne des vapeurs antiseptiques.

Il est même vraisemblable qu'aujourd'hui où l'on a des eaux oxygénées très chargées, il serait facile d'obtenir des résultats plus parfaits qu'au moment où les premières expériences ont été faites.

En 1900 le Dr Baroux, d'Armentières, projetait sur un linge de l'eau oxygénée dans des chambres de coquelucheux. L'action des vapeurs sur le mal était évidente et la guérison par son action antiseptique était rapide et complète. La quantité d'oxygène contenue dans ces vapeurs n'a pas été mesurée.

MM. Maget et Planté, dans un mémoire fort remarqué à l'Académie de médecine, ont rappelé des expériences faites sur des animaux, puis des études cliniques sur des sujets atteints de tuberculose du larynx. Des vapeurs chaudes d'eau oxygénée ont pénétré dans le larynx et ont produit des résultats très satisfaisants. Les expériences ont bien montré que les vapeurs contenaient réellement de l'oxygène.

Des recherches faites sur la composition des vapeurs d'eaux oxygénées diverses faites par mon interne en pharmacie, M. Even, ont montré que ces vapeurs étaient bien des vapeurs de bioxyde d'hydrogène contenant une proportion d'oxygène d'autant plus importante que le liquide était lui-même plus riche en oxygène.

Il a pu voir que plus l'eau était pure et plus cette proportion était élevée. Il a pu constater pourtant que l'addition de certaines substances augmentait la teneur en oxygène et surtout l'addition d'alcool.

Il y a dans cette propriété très spéciale de l'eau oxygénée des conditions toutes particulières pour certains usages. Le fait qu'aujourd'hui on peut industriellement produire des eaux oxygénées pures et d'une concentration considérable peut donner à la médication antiseptique par les vapeurs d'eau oxygénée une importance très grande.

La pratique très simple de MM. Maget et Planté consiste à porter l'eau oxygénée à l'ébullition dans un vase et à en diriger les vapeurs vers la bouche du sujet pour les lui faire aspirer. Ils ont fait construire par Collin un appareil très simple pour cette manœuvre.

Je suis convaincu qu'en employant de bonnes eaux oxygénées on a les meilleurs résultats de cette application. Mais en employant les eaux très concentrées que l'on produit aujourd'hui, on aurait sans doute des applications très multiples à faire de ces vapeurs qui dès lors sont infiniment plus chargées d'oxygène, de température un peu plus élevée et partant d'une efficacité très augmentée.

Conclusions. — En somme, et en nous tenant aux faits qui

intéressent directement la pratique, il n'est pas inutile d'affirmer que l'eau oxygénée est à la disposition du praticien une substance de premier ordre et parfaitement inoffensive.

Dans ces derniers temps, son usage industriel s'étant beaucoup étendu, son prix de revient est devenu beaucoup plus abordable

Une circonstance particulière fait que le médecin la trouve disponible plus facilement que l'on n'aurait pu le prévoir, c'est qu'on l'emploie pour la teinture des cheveux.

Il peut être utile de disposer d'eau oxygénée mieux étudiée pharmaceutiquement parlant. Mais l'eau oxygénée destinée à la teinture des cheveux est pratiquement parfaitement utilisable.

Si on l'utilise sans excès et sans chercher à en faire un topique permanent, ce qui est rarement utile en matière d'antisepsie, on est assuré de ne lui trouver aucun inconvénient.

Avec un peu d'attention son emploi n'entraînera pas les frais extraordinaires dont on nous menace.

Cet usage de l'eau oxygénée peut se généraliser en quelque sorte à l'infini et l'imagination du chirurgien peut lui préparer bien d'autres usages encore.

Il serait facile de montrer d'autres modes d'emploi, de rappeler que les médecins aussi l'ont utilisée et comme médication locale et comme médication interne. (Baroux : Coqueluche.)

Les vétérinaires l'ont employée aussi, M. Thierry a publié un bon travail sur son application aux plaies de grands ruminants atteints de fièvre aphteuse.

Comme une circonstance très heureuse de son action topique est le fait de son action très énergique sous un très petit volume, il y aurait sans doute des avantages à utiliser des eaux oxygénées plus concentrées.

On trouverait là des ressources pour obtenir de meilleurs résultats dans les cas rares où l'eau oxygénée s'est montrée insuffisante.

XIV

CHLORURE DE ZINC

Le chlorure de zinc après avoir été très employé a été presque abandonné par bon nombre de chirurgiens. Cependant c'est une substance qui mérite bien l'attention pour ses propriétés très spéciales.

Ce n'est peut-être pas un antiseptique d'un mode d'action comparable à celui de bien d'autres antiseptiques, mais il a des propriétés qui en certaines circonstances peuvent jouer un rôle capital.

Le chlorure de zinc est une substance éminemment diffusible dans les tissus. Il les pénètre en quelque sorte et, en même temps qu'il exerce une action fermenticide, il modifie profondément les substances albuminoïdes, de telle façon qu'elles deviennent un mauvais terrain pour les fermentations.

Il y a bien longtemps que Lister avait signalé ce fait qu'une eschare faite par le chlorure de zinc reste incorruptible pendant un temps fort long. Sur cette observation il avait fondé un procédé pour atteindre certaines lésions de l'orifice buccal qui, par leur situation, étaient vouées en toutes circonstances à l'action des germes.

Ce seul fait amène à prévoir que le chlorure de zinc peut être appelé à jouer un rôle important en chirurgie antiseptique. Il est probable que son rôle aurait été plus considérable encore s'il n'avait deux défauts qui le distinguent des antiseptiques que nous pouvons employer d'une façon courante.

Au contraire de l'acide phénique par exemple, qui ne détermine jamais d'irritation des tissus, le chlorure de zinc provoque une irritation locale assez intense pour entraîner un gonflement notable de la région intéressée.

Son action est réellement douloureuse et elle reste douloureuse pendant un certain temps après l'opération, souvent pendant plusieurs heures, de façon à nécessiter des calmants.

D'autres substances étant plus faciles à manier, moins irritantes, les occasions ne se présentent guère d'employer le chlorure de zinc pour les opérations ordinaires.

Après avoir employé le chlorure de zinc dans les conditions exceptionnelles où il est indispensable, j'en ai usé à plusieurs reprises dans d'autres circonstances et, je puis affirmer qu'en procédant avec certaines précautions on pourrait faire avec le chlorure de zinc *toutes les opérations que l'on voudrait même en terrain neuf.*

Il ne serait peut-être pas sage de le porter sur les tissus très sensibles (péritoine, méninges) mais, pour beaucoup d'opérations, même faites sur tissus intacts, il donnerait des résultats infiniment supérieurs aux opérations faites sans antiseptiques.

Ayant fait un nombre suffisant d'opérations courantes avec le chlorure de zinc, des amputations en particulier, j'estime que si je me trouvais en telle condition qu'il fût impossible de se procurer l'acide phénique,il serait toujours possible, si on avait emporté quelques cristaux de chlorure de zinc, de réaliser une antisepsie suffisante.

Je me suis même demandé si en temps de guerre, en certaines conditions de dénuement, ce ne serait pas une substance dont on pût s'assurer sans surcharge un approvisionnement suffisant pour des besoins urgents.

Les formules principales à employer seraient les suivantes:

Solution aqueuse pour réaliser d'une façon générale l'antisepsie d'une plaie.

Chlorure de zinc	1
Eau bouillie.	100

Solution plus forte pour injecter des foyers purulents ou pour employer comme antiseptique puissant pour désinfecter des matières putrides :

Chlorure de zinc.	5
Eau bouillie	100
Acide chlorhydrique.	I goutte

pour rendre le sel bien soluble.

En indiquant ces solutions avec leurs diverses applications possibles, j'ai eu surtout en vue de donner un renseignement pour compléter les applications du chlorure de zinc car il a été peu employé en solution faible. J'ai fait de ces essais et quelques chirurgiens qui avaient autrefois préconisé le chlorure de zinc en avaient fait aussi.

Mais ce sont surtout des solutions très fortes qui ont été employées dans des circonstances spéciales.

Lister a conseillé pour les plaies et les foyers infectés une solution au douzième. Dans les mêmes circonstances, j'ai employé tantôt la solution de Lister, tantôt une solution au dixième, ce qui est plus conforme à nos habitudes de compter, sans qu'il y ait de différence d'action bien notable entre ces deux solutions.

La solution à prescrire est donc :

Chlorure de zinc	10 grammes.
Eau bouillie	100 —
Acide chlorhydrique	I ou II gouttes.

pour avoir une solution transparente.

J'ai poussé la hardiesse plus loin et j'ai fait souvent usage d'une solution au quart.

Chlorure de zinc	25	grammes.
Eau bouillie	100	—
Acide chlorhydrique	II	gouttes.

Comme je le dirai tout à l'heure, ces solutions très concentrées qui donnent une eschare très apparente n'empêchent pourtant pas la réunion par première intention.

J'ai pu montrer à mes élèves dans mon service une jeune fille dont le coude était envahi par une suppuration tuberculeuse diffuse sur laquelle j'ai fait, malgré tant de mauvaises apparences, une résection du coude. Après l'ablation des os altérés, après l'ablation des foyers, toutes les parois ont été traitées par cette solution au quart et j'ai eu une si bonne réunion que la guérison immédiate de la presque totalité de la plaie a été obtenue dans ce cas où il eût pu sembler d'abord que tarir un peu la suppuration était une énorme tâche que l'on n'avait pas grande chance d'accomplir.

J'ajoute que l'on peut encore employer une solution plus concentrée, le chlorure de zinc et l'eau à parties égales, lorsque l'on veut faire une eschare plus profonde répondant à certaines indications.

Ces préparations sont du reste d'un coût tout à fait insignifiant.

Supposons le cas d'une plaie des parties molles à faire dans les muscles par exemple.

Il faut savoir que c'est pour la préparation de la peau que le chlorure de zinc se montrera inférieur parce qu'il est fort irritant pour la peau, qui ne tolérera guère qu'un léger contact avec la solution au centième. Les parties profondes supportent infiniment mieux le contact du chlorure de zinc.

La solution au centième suffira parfaitement et encore faudra-t-il l'employer avec beaucoup de modération.

Pourtant un fait est fort remarquable.

Si on emploie la solution même à 5 0/0 dans un foyer de plaie on voit une altération immédiate et profonde du sang qui devient rouge clair. Les parois musculaires paraissent brûlées et tournent au sombre.

Mais si la plaie est bien réunie, avec ou sans drainage, il n'y a, malgré cet aspect, aucune élimination. La réunion par première intention se fait exactement dans les mêmes conditions que lorsqu'on a employé comme antiseptique des substances moins irritantes.

J'ai commencé par employer le chlorure de zinc dans les plaies infectées, après que Lister nous eut appris que dans des plaies envahies par l'infection seul le chlorure de zinc était en mesure de combattre la septicité et d'arrêter l'évolution de la suppuration.

Ce fut en particulier dans des foyers de fractures compliquées de plaie et infectés par défaut de pansement pendant les premiers jours que j'ai obtenu de beaux succès. Ceux-ci m'avaient conduit à penser que dans le cas moins difficile de foyers non infectés j'aurais un résultat aussi satisfaisant, mais plus simple à obtenir.

Pour se servir de ces solutions il faut les employer comme j'ai conseillé d'employer les solutions phéniquées, en *imprégnant* les parois des plaies ou des foyers purulents à l'aide d'une éponge montée sur une pince.

Il faut se garder de faire des *injections* qui pourraient forcer le liquide dans l'interstice des muscles ; mais il ne faut pas se contenter des *arrosages* qui ne vont pas à leur but et qui du reste emploient une masse de liquide considérable aveuglant le champ opératoire.

L'opérateur, en faisant cet *épongeage* de la plaie, doit éviter le contact du liquide avec ses propres doigts et avec la peau du sujet.

Lorsqu'il s'agit d'un foyer de suppuration, d'un foyer envahi par les microbes dans lesquels l'emploi de l'acide phénique échouerait à coup sûr, le chlorure de zinc donnera des résultats incomparables.

Employez la formule de Lister au douzième, ou la mienne au dixième; le résultat est absolument le même et les précautions à prendre sont identiques.

Il faut se garder de porter cette substance sur la peau. Quand j'opère sur un foyer de suppuration, la peau est traitée par l'eau phéniquée forte comme de coutume, après avoir été lavée à la décoction de bois de panama.

Si j'ai ouvert un foyer purulent ou agrandi une ouverture, je commence par porter dans le foyer une éponge imprégnée de la solution de chlorure de zinc.

Je recommande de toujours faire subir ainsi l'action du chlorure de zinc au contenu des foyers et à la surface de la paroi avant de commettre aucune effraction, avant d'écorcher la paroi de l'abcès, avant de faire un curage quelconque, avant de faire saigner cette paroi par un traumatisme.

J'ai soin que le liquide en sortant du foyer ne puisse s'étaler sur la peau pour la blesser, puis quand pendant quelques instants l'imprégnation a été bien faite, j'ouvre les fistules, je les cure et je porte l'action du grattoir ou du bistouri sur les parois des foyers, puis je touche à nouveau ceux-ci avec mon éponge, bien entendu toujours sans inondation. C'est là en effet un point capital.

Le chlorure de zinc est-il toxique ou ne l'est-il pas ? On a discuté sur ce point. Cela a véritablement bien peu d'intérêt pour celui qui l'applique correctement.

La quantité employée sera bien peu importante relativement à sa toxicité supposée et son action sur les tissus est plutôt de nature à empêcher sa propre absorption.

Mais, dira-t-on, plus pour cette substance que pour beaucoup de substances antiseptiques, l'imprégnation, le contact de cette substance escharifiante a détruit des cellules vivantes. Il faut que ces cellules soient éliminées et cela va gêner la réunion.

Détrompez-vous. Si la destruction microbienne a été suffisante, la réunion est assurée.

Il est inadmissible évidemment que les éléments anatomiques atteints subsistent. Mais ils se résorberont comme des substances inoffensives, probablement d'une façon analogue et par un processus plus facile que celui de la résorption du catgut (substance morte) insérée dans l'intimité des tissus.

Sans doute les tissus qui ont été touchés par une substance aussi irritante peuvent répondre, dans la suite de la réparation, par un flux de liquide qui donnera un écoulement post-opératoire. Mais il ne faut pas exagérer l'importance de cette réaction, car si on peut l'observer pour une partie des surfaces la plus importante de la partie traumatisée fait une excellente réunion immédiate et par conséquent n'est le siège d'aucune suffusion séreuse.

L'action du chlorure de zinc ne se limite pas aux agents de la suppuration banale, car elle est évidente sur les bacilles tuberculeux. Je crois peu, pour ma part, qu'elle soit habituellement si énergique que quelques gouttes d'une solution même très concentrée de chlorure de zinc suffisent à guérir d'un seul coup une articulation tuberculeuse, comme l'a admis M. Lannelongue. Mais il est parfaitement certain qu'en bien des circonstances cette action est réelle. J'estime pourtant que cela ne peut être que si des doses importantes du chlorure ont été mises en contact avec les parties, bien que, comme je l'ai dit en débutant, le chlorure de zinc soit une substance éminemment diffusible et que son action puisse s'étendre bien au delà du point qui paraissait seul atteint au premier abord.

Cette action élective sur les éléments tuberculeux est une raison de plus pour toujours faire précéder l'action du bistouri ou du grattoir par l'action du topique destructeur de l'élément de propagation du mal.

En traitant spécialement de la thérapeutique des tuberculoses locales j'insisterai précisément sur ce fait nécessaire, la neutralisation préalable de l'élément tuberculeux pour arriver à la réparation sûre et définitive du foyer.

Je montrerai que plusieurs agents peuvent être utilisés pour cette fonction. Je montrerai aussi que si le chlorure de zinc jouit de la propriété de produire des eschares superficielles et même profondes sans entraver la réunion, cette propriété n'est pas le privilège exclusif du chlorure de zinc. Il appartient à tous les agents destructeurs des éléments microbiens. L'eschare du thermocautère, toutes les fois qu'on n'en exagère pas la profondeur, jouit d'une propriété analogue et on peut malgré cette eschare obtenir des réparations parfaites par première intention sans complications suppuratives d'élimination.

Pendant longtemps le chlorure de zinc m'a paru, comme à Lister, une substance unique, à peu près la seule qui fût capable de lutter contre l'envahissement microbien qui caractérise les suppurations anciennes, les fistules, etc.

Vous avez vu précédemment que l'eau oxygénée jouit d'une propriété analogue, plus puissante encore.

Lorsque j'ai fait mes premières études sur l'action de l'eau oxygénée, ce fut précisément à l'occasion de cas pour lesquels le chlorure de zinc avait échoué, comme tous les autres antiseptiques.

On ne peut pas dire cependant que les deux substances aient une action identique. La puissance microbicide de l'eau oxygénée paraît nettement plus énergique.

Mais quand l'action microbicide doit s'accompagner de l'action destructrice de certains tissus comme ceux des parois de fistules, de parois de poches de suppuration chronique, le chlorure de zinc peut encore remplir un rôle que l'eau oxygénée ne saurait jouer aussi parfaitement. Ces faits ont besoin d'être connus par l'expérience de ceux qui ont multiplié les essais, tant il est vrai que, quel que soit l'antiseptique, l'étude de sa puissance microbicide ne peut être exclusive de son étude clinique qui seule peut faire connaître au chirurgien comment il doit se comporter dans le choix des agents qui s'offrent à lui.

Ces réflexions me conduisent à vous parler en terminant d'une action de chlorure de zinc que l'on pourrait presque considérer comme spécifique, parce que bien peu de substances pourraient donner une action comparable à la sienne. Je fais ici allusion au traitement des ostéomyélites épiphysaires.

Ces ostéomyélites qui débutent chez l'adolescent et dont l'infection terrible se perpétue jusqu'à l'âge le plus avancé, ne sont impressionnées en rien par la plupart des antiseptiques et leurs foyers contiennent une abondance extrême de matières septiques à neutraliser dans les tissus profondément infectés.

Le chlorure de zinc au dixième a au contraire une action si énergique que dans bien des cas où je l'ai employé, et où j'ai suivi les sujets pendant une longue suite d'années, j'ai vu l'arrêt parfait des processus infectieux les plus violents.

L'emploi du chlorure de zinc dans le foyer, en imprégnation de la paroi du foyer combinée avec la destruction locale du foyer osseux par le thermocautère, donne ordinairement toute satisfaction.

J'ai pu ainsi arrêter l'évolution de foyers qui avaient envahi le genou et l'articulation tibio-tarsienne au point de poser la question de l'amputation immédiate.

L'un de mes plus beaux succès de jeune chirurgien fut le suivant à Lariboisière, j'assistais à une visite de Tillaux, dont je devais prendre le service le lendemain, Tillaux appelé subitement par un malade, et obligé de quitter à l'instant l'amphithéâtre me pria *de faire l'amputation de cuisse d'un sujet* placé sur la table d'opération pour cette amputation. Il avait dix-huit ans et était atteint d'une ostéo-périostite du tibia gauche avec suppuration diffuse du genou. Il était endormi pour l'amputation. Au lieu de l'amputer j'ouvris largement le genou, je creusai un foyer dans toute l'extrémité supérieure du tibia, et je fis l'antisepsie du foyer avec la solution de chlorure de zinc au dixième. Lorsque Tillaux, deux mois plus tard, reprit son service, le malade *marchait dans les salles* (septembre 1876). Je l'ai revu trente ans plus tard bien guéri, pliant son genou et travaillant comme ouvrier agricole.

Bien des fois j'ai renouvelé une semblable opération.

En bien des circonstances, pour ne pas abuser du chlorure de zinc qui laisse ordinairement des douleurs, j'ai combiné son action avec celle de l'eau oxygénée.

Un chirurgien averti, bien au courant des propriétés puissantes de ces deux antiseptiques, pourra tirer des effets heureux de la combinaison de ces deux substances dans les cas de grande infection.

XV

ACIDE BORIQUE

L'acide borique est une substance qui avait donné beaucoup d'espérances et qui est destinée à donner beaucoup d'illusions si on ne prend la peine de bien étudier ses propriétés.

Pour certains auteurs ce serait un antiseptique puissant. D'autres, après expérimentation, le considèrent comme nul. Pourtant aucun des deux opinants n'a raison, et si l'on connaît bien ses propriétés cliniques, on peut l'employer en certaines circonstances avec des résultats très heureux.

C'est une substance non toxique, quoi qu'on en ait dit, car elle ne serait toxique que par des produits étrangers dont elle serait encombrée, et encore dans des proportions telles qu'en pratique cela n'aurait guère d'intérêt.

Elle n'est pas caustique et pas irritante pour les tissus avec lesquels on la met en contact.

Sa solubilité dans l'eau à basse température est peu élevée, elle ne dépasse pas 4 0/0. C'est le taux ordinaire avec lequel il faut compter. Cette solubilité augmente rapidement jusqu'à 70° pour diminuer ensuite. Au delà de 70° la solution se trouble et à mesure que la solution se refroidit au-dessous de 70° elle dépose des cristaux en masse.

En pratique donc, et pour n'être pas gêné par cette condition, il faut employer une solution qui contienne environ 4 0/0, à ce taux elle paraît du reste avoir de puissantes qualités.

Dans les essais *in vitro* sa valeur microbicide est élevée.

Cependant quand on la met partout où il y a une plaie ouverte, si récente soit-elle, partout où il s'épanche un peu de sang, partout où un liquide albumineux est abondant, sa valeur clinique est absolument nulle. L'acide borique a dans ces cas trompé toutes les espérances.

On l'utilise néanmoins en certaines circonstances. Mais on l'utilise sans résultats et par conséquent avec des résultats fâcheux puisqu'on manque de la protection sur laquelle on avait compté. Je vous en cite par exemple le cas des injections vaginales que vous voyez prescrire tous les jours aux femmes en couches ou au cours de maladies utérines avec pertes plus ou moins abondantes. Or sachez bien que des injections d'acide borique n'ont en pareil cas pas plus d'action que les injections d'eau pure.

Elles ont moins d'action utile que l'injection d'une solution alcaline qui apporte un élément de détersion que la solution d'acide borique n'a pas.

Cependant quel praticien connaissez-vous qui n'emploie les injections d'acide borique ?

Je vais plus loin, je suis convaincu que les injections à l'acide borique ont été indirectement la cause de bien des accidents graves.

Beaucoup de médecins se sont imaginé qu'en employant l'acide borique en injection ils employaient une substance utile, et ils ont négligé d'autres précautions, d'autres moyens plus puissants. Des accidents graves sont survenus et ils en ont été surpris, car suivant la formule banale, ils avaient pris *toutes les précautions possibles*.

L'acide borique en revanche a une valeur considérable pour toutes les lésions de surface (peau et muqueuse) pour toutes les lésions qui intéressent les surfaces épithéliales en voie de reformation.

Employez donc l'acide borique toutes les fois que pour une plaie profonde toute la *cicatrisation profonde est achevée*, et que la fermeture épidermique reste seule à produire.

Employez l'acide borique toutes les fois que l'épiderme a été détruit par quelque traumatisme violent, mais n'ayant pas agi en profondeur (de ceux dont l'action se rapproche de celle du vésicatoire ou de la brûlure).

Employez-le pour certaines lésions des muqueuses qui n'ont pas atteint les parties profondes, même quelquefois lorsque la muqueuse a été envahie par des microbes très actifs (conjonctivites).

Quel que soit l'emploi que vous destiniez à l'acide borique, il faut encore prendre quelques précautions indispensables lorsqu'une substance antiseptique n'a pas par elle-même une puissance telle qu'elle puisse se débarrasser de microbes dangereux qui pourraient l'envahir.

C'est une considération peu connue de ceux qui manient cette substance, et qui donne la clef de certaines différences d'action qu'on ne s'explique pas au premier abord.

On sera très surpris de ne pas obtenir la même action d'une même pommade suivant le pharmacien qui l'aura fournie. Le même sujet aura des réactions différentes dans deux applications successives avec un topique de deux origines différentes, quoique la formule ait été la même.

Cela dépendra de deux causes :

L'un aura employé des produits stérilisés et aura pris des précautions pour ne pas les salir au cours de ses manipulations pharmaceutiques.

Un autre, pour donner meilleur aspect à sa pommade, y aura mélangé des substances plus ou moins irritantes (alcool, glycérine, acide).

C'est ainsi que j'ai obtenu des résultats variables des applications de la pommade suivante qui est pourtant en réalité le meilleur topique de ces lésions superficielles :

Vaseline pure.	100	grammes
Acide borique porphyrisé .	10	—
Baume du Pérou	1	—

Je suppose que vous ayez affaire à une plaie superficielle. Après que cette plaie a été réunie, ou bien si la plaie intéresse seulement une partie du derme, les parties sont humectées avec une petite quantité d'eau phéniquée forte ou avec un peu d'eau oxygénée, de façon à les bien purifier, car il faut bien se souvenir que pour cette purification extérieure l'acide borique est sans valeur.

Puis une gaze stérilisée bien enduite de cette pommade est appliquée. Par-dessus, gaze sèche, puis ouate.

Ce pansement ne saurait rester longtemps en place sans être renouvelé. La valeur antiseptique de l'acide borique n'est pas telle qu'elle subsiste bien longtemps.

Suivant la manière dont la plaie a été enduite de pommade, on n'aura pas à renouveler l'action antiseptique de l'acide phénique ou de l'eau oxygénée. Ordinairement on renouvelle le pansement en procédant rapidement pour éviter la chute de quelque poussière sur la surface protégée. Toutefois si l'on craint quelque ensemencement on renouvellera l'action du lavage antiseptique.

Mais à propos de celui-ci, il faut toujours se souvenir que pour une surface sur laquelle des éléments jeunes sont en évolution, il faut être très ménager des antiseptiques puissants, sous peine de détruire une partie de l'acquis de la réparation.

Cependant et quoique la pommade préparée selon cette formule ne soit qu'un agent de protection de courte durée, il y a des envahissements microbiens de la peau pour lesquels elle a une action d'une puissance remarquable.

Pour toutes lésions suppuratives superficielles de la peau, pour les intertrigo qui se développent si rapidement en produisant des sécrétions d'une extrême fétidité, la pommade à l'acide borique jugule littéralement le développement des accidents et en empêche le retour.

Il semble bien que l'acide borique ait une sorte d'action

spécifique sur toutes les lésions qui peuvent se développer aux dépens de la partie superficielle du derme.

Or, nous retrouverons cette action défensive sur certaines muqueuses, sur celle de l'œil, sur celle de la vessie.

En revanche l'action de l'acide borique est absolument nulle sur les muqueuses intestinales, sur la muqueuse du *nez* et des *fosses nasales*, sur celle de la *bouche*.

Si on tient compte de ces observations, on se rend compte du nombre immense de fautes commises, car l'emploi de l'acide borique dans la bouche, le nez et l'intestin est presque classique. Il dépend d'une fantaisie théorique, car elle ne résiste pas à l'expérience la plus élémentaire.

Bien entendu pour ces actions l'emploi de la pommade a peu de chances de rendre des services, mais les solutions auront là leur meilleur mode d'emploi.

Comme nous l'avons dit, cet antiseptique faible doit être employé à son état de plus grande concentration. A la température de 15°, 4 0/0 peuvent être dissous.

L'acide borique n'étant pas irritant il n'y a aucune muqueuse (oculaire ou vésicale) qui ne puisse subir ce contact sans inconvénient.

Bien entendu, cette action bienfaisante de l'acide borique ne doit pas être banale pour toutes les affections oculaires.

Mais une chose peut surprendre, c'est que cette action soit très marquée dans certaines maladies qui s'accompagnent d'écoulements fort abondants et paraissent au premier abord résulter du développement d'organismes très virulents.

Je vous citerai par exemple l'ophtalmie purulente des nouveau-nés, que l'on a le tort de vouloir absolument assimiler aux ophtalmies blennorrhagiques. On peut à son propos observer un résultat thérapeutique qui semble bien indiquer que cette ophtalmie purulente ne se rattache en aucune façon à la blennorrhagie.

Dans un grand nombre de cas, c'est merveille de voir disparaître la purulence de la sécrétion sous l'influence de lavages répétés avec la solution boriquée chaude.

Il y a beaucoup de circonstances dans lesquelles l'action de l'eau boriquée chaude sur la conjonctive oculaire serait favorable à la condition toutefois que l'on n'en exagérât pas l'action. Même pour une substance aussi inoffensive, il ne faut pas arriver à l'abus des lavages sous peine de voir le traumatisme de la muqueuse jouer un rôle fâcheux.

Je vous ai dit que l'acide borique avait des effets fort satisfaisants sur la muqueuse vésicale. C'est évidemment parce qu'on a observé ces effets bienfaisants sur cette muqueuse que l'on emploie cette injection boriquée dans la vessie de l'homme et de la femme d'une façon très banale.

Je ferai remarquer toutefois qu'il faut connaître deux écueils que bien des chirurgiens, spécialistes ou non, n'évitent pas et qui peuvent causer des désastres.

D'abord, comme toujours on abuse de la quantité.

Si l'acide borique a réellement une action bienfaisante sur la muqueuse, on conçoit qu'on ait recours à son action. On ne voit aucune bonne raison pour en abuser, c'est-à-dire pour user de quantités énormes d'injections qui agiront toujours sur la muqueuse plus violemment qu'il n'est nécessaire.

Pour éviter encore ce traumatisme inutile, il faut se garder des injections froides, ou très chaudes.

Ainsi, en ce qui concerne la quantité comme la température il ne faut pas abuser de l'antiseptique ici plus que de coutume.

Mais surtout pour tirer tout bénéfice de l'action antiseptique spéciale sur la muqueuse vésicale, il ne faut pas que cette action soit contrariée par un élément infectieux venu du dehors et qui empoisonne la solution que l'on emploie.

Or l'acide borique est un antiseptique infiniment trop peu actif pour se défendre des éléments nuisibles qu'il pourrait recevoir dans la seringue, sur les doigts des aides, dans les corps gras employés pour lubrifier.

J'ai vu par exemple l'usage de l'acide borique en injection dans des vessies de femme suivi d'accidents graves qui étaient dus évidemment à l'infection par une injection mal faite. Il faut être prévenu de cette possibilité qui ne doit pas vous faire négliger le bénéfice possible d'une injection bien faite.

Malgré cette notion qu'il ne faut jamais oublier, il faut savoir que l'action utile de l'acide borique dans la vessie est très variable.

Cela tient sans doute à ce que les accidents vésicaux dépendent de microbes assez différents, dont les uns sont sensibles à l'action de l'acide borique tandis que les autres n'en subissent aucune modification.

Quelquefois il semblait que les microbes sur lesquels agit l'acide borique étaient très virulents, si on s'en était rapporté aux troubles de la vessie. Là, comme pour l'ophtalmie purulente des nouveau-nés, il s'agissait évidemment de microbes sensibles à son action.

En somme, là comme en toute autre région, l'acide borique est un antiseptique puissant contre les altérations qui ne se produisent que sur une région épidermique très superficielle.

Nous n'avons sans doute aucune notion bien nette sur les caractéristiques de cette spécificité ; nous constatons seulement un fait clinique qui a nécessairement une explication théorique que je ne cherche pas à aborder ici.

La clinique nous a doté ainsi de bien des faits qu'il sera sage d'éclairer des études directes de microbiologie, mais qu'il ne serait pas prudent de négliger sous prétexte que nous n'en tenons pas l'interprétation exacte.

N'oubliez pas que la science est née d'hier, tandis que l'empirisme est de tous les temps et l'a devancée.

Éclairez-vous de votre mieux des notions positives acquises récemment, mais n'oubliez pas que le problème à résoudre est si complexe qu'il ne faut négliger aucune des données que nous avons pu étudier.

XVI

SUBLIMÉ (BICHLORURE DE MERCURE)

Vous m'avez si souvent entendu critiquer l'usage du sublimé que vous pouvez vous imaginer que je le considère comme une substance ne pouvant servir à rien.

Ce serait là une opinion assez enfantine relativement à un sel mercuriel dont l'action sur les organismes vivants est telle *in vitro* qu'on la reconnaît plus énergique que celle de la plupart des substances antiseptiques connues, si bien qu'on la prend habituellement comme terme de comparaison pour établir l'énergie antiseptique d'une autre substance.

Ajoutez à cela que cette substance n'a pas d'odeur, qu'elle ne détermine guère cette irritation directe des tissus incisés qui les porte à sécréter abondamment et que, vu sa puissance antiseptique, on peut l'employer à si faibles doses qu'au premier abord on soit en droit d'imaginer que, bien que le bichlorure de mercure soit un poison violent, il y a toutes chances pour que ces petites doses restent inoffensives.

De fait, le sublimé est une substance utilisable et j'ai trop l'amour de l'expérimentation pour ne pas l'avoir utilisée. Mais il s'agit d'une substance dont en vérité les inconvénients et les défauts dépassent tellement les avantages que j'ai cru sage de la faire à peu près disparaître de ma chirurgie après avoir essayé comme les autres. La véritable différence entre ma pratique et celle de mes contemporains fut que, connaissant bien la valeur clinique des antiseptiques, j'ai reconnu avant d'autres tous les inconvénients du sublimé.

Même si le sublimé ne causait pas d'accidents, il ne pourrait jamais être un antiseptique pratique. Comme c'est un poison violent on ne l'emploie qu'à faible dose. Or dès qu'il est en contact avec une matière organique, il se décompose et il ne subsiste plus dès lors dans la solution que l'on emploie aucune qualité antiseptique.

Voyez immédiatement ce qui survient dans les opérations les plus simples.

S'il s'écoule peu de sang, la solution conserve sa puissance.

Si le sang s'écoule, ce qui est au moins habituel en chirurgie, la solution de sublimé est absolument anéantie comme antiseptique. Elle n'aura alors d'utilité que si vous faites un lavage abondant et répété de la plaie. Mais alors même, elle n'aura aucune supériorité sur un lavage abondant avec l'eau bouillie. C'est là ce qu'ont vu les chirurgiens aseptiques et à cet égard ils ne se sont pas trompés en disant que la solution antiseptique est inutile. Leur solution antiseptique était inutile, parce qu'elle n'était pas antiseptique.

Le fait fut bien mis en relief bactériologiquement par Laplace, qui le premier chercha le remède à cet inconvénient. Il eut le mérite de le trouver un peu imparfait sans doute par l'addition de l'acide tartrique.

En ajoutant à la solution de sublimé une dose d'acide tartrique, on augmente très notablement son énergie, même en présence du sang sans qu'il soit possible toutefois de la conserver indéfiniment, comme cela se passe pour une solution d'acide phénique.

Il faut donc formuler ainsi la solution de sublimé si on veut réellement l'utiliser.

Sublimé	1	gramme.
Acide tartrique	5	—
Eau distillée	1000	—

Mais il faut alors être bien averti que cette solution est infiniment plus irritante pour les tissus, pour les mains du chirurgien et pour la peau du sujet que la solution alcoolique dite liqueur de Van Swieten.

Même si elle est acceptée ainsi avec ses défauts, cette solution n'aura aucune action favorable et bien stérilisante sur la peau. Elle n'est pas *imprégnante*. Elle n'antiseptise pas les cellules superficielles de l'épiderme comme le fait l'acide phénique. Un lavage avec la solution au millième, déjà irritant pour la peau, n'est pas antiseptisant pour les *couches superficielles du derme*.

Vous voyez donc que pour des raisons multiples le sublimé, si puissant antiseptique qu'il soit, est un mauvais agent de lavage.

Il est plus mauvais encore que l'on ne pourrait l'imaginer au premier abord, car il est un altérant très notable de la peau.

Vous le vérifierez facilement d'abord sur les mains des chirurgiens assez rares aujourd'hui qui se lavent encore les mains avec le sublimé et qui ont souvent des altérations de la peau assez graves. Vous le constaterez aussi en étudiant attentivement le champ opératoire préparé par les lavages au sublimé, et qui très souvent a subi des altérations notables.

L'instabilité du sublimé se manifeste dans une circonstance où elle mène a un échec qui peut avoir les conséquences les plus graves.

Les premiers chirurgiens qui s'étaient servis du sublimé pour faire des pansements avaient déjà reconnu par expérience que le pansement au sublimé, pour être efficace, devait être fait avec des pièces de pansement *récemment imprégnées* de la solution et encore humides. Il y a plus de vingt ans que j'ai suivi attentivement ces faits et dès cette époque n'aimant pas la chirurgie faite avec les pansements humides, j'avais eu une grande tendance à ne pas poursuivre mes essais avec le sublimé.

Cela n'a pas empêché l'extraordinaire aberration qui a consisté à fabriquer des pièces de pansements préparées avec le sublimé pour être conservées pendant des mois et des années et employées *sèches*.

On en a fabriqué ainsi avec toutes sortes de substances, la charpie, l'étoupe, la charpie de bois, la gaze, etc., etc.

Dans un cas particulier, celui de la chirurgie militaire, d'énormes approvisionnements de ces substances imprégnées de sublimé ont été faites en France et à l'étranger.

Plus tard on s'est aperçu qu'après fort peu de temps écoulé ces tissus ne contenaient plus aucun antiseptique et n'avaient aucune valeur protectrice. A l'heure actuelle ceux qui ont commis cette faute dont il leur eût été facile de se défendre en interrogeant les chirurgiens sérieusement au courant de la question des antiseptiques, ont encore quelque peine à se décider à reconnaître une erreur aussi grossière et qui a été extraordinairement onéreuse pour bien des budgets.

En principe et pour des pansements destinés à contenir des antiseptiques permanents on doit se défier de tous les sels mercuriels très solubles. Mais avant tout, il y en a un qu'il faut rejeter absolument, c'est le sublimé.

Si le sublimé ne peut servir à former des pièces de pansement restant antiseptiques, il ne peut davantage exercer une action défensive sur les parties qu'il lavera.

En effet, il n'a aucune action d'*imprégnation* comparable à celle que nous trouvons avec d'autres antiseptiques, qui modifient en quelque sorte le terrain en le rendant réfractaire au développement microbien. Avec le sublimé rien de semblable ni pour la profondeur des tissus, ni pour la peau.

Mais outre ses imperfections comme topiques, le sublimé a ses dangers et ses dangers très graves.

Au cours des opérations ces dangers ne sont pas très marqués tant que l'on a affaire à des cavités qui se vident aisément. S'il s'agit de cavités viscérales ou de cavités pathologiques anfractueuses, il faut se défier du sublimé parce que de bonne heure on a pour ces cas observé des phénomènes d'intoxication.

Mais c'est surtout pour des cavités naturelles que le fait s'est produit. C'est pour les injections vaginales et utérines que l'on a observé les cas les plus graves. On peut dire que la fréquence de ces cas, mort ou accidents graves, a été telle que l'on ne conçoit pas que la pratique en ait été conservée.

Ce fut Tarnier qui institua le premier le traitement par le sublimé. Il employait la liqueur de Van Swieten en toutes circonstances. Il en lavait les murs jusqu'au plus haut et il en faisait des injections qu'il faisait répéter régulièrement. Il eût pu constater que ces injections étaient loin de constituer pour ses accouchées une garantie comparable à celle que leur auraient donnée d'autres antiseptiques. Il s'était laissé aveugler sur les qualités antiseptiques du médicament et par le désir de trouver un nouvel antiseptique.

Mais devant les accidents qu'il découvrit un des premiers, devant trois morts qu'il rapporta lui-même au médicament, il renonça absolument au sublimé. C'est un fait bien singulier de voir que tandis que le Maître qui avait institué la méthode y avait renoncé, certains de ses élèves ne l'ont jamais abandonnée.

Je crois qu'il y a bien peu de médecins qui n'aient eu en tels cas occasion d'observer ou la mort, ou des accidents formidables. Et ce qui doit vous inquiéter particulièrement c'est qu'il n'est même pas possible de prévoir dans quelles conditions les accidents se produiront.

En effet, ce sera sans doute d'abord dans les cas où on aura abusé du médicament qu'on les observera. Mais en outre il faut bien savoir qu'il y a des sujets qui sont d'une sensibilité extrême aux sels mercuriels, et pour ma part, en plusieurs circonstances, ayant été appelé en consultation dans des cas d'intoxication j'ai vu la mort ou des accidents formidables chez des sujets chez lesquels de bien petites doses, des doses vraiment modérées avaient été employées.

En particulier en ce qui concerne les injections vaginales, on vous dira qu'en dédoublant la liqueur de Van Swieten c'est-à-dire en n'employant que des solutions au demi-millième on évite tout accident.

N'en croyez rien. On a observé des accidents avec la solution au millième. On en a observé avec la solution au trois centième et même au-dessous, car Sauvagnat, qui rapporte 37 cas mortéls, indique que 10 étaient survenus chez des femmes injectées avec des solutions à 1 pour 5.000.

Si on voulait se donner la peine d'y regarder de près on verrait que le martyrologe des femmes qui ont subi les injections de sublimé s'est sans cesse développé.

On observe d'abord l'empoisonnement aigu. J'en ai vu un cas manifeste en ville chez une femme affaiblie par les hémorrhagies. Elle succomba avec les vomissements caractéristiques, après d'abondantes injections à un deux millième.

La mort très rapide a été signalée bien des fois dans ces cas. La malade meurt par la néphrite et en ces cas on a mis sur le compte de la septicémie des accidents qui étaient dus uniquement au sublimé. La mort survient un certain nombre de jours après l'intoxication.

On voit la mort ou des accidents formidables de gingivite. J'ai eu l'occasion d'en observer plusieurs fois.

Chez les sujets qui ne meurent pas, on observe de longues maladies à la suite de ces intoxications (albuminurie grave).

On pourrait ajouter à ces cas ceux de mort par septicémie malgré l'usage du sublimé. Ce ne serait que juste, car les faits qui démontrent son insuffisance ne sont pas rares.

Ce fut pour les accouchements que le sublimé fit son entrée dans la pratique chirurgicale, et c'est là qu'il a fait le plus de mal.

En chirurgie en effet il fait plus de mal par son insuffisance que par l'intoxication. Celle-ci est difficile à réaliser pour une substance que décomposent constamment toutes les substances organiques. En obstétrique il est dangereux à la fois par son insuffisance et sa toxicité.

Ce qui constitue surtout son danger c'est que, s'il est particulièrement dangereux quand son usage n'est pas bien dirigé, il reste dangereux entre les mains de ceux qui savent le manier et en ont l'expérience la plus ancienne. Les accidents que j'ai eu l'occasion d'observer n'étaient pas survenus entre les mains de maladroits ou d'hommes sans expérience ; tous ceux que j'ai suivis étaient survenus entre les mains des gens les mieux qualifiés pour le prescrire.

Peut-être ne devrait-on pas trop mettre à la charge du sublimé les accidents qui surviennent chez les sujets qui l'emploient à tort et à travers. Cependant il ne faut pas méconnaître qu'à l'heure actuelle l'usage du sublimé en injections vaginales est si bien passé dans la pratique que des médecins le conseillent non seulement à de jeunes femmes récemment mariées, mais le recommandent comme produit hygiénique aux jeunes filles. Or j'ai vu pour ma part dans les cas de cet usage sinon l'empoisonnement aigu que j'ai observé chez les femmes en couches, du moins à plusieurs reprises des gingivites et des albuminuries qui étaient restées inexpliquées pour des médecins dont l'attention n'était pas attirée sur ce sujet.

Tous les médecins qui voudront bien y regarder de près observeront des accidents de toutes sortes.

Opposez à cela la tolérance de l'utérus et du vagin même pour les injections intempestives.

Songez comme ces organes supportent aisément l'action de l'acide phénique, du permanganate de potasse, de l'eau oxygénée, de toutes les essences et les teintures.

Songez que l'on porte dans la cavité utérine un liquide caustique, comme la créosote au cinquième, sans jamais observer un inconvénient et vous serez comme moi stupéfaits de l'égarement qui s'est emparé de la profession en tous pays pour lui faire adopter ainsi une substance dangereuse et médiocrement utile.

J'estime, pour ma part, que l'usage du sublimé a fait reculer loin l'antisepsie en matière d'obstétrique. La science des accouchements ne s'en est pas encore remise.

Réfléchissez encore que ce sublimé, mauvais antiseptique, toxique médicamenteux dangereux, est mis aujourd'hui dans toutes les mains depuis les sages-femmes jusqu'aux infirmiers et mieux encore jusqu'aux gardiens quelconques des boîtes de secours et ne soyez pas surpris si, outre les accidents thérapeutiques, on a observé avec le sublimé la mort due à des *erreurs grossières*, le *suicide* et même les *crimes*.

Les cas de ce genre ont été tellement fréquents que nous ne comprenons pas comment l'usage vulgaire n'a pas été interdit depuis longtemps. On attend pour ce faire que quelqu'un de ces grands crimes qui émeuvent toute l'humanité ait été commis avec cette substance.

Pour ma part, je crois qu'il faut connaître les propriétés possibles du sublimé comme celle de tous les antiseptiques puissants pour savoir les utiliser dans les cas où rien d'autre ne serait à votre disposition. Mais je n'en ai conservé l'usage que pour un cas exceptionnel, tellement restreint qu'il n'en peut résulter aucun danger.

Quoiqu'on soit arrivé aujourd'hui à stériliser la soie dans des conditions telles qu'on puisse se passer d'antiseptique, j'estime qu'on n'en peut trouver de meilleure que celle que l'on a fait tremper dans une solution de sublimé au centième. On ne sort la soie de la solution que pour l'utiliser.

Cette manière de préparer la soie pour les sutures ou pour les ligatures a du reste été adoptée par d'autres chirurgiens et, quoique je l'aie employée avant d'avoir su qu'elle ait été employée par personne, je ne réclame pas pour moi cette assez modeste invention.

Au cours de mes opérations, il m'est arrivé de prendre cette solution de sublimé au centième pour nettoyer un ombilic anfractueux et difficile à stériliser. Je crois qu'on peut sans inconvénient faire ce nettoyage puissant, d'autant qu'il ne saurait rester trace du sublimé sur la peau dont je complète toujours le lavage par le lavage à la solution phéniquée forte au vingtième.

On voit combien est restreint pour moi cet usage du sublimé.

Sans insister outre mesure sur les accidents du sublimé, puisque je vous conseille de ne pas l'employer, je dois vous rappeler qu'ils sont nécessairement de deux ordres :

Ceux qui résultent de l'usage normal du médicament sont des *intoxications* qui se traduisent par des troubles des voies digestives, inappétence, vomissements, diarrhée suivant la rapidité et l'intensité des accidents, la *gingivite*, les accidents du côté de la muqueuse buccale et pharyngée, et les accidents du côté des *reins* (albuminurie et hématurie).

Si l'accident est plus brusque, et plus violent, les vomissements en sont bien caractéristiques et l'albuminurie est rapide. Chose singulière, la gingivite est presque immédiate en quelques cas. La rapidité d'évolution est telle que, surtout sur les sujets affaiblis, la mort est extraordinairement rapide.

Enfin, si une erreur ou un crime a fait ingérer le sublimé, la douleur stomacale, les vomissements, la dépression si rapide sont tellement caractéristiques qu'il est difficile de ne pas dépister l'empoisonnement aigu, même si la survie ne permet pas d'observer la gingivite, la glossite spéciale.

Je fais remarquer que, quoi qu'on en ait dit, ni la saveur ni l'aspect du sublimé ne sont tels qu'ils puissent empêcher les crimes et les erreurs. Il faut que vous ayez toujours l'attention fixée sur ce point, ou bien vous laisserez passer des accidents que vous auriez pu prévenir, ou des états graves que vous auriez pu guérir.

Enfin, on laisserait impunis des crimes qui sont déjà plus communs qu'on ne le croit, l'occasion en étant fréquente et trop facile avec chances d'impunité.

XVII

LA PRATIQUE DE LISTER ET LE CYANURE DOUBLE DE MERCURE ET DE ZINC

Vous pouvez remarquer qu'en toutes circonstances, je vous ai beaucoup parlé de *méthode* de Lister et peu du *pansement* de Lister. C'est en effet qu'il faut attacher l'importance capitale à la méthode, la succession des pratiques, la perfection avec laquelle les antiseptiques sont utilisés, la régularité de leur action.

Le choix des antiseptiques, leur étude clinique doit dominer tout ce qui touche à la préparation du sujet, à la préparation du chirurgien, des aides et du blessé, puis à la préparation de la plaie.

Lister le premier a donné l'exemple, a montré la préoccupation constante de la recherche de l'antiseptique le plus puissant et le plus inoffensif.

Toutefois malgré son désir de multiplier les ressources du chirurgien et de lui donner le plus de sécurité possible, il a éprouvé la difficulté qu'éprouveront tous ceux qui expérimenteront avec soin les antiseptiques.

Il a débuté par l'usage très général de l'acide phénique comme agent d'imprégnation. Il a utilisé beaucoup d'autres substances. Il a employé des sels mercuriels. Puis en fin de compte et lors de ses dernières leçons il a montré qu'aucun des antiseptiques liquides, agents d'imprégnation et de stérilisation, ne lui avait paru égal à l'acide phénique pour la régularité et la simplicité de l'action comme pour l'innocuité.

En ce qui concerne le pansement proprement dit, c'est-à-dire le topique utilisé pour la protection de la plaie, il a beaucoup varié ses moyens de protection et on peut dire que tous les élèves de Lister en ont fait autant, changeant et modifiant les topiques, y adaptant leurs ressources personnelles, leurs convenances, leurs goûts, ce qui a fait dire à ceux qui n'ont jamais compris le progrès et la méthode que la méthode de Lister avait été abandonnée.

Ce fait que l'on ne copiait pas le pansement tout en observant les règles de la méthode leur a suffi pour affirmer que la méthode n'existait plus.

On trouvera le résumé de ces essais de la pratique de Lister dans les remarquables leçons de l'un de ses premiers élèves, Sir Hector Cameron, intitulée : *On the evolution of treatment of wounds during the last forty years.* (Evolution du traitement des plaies pendant les quarante années dernières.)

Au début de ses essais, Lister a employé l'acide phénique en solution pour les lavages de plaies et la stérilisation des instruments, des mains et des pièces de pansement. Son topique a été surtout l'huile, la solution d'acide phénique dans l'huile soit au cinquième, soit au dixième.

Puis il a associé l'huile phéniquée au blanc d'Espagne, au carbonate de chaux pour en faire une pâte dont il recouvrait les plaies.

Puis, soucieux de créer une atmosphère phéniquée autour des plaies, il a employé un emplâtre à la laque dont il enveloppait la plaie après l'avoir préparée par la solution d'acide phénique dans l'eau :

Pendant une longue période, son pansement a compris trois éléments :

Une gaze chargée de résine et d'acide phénique qui peut conserver l'acide phénique et le céder peu à peu pour créer une atmosphère autour de la plaie ;

Un protective sur la ligne de réunion pour empêcher les

vapeurs d'acide phénique d'irriter cette ligne de réunion ;

Un imperméable, enveloppant le pansement pour limiter cette atmosphère phéniquée et assurer sa permanence autour de la plaie.

A cet emploi a succédé l'essai de beaucoup de substances différentes.

Lister a toujours peu estimé l'iodoforme, dont il redoutait l'odeur et les qualités irritantes.

Il a essayé plusieurs sels mercuriels différents. Celui qui a conservé ses préférences est le cyanure double de mercure et de zinc.

Il donne de ce sel la formule Zn^4 Hg (Cn IO).

C'est un sel double insoluble. Il fait colorer ce sel double par une petite quantité de rosalane, environ 8 grammes pour 1500 grammes de sel. Ce colorant fixerait en quelque sorte le sel.

Il met ce sel insoluble en suspension dans une solution aqueuse d'acide phénique à 5 0/0.

Avec ce liquide tenant en suspension le cyanure double, il humecte de la gaze ou de vieux linges.

Il emploiera cette gaze qui doit contenir environ 3 0/0 de son poids de sel.

Si on se sert de gaze préparée à l'avance par le pharmacien, il est sage d'en humecter une partie avec la solution phéniquée forte au moment de l'emploi. Il suffit, comme on le faisait avec la gaze à la résine, d'humecter seulement les parties qui sont immédiatement appliquées sur et autour la plaie en appliquant sec tout le reste du pansement.

Il ne faut jamais humecter la gaze avec la solution de bichlorure de mercure (sublimé) qui fait avec le cyanure double un composé triple, peu germicide, mais très irritant.

Tel est le topique très simple recommandé en dernier lieu par Lister depuis le commencement du traitement jusqu'à la fin.

Pour la préparation de la peau, pour les instruments il a utilisé diverses substances. Il rejette absolument l'emploi du sublimé et en dernier terme il estime que l'acide phénique est la substance qui lui a donné les meilleurs résultats, le plus simplement obtenue et pour ces divers actes de l'opération sa technique ne diffère pas de celle sur les détails de laquelle j'ai tant insisté et qui est celle que j'ai toujours conservée.

Sans doute en suivant les leçons de Lister et en suivant les miennes, il serait facile de rencontrer bien des différences de détail adaptées à la personne, au milieu, aux ressources particulières. Mais c'est là ce qui permet de constater que la méthode de Lister est une méthode et non un procédé de pansement.

Cette méthode, toujours perfectible, peut être très variable dans ses détails et rester fidèle aux principes qui ont fait une chirurgie scientifique sans analogie avec celle qu'on nous a enseignée et dont la faillite, comme on dit aujourd'hui, a écrasé toute la pratique au XIXe siècle. Heureusement aujourd'hui on conserve à peine le souvenir de la seule chirurgie qui nous avait été enseignée.

XVIII

IODOFORME

L'usage de l'iodoforme est en chirurgie antiseptique un des plus mal compris.

Il a passé par de singulières étapes depuis l'époque à laquelle on l'a employé dans les chancres et les ulcères (1869) jusqu'à celle où les chirurgiens autrichiens en ont fait une sorte de panacée pour la chirurgie antiseptique (Mosetig-Moorhof).

A l'heure actuelle, son usage est encore très étendu quoique certains chirurgiens le proscrivent absolument. C'est sans doute qu'il a subi la loi commune aux substances de valeur que l'on a préconisées d'une façon exagérée et que l'on repousse par une autre exagération qui tient le plus souvent à ce que ceux qui apportent dans leurs jugements trop de passion sont aussi incapables les uns que les autres d'estimer exactement la valeur définitive d'un médicament.

Parmi beaucoup d'autres composés de l'iode, l'iodoforme est une substance qui peut agir comme antiseptique, parce que sous certaines influences, elle cédera à l'état naissant une partie de l'iode qu'elle contient.

Par elle-même, ce n'est pas à proprement parler une substance antiseptique,parce qu'elle ne saurait par une imprégnation directe comme l'acide phénique, comme le sublimé, comme presque tous les sels mercuriels, comme tant d'autres substances détruire une végétation microbienne.

Aussi est-il facile de comprendre comment certains observateurs ont fait à peu de frais une découverte sensationnelle en mettant dans un flacon de poudre d'iodoforme un linge souillé de débris purulents et en retrouvant intacts et vivants les microbes de ces débris purulents même après un séjour prolongé dans la poudre d'iodoforme.

Cette observation ne démontre pas du tout que l'iodoforme ne soit pas une substance utile pour l'antisepsie. Elle démontrerait tout au plus que l'iodoforme ne saurait avoir une action directe et immédiate sur le pus, et que toutes les pratiques fondées sur la méconnaissance de cette condition sont défectueuses.

Elle démontre aussi que quand on use des topiques iodoformés il faut prendre de réelles précautions pour ne pas les infecter. Si on les infecte plus ou moins directement; ils ne sont pas par eux-mêmes capables de se stériliser, comme la plupart des antiseptiques humides ou volatiles.

Le grand défaut de l'iodoforme, défaut qui devient une qualité si on sait l'utiliser aux choses pour lesquelles il doit être employé, c'est qu'il est insoluble dans la plupart des liquides que nous utilisons, sauf l'éther. Mais il est aisément porphyrisable, ce qui lui assure de puissantes actions de surface.

C'est en poudre qu'on l'a utilisé d'abord et si son usage en poudre est laissé de côté, il est pourtant certain que cette forme de topique pourrait encore être utilisée, malgré quelques inconvénients à la condition qu'on renonçât aux abus auxquels certains auteurs se sont livrés.

J'ai cité ce chirurgien qui, dans un service assez restreint, utilisait la modeste quantité de 1 kilogramme d'iodoforme en poudre chaque jour. Il en mettait sur toutes les plaies, sur toutes les suppurations, sur tous les ulcères. Or cette manière de faire, qui ne conduit à aucun résultat thérapeutique utile, provoque pourtant des accidents sur lesquels je reviendrai plus loin.

La poudre d'iodoforme a été employée soit projetée à la

main avec un instrument analogue à la poivrière, soit au moyen de pulvérisateurs spéciaux.

On l'a incorporée à des pommades.

Je ne donnerai ni pour l'usage de la poudre, ni pour ces pommades, d'indications thérapeutiques et pratiques et en voici la raison :

Cet usage de la poudre a été transitoire. Je ne vois guère de circonstance aujourd'hui où on pourrait l'utiliser avec quelque avantage, si ce n'est dans une pénurie de pansement mieux approprié. Dans ce cas le chirurgien pour cette antisepsie improvisée devrait faire appel à son ingéniosité personnelle, en se souvenant qu'il ne faut employer que la quantité la plus restreinte possible de ce médicament et y renoncer aussitôt que les parties profondes étant réunies, il ne reste de réparation à faire que pour les parties superficielles dont l'iodoforme gêne l'épidermisation.

Quant à la pommade, son emploi est tellement irrationnel, tout en exposant aux accidents inhérents à l'iodoforme, qu'il faut en proscrire toutes les formes. Aussi dans une leçon qui vise la pratique, il n'y a lieu de s'y attarder.

Forme utile des topiques iodoformés. — C'est la gaze iodoformée qui constitue le seul topique iodoformé vraiment digne d'intérêt. Cela tient à ce que la gaze iodoformée constitue un support pour l'iodoforme.

Elle empêche de saturer la peau d'une couche de poudre qui n'aurait aucune utilité pour l'antisepsie, mais constituerait un irritant local et aussi un foyer d'empoisonnement par l'absorption cutanée qui est considérable pour l'iodoforme.

La gaze iodoformée a subi bien des transformations. Elle a été fabriquée par plusieurs procédés ; le plus simple est celui de l'imprégnation par la poudre.

Sur une gaze bien lavée on force mécaniquement la poudre avec des pressions de la paume de la main. C'est le procédé que j'ai employé pendant de longues années. Un autre procédé consiste à dissoudre l'iodoforme dans diverses substances liquides, à en imprégner la gaze et à sécher ensuite celle-ci.

Dans ces divers procédés on dose l'iodoforme de la gaze d'une manière approximative.

Voici les inconvénients réels de toutes les fabrications de gaze auxquels il faut remédier autant que possible.

On emploie des gazes mal stérilisées. J'ai vu des incidents dus à cette cause et qui disparaissaient lorsque la stérilisation préalable de la gaze que l'on avait négligée était mieux faite.

La poudre d'iodoforme employée pouvait être contaminée. En employant des poudres produites par précipitation on évitait cette éventualité.

Encore est-il qu'aujourd'hui on peut stériliser la poudre d'iodoforme avec assez de rigueur.

Les gazes faites mécaniquement contiennent toujours un certain excès d'iodoforme et les gazes faites par trempage dans une dissolution ont l'avantage d'être plus faciles à stériliser et de contenir des doses moindres.

Le procédé qui nous a donné la gaze la meilleure, la moins irritante, quoique très satisfaisante, est le suivant :

On prend 500 grammes de gaze non amidonnée.

On la fait bouillir durant une heure dans eau pure, 10 litres.

On l'exprime, on la stérilise à l'autoclave, puis on la fait sécher à une température moindre que 100°.

Immerger ensuite dans le liquide suivant:

Iodoforme	43	grammes.
Éther	400	—
Alcool à 90°	100	—
Glycérine	10	—
Terpinol	20	—

Sécher rapidement et conserver à l'abri de l'air et de la umière. Cette gaze contient 8 0/0 d'iodoforme.

Pour avoir de la gaze à 10 0/0 prendre dans la formule précédente 58 grammes d'iodoforme.

Supposons une gaze bien faite et prête à être utilisée, quel rôle devra-t-elle jouer ?

Au niveau d'une plaie neuve, elle devra en contact direct avec la ligne de réunion protéger efficacement la plaie contre toutes les infections venues du dehors.

Au niveau du drain en particulier elle devra exercer cette protection efficacement en se chargeant des produits de drainage.

L'inconvénient du contact de la gaze iodoformée pourrait être une légère irritation de la ligne de réunion.

Si je connaissais *un bon protective* comme il en existait autrefois, je l'utiliserais bien volontiers. Mais ce serait chose introuvable aujourd'hui, et si la gaze est peu chargée, cette irritation sera au minimum, avec beaucoup moins d'inconvénients que les infections même légères qui pourraient se faire au niveau de la réunion sans un pansement simplement stérilisé !

C'est pour cela aussi qu'après avoir utilisé surtout des gazes très chargées, en petite épaisseur, je préfère avec les perfectionnements de la fabrication de la gaze, une gaze peu chargée mais assez épaisse, et je cherche que l'épaisseur maxima réponde au point où le tube à drainage va donner son écoulement.

Je fais remarquer immédiatement que cet écoulement ne doit pas arriver au dehors du pansement sans avoir traversé une couche antiseptique assez épaisse pour que l'infection ne gagne pas.

Or la protection antiseptique que je cherche est assurée par la gaze iodoformée, antiseptique très rigoureux, par les sachets absorbants, antiseptiques puissants encore, par la ouate de tourbe antiseptique, d'action moins énergique.

Mais toutes ces défenses superposées s'additionnent.

Ce sera des précautions prises dans la superposition de ces couches, des précautions prises pour éviter l'accès de l'air en-dessous de ces couches que dépendra la bonne protection du pansement.

J'en donne un exemple immédiat :

Si vous faites un pansement au pli de l'aine (cure radicale de hernie) il n'est pas rare, si bien fait que soit le pansement pendant le sommeil du sujet, qu'après les mouvements du réveil le pansement soit exposé à bâiller.

Ce qui est plus commun encore, c'est qu'un malade indocile cherche à se gratter en introduisant ses doigts de côté et qu'il y réussisse. Vous aurez ainsi, malgré un pansement très bien fait, une suppuration secondaire plus ou moins ennuyeuse suivant l'époque à laquelle l'incident sera survenu.

J'ai l'habitude, pour éviter un semblable accident, de coller sur la peau la gaze iodoformée à la partie interne du pli de l'aine. Grâce à cette pratique j'ai vu disparaître de petits accidents dont les conséquences n'avaient jamais été bien graves, mais qui étaient les signes d'une infection qu'on est trop porté à attribuer *au topique*, alors qu'ils n'appartiennent qu'à l'insuffisance *du pansement*.

Action spécifique de l'iodoforme sur le tubercule. — L'iodoforme qui n'a évidemment aucune action sur le pus, sur les matières septiques, a une action évidente sur le tubercule. Dans les régions où la suppuration est franchement d'origine tuberculeuse, l'action répétée de l'iodoforme modifie cette suppuration, la diminue.

Si la période pendant laquelle il a agi a été suffisamment prolongée, cette action peut aboutir à la disparition de tout élément tuberculeux. Il y a là une action très précieuse pour le traitement de toutes les formes de la tuberculose osseuse et articulaire et des foyers qui forment les abcès froids dans les parties molles, à la condition que ces foyers soient encore fermés.

Cette sorte d'action spécifique sur les produits tuberculeux se produit avec des doses même peu élevées, mais avec une certaine lenteur et elle nécessite le séjour prolongé du liquide en place, car si l'iodoforme n'est point retenu, s'il est par exemple introduit chaque jour pour injection qui ressort aussitôt, son action devient tout à fait insuffisante ; elle n'est peut-être pas tout à fait négligeable, mais reste en définitive peu efficace et ne saurait guère à elle seule entraîner habituellement la guérison comme dans le premier cas.

Inconvénients et accidents de l'iodoforme. — Que peut-on et que doit-on reprocher à l'iodoforme ?

On a adressé à l'usage de l'iodoforme de nombreuses critiques et poúr certains chirurgiens ce serait une substance à proscrire, tandis que pour d'autres aucune substance ne serait plus indispensable.

On lui a reproché son prix élevé, qui ne serait pas sans inconvénient quand on le gaspille. Mais l'usage de la gaze iodoformée nécessite fort peu de la substance active.

On lui a reproché son odeur, qui est en effet extrêmement pénétrante. Il faut donc éviter le plus possible les contacts avec la gaze et surtout avec la poudre.

On a désodorisé la poudre avec beaucoup de substances dont l'efficacité n'est pas complète. Je recommande le terpinol.

Les reproches sérieux que l'on peut faire à l'iodoforme sont relatifs aux irritations locales et aux accidents généraux.

Remarquons d'abord pour les accidents locaux que, très communs avec l'usage de la poudre, ils sont déjà beaucoup plus rares avec la gaze, et plus rares encore si la gaze est peu chargée et ne contient pas de cristaux d'iodoforme. Mais même pour la gaze il ne faut pas oublier qu'il faut savoir s'en servir.

C'est ainsi qu'il ne faut jamais brosser une surface sur laquelle on va mettre de l'iodoforme. Ce serait de gaieté de cœur préparer la surface pour l'irritation.

J'ai vu un des plus beaux eczémas iodoformés sur le périnée d'un sujet que j'avais lavé moi-même la veille pour être assuré qu'il serait préparé avec soin pour une excision scrotale. Je fus très surpris de voir peu après l'opération un véritable vésicatoire développé sur le champ opératoire, garni d'une gaze iodoformée très peu chargée.

Le malade me confessa depuis que son médecin très mécontent de ce que je n'avais pas brossé le périnée pour le préparer, était revenu le soir en cachette de moi et lui avait avec du savon brossé le périnée jusqu'à le faire saigner.

Comme je recommande de ne jamais brosser un champ opératoire, je suis toujours dans des conditions favorables pour n'avoir pas d'irritation par une application d'iodoforme.

Il ne faut pas davantage faire une compression très énergique sur une surface pansée à l'iodoforme. J'ai observé plusieurs fois des accidents d'irritation locale sur des opérés d'ongle incarné qu'on avait pansés avec de l'iodoforme et sur lesquels on avait fait une énergique compression par crainte d'hémorrhagie post-opératoire.

Chez tous les sujets l'iodoforme n'est pas favorable à la réparation de l'épiderme. Par conséquent, après que la plaie a été protégée suffisamment pour la réparation des parties profondes, ne jamais perpétuer le pansement à l'iodoforme.

Ce serait chercher de gaieté de cœur à empêcher la cicatrisation définitive, et mener le sujet aux cicatrices vicieuses. Combien de vilaines cicatrices ont cette origine !

On peut à ce sujet citer comme un exemple topique de l'ignorance clinique de la plupart des gens qui manient l'iodoforme et de ses funestes résultats le fait suivant :

Quand dans un accident un sujet s'est fait une vaste écorchure de la peau, un cycliste par exemple qui dans une chute sur le ciment s'est *déverni,* comme il dit, en s'enlevant de larges plaques d'épiderme, aussitôt une boîte de secours est ouverte et il est lavé avec du *sublimé* et pansé avec de la *gaze iodoformée.* Grâce à ce traitement, qui est courant, il mettra de trois à six semaines à se cicatriser.

Pansé avec une pommade anodine et propre, il serait quitte de tout en trois jours. J'ai observé de ces cas par centaines.

N'oubliez pas pour votre gouverne que cette faute n'est pas propre seulement à l'iodoforme. Ce qui fait le triomphe des empiriques dans le traitement des brûlures, c'est le traitement souvent mal approprié par des substances irritantes sur ces plaies superficielles, irritables, douloureuses, qui ne sont calmées que par des topiques très purs, protecteurs et peu renouvelés pour ne pas répéter des irritations intempestives.

L'iodoforme est un protecteur des lésions profondes, il ne vaut rien comme topique immédiat d'une lésion superficielle.

Pourtant il ne faut pas oublier que dans des cas rares, certaines peaux ne sauraient supporter la moindre trace d'iodoforme. Cette intolérance s'annonce par une démangeaison très pénible qu'il faut bien connaître pour remplacer le pansement immédiatement.

Après avoir peu à peu modifié dans un bon sens clinique l'emploi de la gaze iodoformée perfectionnée, je suis arrivé à si bien faire le diagnostic de cet incident quand il survenait que dès le lendemain l'inconvénient était réparé. Je dirai plus loin comment les accidents généraux causés par l'iodoforme sont beaucoup plus importants que les accidents locaux. Toutefois il faut bien dire que s'il y a des cas dans lesquels l'accident est inévitable, ils sont dus surtout à des fautes commises dans l'usage et très exceptionnellement à des idiosyncrasies.

Leur possibilité indique toutefois qu'il est imprudent de laisser de gaîté de cœur dans l'intérieur des tissus de l'iodoforme que l'on ne peut pas retirer ; aussi tous les procédés dans lesquels on laisse dans la profondeur des tissus de la poudre, de la pommade, où l'on fait des badigeonnages inutiles de la surface des plaies que l'on ferme, toutes ces manières de faire sont en opposition avec ce que la clinique nous apprend de l'usage de l'iodoforme. Il reste un usage très précieux de l'iodoforme à l'intérieur, celui des mèches iodoformées que l'on laisse dans une cavité naturelle (vagin) ou artificielle que l'on veut drainer.

Il faut avoir soin de n'employer que des gazes très peu chargées.

Il faut les disposer de telle sorte qu'il soit facile de les enlever. Aussitôt que leur action n'est plus indispensable, il faut les supprimer.

Je dois dire que depuis bien longtemps dans les drainages de l'abdomen (appendicites suppurées et hystérectomies) je n'ai jamais vu un incident fâcheux.

Dans les hystérectomies vaginales je n'ai jamais eu un inconvénient de leur usage.

Les derniers incidents désagréables que j'ai vus, je les ai eus dans des tamponnements du vagin après de petites opérations. Encore s'est-il agi de petits ennuis plutôt que d'accidents.

Parmi les accidents généraux, le premier est certainement la perte de l'appétit, avec mauvaise bouche, goût d'iodoforme. Puis survient un véritable embarras gastrique. La langue est épaisse et blanche. Chez certains sujets il y a de la fièvre.

Enfin le délire a été une des caractéristiques de ces empoisonnements.

Ordinairement les urines ont beaucoup diminué et il y a de la constipation.

Sans insister outre mesure sur ces accidents, il faut connaître leur possibilité ; il faut savoir qu'ils ont été plus communs au début de l'usage de l'iodoforme. Il faut savoir qu'ils sont encore assez fréquents entre les mains de ceux qui n'ont pas fait de progrès dans cet usage ; mais il faut savoir aussi que bien souvent on a mis sur le compte de l'iodoforme des accidents de septicémie que l'on n'avait pas su éviter par son usage. J'ai eu l'occasion d'en voir plusieurs.

Aussi avec les progrès de la clinique pour ceux qui ont appris à se servir de l'iodoforme dans une juste mesure, j'estime que l'usage rend en chirurgie des services si précieux que les très rares cas dans lesquels il manifeste des inconvénients ne sauraient prévaloir contre son emploi bien réglé.

On peut s'en passer, car il n'y a en antisepsie aucune substance que l'on ne puisse remplacer par une autre en multipliant les soins. Mais je n'en connais aucune qui donne une sécurité aussi parfaite que celle-ci et avec le moins de souci pour l'opérateur.

XIX

ACIDE SALICYLIQUE

L'acide salicylique est une substance si démodée que vous ne la connaissez guère et vous vous demandez peut-être pourquoi je vous en parle.

Je le fais d'abord parce que cette substance a joui d'une vogue considérable à la suite des travaux fort intéressants de Thiersch ; peut-être y aurait-il même quelque avantage à vous en parler plus longuement, ne fût-ce que pour donner une idée des résultats auxquels on peut atteindre même en utilisant une substance qui n'est pas très apte à faire un antiseptique de premier ordre.

La valeur antiseptique de l'acide salicylique est sensiblement inférieure à celle de l'acide phénique. Mais en compensation, il est peu toxique et peut être manié avec libéralité ; et il n'est pas caustique. Aussi ne voit-on pas les accidents que de mauvaises manières d'employer l'acide phénique ont pu causer.

Mais il est peu soluble. Cela ne ferait donc pas un antiseptique bien maniable pour les imprégnations, au cours d'une opération. En outre il est extraordinairement irritant pour les bronches, ce qui met dans la nécessité de prendre des ménagements quand on l'emploie à sec, et c'est là à peu près le seul emploi qu'on lui ait réservé aujourd'hui.

On trouve encore dans le commerce des gazes imprégnées d'acide salicylique et des ouates, qui peuvent être assez bien stérilisées.

Elles pourraient rendre des services dans les cas où l'on constate de l'intolérance pour l'iodoforme et c'est à peu près le seul cas dans lequel je m'en suis servi.

On pourrait encore utiliser la poudre d'acide salicylique.

Toutefois je ferai remarquer un fait peu connu de ceux qui manœuvrent les antiseptiques sans souci de leurs propriétés topiques réelles.

L'acide salicylique, antiseptique à peu près suffisant pour protéger une plaie profonde, est une substance peu favorable à la formation de l'épiderme. En contact prolongé avec l'épiderme, elle détruit même la couche épidermique jeune. C'est la connaissance de cette propriété qui l'a fait entrer dans tous les corricides connus.

La plupart des chirurgiens qui ont employé l'acide salicylique ne connaissaient guère cette propriété et ne se rendaient pas compte de ce que tout en protégeant une plaie contre l'envahissement microbien, ils retardaient infiniment la cicatrisation définitive de la surface de la plaie.

En tenant compte de ce fait que je connaissais bien, en prenant toutes les précautions pour que le point de réunion de la plaie ne souffrît pas de cette propriété, j'ai fait de bonnes opérations sous la protection de l'acide salicylique.

Je dois avouer du reste que les occasions de l'utiliser ont été bien rares et je m'en suis servi plutôt pour expérimenter une substance que l'on préconisait avec une assurance extrême.

XX

ESSENCES ANTISEPTIQUES TOPIQUES FAIBLES

Parmi les substances antiseptiques qui ne sont pas devenues d'un usage courant, et qui cependant méritent d'être étudiées parce qu'elles forment des topiques précieux et que l'on aurait tort d'en négliger certains usages dont l'action complémentaire peut rendre de grands services sont en premier rang les *essences.*

Ce sont les recherches de Chamberland qui m'ont amené à des expérimentations sur les essences (1887). Chamberland avait, dans des expériences *in vitro*, constaté la grande puissance de certaines essences qui les égalait au sublimé (cannelle de Chine).

Si l'on ajoute à cela que l'histoire du passé nous apprend que la conservation par les essences (momies) a, dès une haute antiquité, montré leur puissance anti-fermentescible, on concevra aisément que la matière nous ait tenté surtout dans cette période où chacun cherchait à découvrir l'antiseptique idéal dépourvu des défauts que l'on reprochait communément aux antiseptiques.

Or on constate assez vite que ces substances, malgré leur puissance antiseptique, sont peu susceptibles de généralisation.

En effet, les essences sont mal solubles et par conséquent peu diffusibles dans les tissus.

En topiques permanents, elles rendront des services par les raisons suivantes :

Ce sont des substances actives par leur contact.

Elles émettent des vapeurs qui sont très antiseptiques et permettent de protéger une zone plus étendue que celle sur laquelle la substance est appliquée.

Certaines essences, parmi les plus puissantes, ont l'inconvénient d'être irritantes.

La plus puissante de ces essences est sans contredit *l'essence de cannelle.* Un pharmacien qui l'a beaucoup étudiée dans mon service, M. André, l'ayant trouvée, dans le commerce, souvent altérée par le contact de l'air et la lumière l'avait distillée avec soin, puis lui avait donné, après cette purification, le nom de *cinnamol* pour la distinguer de l'essence du commerce.

L'essence de cannelle avait une telle puissance antiseptique que j'ai pu en faire un topique régulier pour un bon nombre de grandes opérations.

Après les opérations j'appliquais sur la région opératoire un linge stérile bien enduit d'une pommade dont l'excipient était le *rétinol*, substance tirée de la colophane, très facile à stériliser et même un peu antiseptique.

Les formules des deux pommades que j'ai expérimentées, préparées par M. André, ont été les suivantes :

PREMIÈRE FORMULE.

Rétinol	75	grammes
Cire stérilisée	25	—
Cinnamol	1	—

DEUXIÈME FORMULE.

Rétinol	75	grammes
Cire stérilisée.	25	—
Essence de cannelle (cinnamol).	1	—
Naphtol β	1	—

Des linges stérilisés enduits de cette pommade ont pu protéger des plaies drainées qui n'ont été pansées que le septième, huitième et même onzième jour et se sont comportées de la façon la plus régulière et la mieux aseptique.

Dans ces cas la réparation s'est faite aussi vite, sinon plus vite que sous un pansement iodoformé.

Cette expérience aurait pu être poursuivie. Je ne l'ai mise de côté que parce que, pour moi, j'ai toujours trouvé que la chirurgie était plus simple autrement et que j'ai cherché à éloigner les complications qui pouvaient résulter de la multiplicité des topiques.

Topiques antiseptiques faibles et points irritants. — Mais j'ai eu encore recours à une autre forme des topiques essences et qui m'a paru d'un usage plus apte à être généralisé.

Je parle des essences employées comme antiseptique faible, mais non irritantes.

Des essences, autres que l'essence de cannelle, moins puissantes sont encore fort protectrices et j'en ai depuis longtemps associé quatre dans les formules suivantes.

Je recommande volontiers l'emploi du rétinol qui n'a que l'inconvénient de ne pas se trouver aisément et avec lequel j'avais formulé la pommade suivante :

Première formule.

Rétinol et cire	100 grammes
Essence de géranium. . .	de chaque XV gouttes
Essence d'origan. . . .	
Essence de thym	
Essence de verveine. . .	

DEUXIÈME FORMULE.

Vaseline pure	100 grammes
Essence de géranium . .	de chaque XV gouttes
Essence d'origan	
Essence de thym	
Essence de verveine. . .	
Naphtolate de soude. . . .	0,30 centigrammes

Cette pommade constitue un topique des plus intéressants.

Il est réellement antiseptique.

Il n'est pas irritant.

Il favorise en quelque sorte la réparation épidermique.

Bien conservé, si on ne le laisse pas se remplir de poussière il ne s'altère pas ou du moins seulement très lentement.

Il y a un cas spécial dans lequel l'emploi de ce topique est particulièrement précieux : c'est celui des lésions à grandes surfaces sous-épidermiques.

Traitement des brûlures. — On en trouvera le type dans les brûlures au second et au troisième degré, et dans les lésions de très grandes surfaces qui se produisent par une sorte de friction. Telles sont les lésions que se font si souvent en courses les cyclistes qui se *dévernissent* suivant leur expression pittoresque.

Les qualités spéciales de ce topique en font une sorte de spécifique des brûlures.

Surtout dans les cas où un traitement imprudent par des substances irritantes a été fait au préalable, ce topique fera vraiment merveille.

J'ai vu bien souvent mes internes qui en avaient observé les heureux effets venir en chercher des provisions dans mon service pour leurs malades.

Lors de mon passage à l'hôpital Beaujon qui était un véritable rendez-vous des cyclistes, cette pommade avait acquis parmi eux une telle réputation qu'ils venaient en chercher à l'hôpital aussitôt qu'un accident leur arrivait et refusaient de subir le pansement par aucun autre des topiques que leur offraient les médecins qui leur portaient secours.

Il faut, en pareil cas, si les surfaces ne sont pas par trop étendues, assainir le champ blessé par un lavage rapide avec un antiseptique puissant. Dans ces cas l'eau oxygénée au douzième pourra rendre de grands services.

Puis on applique un linge largement enduit de la pommade. On renouvellera le pansement fréquemment, tous les jours s'il y a beaucoup de sécrétion ; tous les deux jours si la sécrétion est moins abondante.

A l'époque de l'incendie du Bazar de la Charité j'ai littéralement sauvé la vie à deux femmes pour lesquelles j'ai été consulté alors qu'elles étaient dans l'état le plus grave et chez lesquelles j'ai fait remplacer tous les pansements par le pansement à la pommade aux essences. Les deux femmes pour lesquelles j'étais consulté étaient regardées par les médecins qui étaient auprès d'elles comme irrémédiablement perdues.

On remarquera que, lors de l'emploi de ces topiques, on peut continuer l'usage sans changer jusqu'au complément de la cicatrisation. Sous ce topique l'épiderme se reforme avec une activité que rien n'entrave.

Faut-il admettre qu'avec un pareil topique et avec des surfaces immenses traumatisées on réussisse à faire de l'antisepsie absolue et que, sous ces pansements, on ne trouve pas d'organismes ?

Certainement non. Il s'agit là d'une antisepsie incomplète. C'est une antisepsie de transaction.

Le topique antiseptique détruit sans doute tous les organismes redoutables pour la réparation, car le sujet n'a pas de fièvre, pas de malaise et la réparation se fait si rapide que l'on se prend à croire à une vertu spéciale de la pommade.

Il est probable que les substances que j'indique ne sont pas seules à avoir ces propriétés protectrices et bienfaisantes, car les brûlures sont les lésions pour lesquelles on a publié le plus de topiques spécifiques. La vogue de ces topiques est probablement plus méritée que ne l'ont pensé les médecins. Elle résulte simplement de ce que, dans les habitudes de la médecine, les brûlures sont traitées par des topiques qui ne valent rien. On laisse ainsi le champ bien libre aux manœuvres des empiriques qui connaissent par un hasard quelconque ou par tradition un topique utile à cette réparation ou même simplement inoffensif.

Dans l'exercice quotidien la connaissance de ces faits me paraît si importante que chaque année j'ai fait à mes élèves une leçon sur le pansement nécessaire aux lésions superficielles.

J'ai été le premier à coup sûr et presque le seul à employer de la sorte les essences en partant des recherches de Chamberland.

D'autres essences pourtant ont été employées en chirurgie. Je ne fais que les nommer parce qu'elles n'ont guère laissé de trace dans la pratique, malgré les très réelles qualités de quelques-unes d'entre elles.

L'essence d'eucalyptus est un antiseptique puissant.

Je l'ai employée pour imprégner la carbonate de magnésie qui forme partie de la poudre dont je remplis des sachets antiseptiques.

Je l'ai employée aussi alors que je faisais usage du spray pour mes pansements.

L'essence de Winter Green a été employée par mon collègue Perier. C'est un antiseptique puissant, malheureusement d'une odeur si pénétrante qu'elle devient réellement insupportable.

L'essence de thym et le thymol donnent une substance malheureusement peu soluble, mais puissamment antiseptique et qui n'a guère été employée qu'en combinaison avec d'autres substances.

XXI

SUBSTANCES ANTISEPTIQUES VULGAIRES ET ANTÉRIEUREMENT EMPLOYÉES

GOUDRON. — CRÉOSOTE. — GAÏACOL. — RÉSINES. — TÉRÉBENTHINE. — ESSENCE DE TÉRÉBENTHINE. — NAPHTOL. — SAVON. — PLOMB. — CRÉSYL. — ASSOCIATION DES ANTISEPTIQUES.

Il y a bien d'autres antiseptiques que ceux que je vous ai fait connaître, que je vous ai décrits en détail et dont j'ai voulu vous apprendre le maniement.

Il faut même bien savoir que beaucoup d'antiseptiques ont été employés de longue date, plus souvent sous une autre désignation que celle d'antiseptique. Il suffit d'étudier les faits pour reconnaître que leurs succès étaient précisément dus à leurs propriétés antiseptiques.

De ces substances je ne vous donnerai qu'une énumération rapide alors qu'elles mériteraient peut-être beaucoup mieux. Si j'écrivais un livre très complet sur les antiseptiques, je me reprocherais de ne pas m'y étendre plus longtemps. Mais j'ai voulu vous donner avant tout dans ces leçons des idées très précises sur la méthode antiseptique et je veux seulement faire envisager la possibilité de l'emploi d'autres substances qui pourraient être innombrables.

Je tiens pourtant, en vous faisant cette énumération, à attirer votre attention sur le fait suivant :

Beaucoup de ces substances ont joué dans la thérapeutique pré-antiseptique un rôle considérable qu'il ne faut pas négliger. Tenez-en compte, car une substance assez précieuse pour avoir déjà fait ses preuves, alors que l'on n'avait aucune indication scientifique pour la manier, a chance de vous donner des résultats bien supérieurs quand vous l'utiliserez en connaissance de cause pour des propriétés bien étudiées.

Goudron. — Il y aurait lieu de placer le goudron au premier rang des antiseptiques qui peuvent être utilisés en pratique.

Si les anciens ne connaissaient pas le goudron de houille, ils connaissaient très bien le goudron de bois et les Arabes l'ont grandement utilisé en chirurgie.

J'ai cité cette utilisation dans la technique chirurgicale des Kabyles pour la trépanation. Mais on retrouverait aisément son emploi en maintes autres circonstances.

Plus difficile à manier que les substances extraites du goudron, plus irritant d'une manière générale, le goudron rendrait pourtant de précieux services soit en application directe de la substance, comme je l'ai pratiqué bien des fois sur des surfaces très septiques, soit en imprégnation d'une substance absorbante ainsi qu'on l'a fait du reste souvent avec l'étoupe goudronnée, qui pourrait être en chirurgie de guerre une ressource très précieuse.

Comme antiseptique fixe il peut jouer un rôle considérable.

Créosote. — La créosote est une des substances antiseptiques les plus précieuses que l'on puisse manier. A l'époque à laquelle on commençait à connaître les désinfectants, la créosote avait été reconnue comme une des substances les plus puissantes pour arrêter les fermentations.

Nous l'avons employée dans des préparations anatomiques dont rien, semble-t-il, ne pouvait arrêter la putréfaction. Ce n'a donc pas été une surprise pour nous de constater que c'est un des antiseptiques les plus puissants.

Vous avez vu que pour les avortements, dans des cas où

la septicité intra-utérine est extraordinairement marquée, on obtient des résultats surprenants de l'imprégnation de la surface intra-utérine par la glycérine créosotée au cinquième ou au dixième.

Deux défauts gênent pour l'emploi de la créosote, sa causticité et son odeur pénétrante.

Sa causticité est atténuée par la glycérine, et je crois que ce doit toujours être l'excipient qui permettra de l'utiliser.

Mais il ne faudrait pas compter sur elle d'une façon exagérée, dans les cas où l'on craindrait l'irritation locale des plaies.

J'ai pourtant fait quelques essais assez intéressants, mais en pratique son utilisation après l'avortement est celle que je préconise le plus sérieusement.

Gaiacol. — Le gaiacol, que l'on extrait de la créosote, aurait des applications nombreuses aussi si son odeur n'était pas plus insupportable encore que celle de la créosote.

Il a l'avantage d'être anesthesiant. Sa toxicité est peu élevée, on pourrait donc reprendre son emploi.

Je ne donne pour ces substances aucune formule parce qu'à l'époque à laquelle j'ai fait mes recherches, celles-ci ont visé surtout de très mauvais cas ; j'ai utilisé des solutions trop fortes et je ne voudrais induire personne à reprendre les doses exagérées qui ont été employées dans ces essais qui pourtant n'ont donné aucun mauvais résultat. Le gaiacol peut être utilisé comme agent d'imprégnation et comme antiseptique fixe.

Résines. — Beaucoup de résines sont des antiseptiques précieux.

La plus répandue de toutes ces résines, la résine de sapin, a une action antiseptique très évidente et sous bien des formes, en association avec bien d'autres substances, simplement en poudre (colophane) elle a été bien souvent employée et a donné bien des succès.

Malheureusement elle a des propriétés irritantes très marquées, et même, lorsque Lister l'associa à l'acide phénique dans les gazes, où la résine jouait surtout le rôle de fixatif pour retenir l'acide phénique dans le pansement, la résine irritait souvent les plaies ; l'irritation était alors attribuée à l'acide phénique.

Aussi emploie-t-on souvent des produits extraits de la résine qui conservent ses propriétés antiseptiques, mais sont moins irritantes que la résine elle-même. La résine est l'antiseptique fixe avant tout.

Térébenthine. — La térébenthine que l'on extrait de la résine des sapins, est un des produits les plus anciennement employés de la pharmacopée. On la trouve dans presque toutes les anciennes formules pour le traitement des plaies.

Les formes les plus pures de la térébenthine, comme la térébenthine de Venise, sont parties essentielles de beaucoup des baumes composés qui étaient employés dans la chirurgie régulière ou de ceux dont les formules se transmettaient par tradition aux blessés et aux charlatans de toutes sortes. Comme toujours la térébenthine était associée à des substances inoffensives ou bizarres auxquelles on attribuait des vertus qui étaient le propre de cet excellent antiseptique, antiseptique fixe.

Essence de térébenthine. — L'essence de térébenthine a été employée à une époque déjà ancienne et elle a joui d'une faveur méritée à tel point que bien des formules de cicatrisants lui ont fait une place.

Je m'en sers, on l'a vu, comme stérilisant définitif du catgut, et je crois que rien ne saurait être plus précieux à cet égard.

On a considéré la térébenthine comme une substance tellement irritante qu'elle peut, employée en certaines conditions, déterminer la suppuration aseptique.

Je n'y contredis pas, n'ayant point fait d'expériences contradictoires à proprement parler. Toutefois, utilisant le catgut encore fort imprégné d'essence de térébenthine, je ne l'ai jamais vu provoquer un phénoméne d'irritation.

La solution de substances huileuses dans la térébenthine serait absolument indiquée pour faire des topiques nécessaires à une protection extemporanée. L'essence de térébenthine peut être employée comme antiseptique fixe, comme agent de lavage, comme agent de stérilisation.

Naphtol. — Le naphtol qui a joué en médecine un rôle si important pourrait être utilisé en chirurgie.

Chose singulière, dans les essais qui ont été faits il a été trouvé si irritant et si insoluble que les formules nécessaires pour son utilisation ont été difficiles à réaliser.

On s'est adressé alors à des dérivés, à des naphtolates. Le naphtolate de soude en particulier, étudié par le Dr Berlioz, de Grenoble, sous le nom de *microcidine*, a eu une véritable vogue.

Malheureusement il participe un peu des défauts du naphtol. Il est irritant à doses élevées, et à doses trop faibles il n'est pas suffisamment antiseptique.

Aussi je l'ai peu utilisé seul. Je m'en suis servi surtout en combinaison avec les essences et seulement à titre d'antiseptique faible.

Mais je conçois qu'on puisse le recommander pour un usage plus général. C'est en somme un agent de lavage. Il devient antiseptique fixe en associations.

Savon. — Un fait a paru beaucoup étonner les expérimentateurs qui l'ont étudié, c'est que le savon est à proprement parler un antiseptique.

Il est un antiseptique d'autant meilleur que la température à laquelle on l'emploie est plus élevée.

De nombreuses expériences ont été faites sur lesquelles nous n'avons pas à insister, qui peuvent démontrer que les actes de lavages et de lessivages peuvent être des œuvres de stérilisation très parfaites. Cette œuvre est d'autant plus parfaite que la même substance, dissolvant et ramollissant les parties, empêche l'effet de ces coagulations de matières albuminoïdes qui protègent les microbes contre la stérilisation physique due à la chaleur et même contre d'autres agents physiques.

Toutes les substances qui peuvent favoriser l'action du savon, le carbonate de soude par exemple et surtout le quillaya saponaria, augmentent encore cette puissance antiseptique ; et en nombre de circonstances on aurait tort de négliger ce supplément de valeur stérilisante.

La valeur antiseptique du savon n'a pas été prise suffisamment en considération pour certaines actions très précieuses.

Ce n'est pas seulement pour la purification des tissus ou des substances de pansement que le savon peut être employé, mais il peut jouer un rôle considérable pour certaines stérilisations et en particulier pour la stérilisation de certaines cavités.

Si par exemple vous voulez stériliser la cavité vaginale vous obtiendrez de l'application d'une solution savonneuse chaude et concentrée une préparation très parfaite, si parfaite que vous pourriez à la rigueur n'employer après la solution savonneuse aucun autre antiseptique.

On conçoit dès lors aisément comment pour la préparation d'une région opératoire, quand on a fait le nettoyage de la région avec une eau savonneuse, avec la teinture de quillaya employée à une température élevée, il est inutile de multiplier les cérémonies compliquées. L'application très passagère d'un antiseptique puissant suffit et au delà à stériliser la région.

Plomb. — Les sels de plomb ont une valeur microbicide qui a été utilisée autrefois et sur laquelle on n'est pas revenu.

Goulard avait consacré aux actions thérapeutiques du plomb des livres entiers et son observation clinique est très curieuse.

L'action microbicide des sels de plomb est évidente et leur action thérapeutique peut lui être rattachée.

J'ai fait pour ma part un certain nombre d'expériences très heureuses sur cette action thérapeutique.

J'estime en particulier que l'on tirerait un parti très favorable de l'action du plomb sur le bacille de la tuberculose.

Au moins l'action directe et bienfaisante du plomb sur les lésions tuberculeuses est très manifeste et il y a lieu d'en tenir un grand compte.

Crésyl et crésylates. — Le crésyl et les crésylates demanderaient des citations assez importantes. On ne les a peut-être pas utilisées en chirurgie autant que ces substances le mériteraient.

Mais à titre de désinfectant leur usage s'est rapidement généralisé.

Ce sont des substances à l'action un peu brutale. Mais elles sont peu toxiques, et leur action pourrait sans doute être régularisée.

Combinaison des antiseptiques. — La somme de leurs actions est plus puissante que ne semblerait indiquer l'addition de chacune de leurs puissances antiseptiques. C'est là un principe qui n'est pas très connu et qui pourtant peut être l'origine de très bonnes compositions topiques.

On peut en formuler de diverses façons à l'instar des pommades complexes dont j'ai donné les formules.

Plusieurs topiques existent ainsi à l'état de spécialité. La plus connue peut-être est le vinaigre de Pennès qui constitue un topique fort précieux.

Ces associations permettent de diminuer la quantité absolue de l'antiseptique employé.

J'ai fait ainsi une poudre antiseptique et absorbante dans laquelle quatre des substances constituantes sont des antiseptiques de puissance variée.

J'ai essayé d'associer entre eux certaines substances, le sublimé et l'acide phénique, l'eau oxygénée et le chlorure de zinc.

Toutes ces associations pourraient donner des résultats utiles.

J'ai fait des essais multiples. Mais pour beaucoup je les ai abandonnés surtout parce que j'ai le goût personnel de simplifier la chirurgie tant que la chose est possible et réellement utile.

Mais je reconnais que pour les quelques formules que j'ai adoptées, pour certaines spécialités pharmaceutiques, ces mixtures d'antiseptiques variés présentent des avantages très sérieux que l'on aurait tort de ne pas utiliser.

XXII

SUBSTANCES ABSORBANTES A PLACER A LA PÉRIPHÉRIE D'UN PANSEMENT

Une des caractéristiques des pansements modernes est certes dans les masses de matières absorbantes dont on enveloppe les plaies. Les chirurgiens aseptiques estiment que ces masses, auxquelles ils donnent un énorme développement, protègent contre les infections du dehors sans qu'il soit utile que la masse ait un caractère antiseptique. Nous estimons que si tout ce qui est au voisinage immédiat de la plaie doit constituer une protection antiseptique, cette nécessité devient moindre à mesure que l'on s'éloigne de cette plaie. On conçoit donc très bien le pansement fait par une substance antiseptique enveloppée d'une masse absorbante simplement stérilisée.

Toutefois l'observation microscopique s'unit à l'expérience clinique pour montrer qu'il vaut toujours mieux que ces masses, même éloignées de la plaie, aient encore une certaine valeur antiseptique. Il n'y a pas sans doute à exiger que cette puissance antiseptique soit ni absolue ni très énergique. Mais il faut qu'elle existe pour mettre le pansement dans les conditions de résistance suffisante pour que le rôle protecteur de ce pansement puisse se prolonger d'une façon utile à la perfection d'une réparation la moins troublée possible par d'inutiles changements de pansements.

Dans ma technique personnelle le pansement est constitué essentiellement par les pièces suivantes :

Une petite quantité de gaze iodoformée peu chargée;

Des sachets absorbants ;

Une masse de ouate de tourbe ou de la ouate stérilisée.

Sachets absorbants. — J'ai pendant plus de vingt années employé les sachets sans leur trouver d'inconvénients. Ils sont constitués :

Par une compresse de gaze, stérilisée en la faisant bouillir dans de l'eau phéniquée faible ;

Par la poudre suivante :

Iodoforme impalpable	250	grammes
Poudre de quinquina.	250	—
Poudre de benjoin.	250	—
Carbonate de magnésie	250	—
Essence d'eucalyptus pour imprégner le carbonate de magnésie.	25	—

Dans cette poudre, la masse absorbante, représentée par la poudre de quinquina et le carbonate de magnésie, est infiniment plus légère que les deux autres substances et forme par conséquent la substance abondante.

On pouvait objecter autrefois qu'une semblable masse était difficile à stériliser ; c'est aujourd'hui tout à fait facile. Il en résulte que pour un pharmacien soigneux ces sachets absorbants sont très faciles à préparer. Je puis dire que mon expérience hospitalière à leur sujet a été très étendue et très favorable.

Elle était fort économique, car lorsque j'avais à ma disposition les sachets, j'employais une quantité insignifiante de gaze iodoformée. Quand je n'ai pas ces sachets, je suis obligé de mettre une épaisseur de gaze iodoformée un peu plus considérable. On conçoit très aisément qu'il soit très facile de trouver des sachets du même ordre, composés d'autres substances pourvu que celles-ci ne soient pas toxiques. Je ne vois pour ma part aucun inconvénient à ce qu'on en varie la teneur.

Cette variation pharmaceutique est d'autant plus facile

aujourd'hui que l'on sait stériliser des substances sans avoir recours à la chaleur ou du moins sans avoir recours aux températures très élevées qui paraissaient indispensables il y a quelques années.

La tyndalisation d'une part, l'usage des étuves à températures modérées dans lesquelles on injecte des vapeurs de formaldéhyde seront de très grandes ressources pour ces préparations à la fois très économiques et très sûres.

Ouate de tourbe. — La ouate de tourbe, substance des plus précieuses, a été introduite dans la pratique par le Dr Redon, alors chirurgien militaire. Elle aurait dû jouer dans la chirurgie moderne un rôle considérable qu'elle n'a pas joué parce qu'étant une invention trop française, elle n'a pas séduit suffisamment les chirurgiens français auxquels nous l'avons conseillée sans relâche.

On sait que la tourbe est une substance ayant une petite valeur antiseptique. Elle arrête ou ralentit un bon nombre de fermentations et prévient le phénomène de la putréfaction dans un grand nombre de cas.

S'appuyant sur l'emploi très ancien de la tourbe dans le pansement des plaies et sur l'usage moderne préconisé par un bon nombre d'auteurs, le Dr Redon chercha à extraire de la tourbe une substance cardable qui pût lui donner quelque chose de comparable à la ouate. Il l'obtint en traitant des tourbes analogues à celles que l'on emploie pour la litière des chevaux et qui se trouvent surtout dans certaines tourbières de Hollande.

Il stérilisa la ouate de tourbe cardée par le passage à des températures élevées qu'elle supporte sans se modifier (plus de 175°). Puis il employa cette ouate de tourbe comme agent de pansement.

Comme agent de pansement direct c'est une substance assez médiocre. La ouate de tourbe serait susceptible d'une préparation très fine. Mais pour la préparation commune elle reste brisante, un peu trop grossière pour le pansement direct.

Elle a des inconvénients aussi manifestes et peut-être un peu plus gênants que ceux de la ouate de coton employée comme topique direct. Mais comme topique de complément, comme substance absorbante, elle est infiniment supérieure à la ouate de coton.

Elle lui est encore bien supérieure en ce qui concerne son élasticité qui lui permet de transmettre une pression constante aux parties sous-jacentes et donne à l'enveloppement des membres une tenue tout à fait favorable.

Il en résulte que si l'on doit faire sur un membre une opération qui donnera lieu à un écoulement considérable, susceptible d'imprégner la profondeur du pansement, aucune substance ne saurait rendre les mêmes services que la ouate de tourbe.

Chez un grand nombre d'opérés de toutes sortes, pour des lésions osseuses, pour des lésions articulaires qui conservaient des foyers osseux et articulaires largement ouverts par un drainage considérable, je retardais le pansement pendant des périodes très longues et cela sans jamais voir la plus petite infection secondaire.

Ajoutez à cela que me servant ainsi d'une substance élastique et de beaucoup de tenue j'épargnais à la plupart de mes opérés l'appareil inamovible.

La résection du coude, du poignet, de l'articulation scapulohumérale, est faite sans appareil inamovible. Je modèle en quelque sorte des appareils souples, mais suffisamment résistants.

Aucune substance ne pourrait, que je sache, donner de semblables résultats. Je ne connais non plus aucune matière qui puisse être à la fois absorbante et antiseptique à ce degré.

Sans doute à l'heure actuelle elle est si peu employée qu'on a presque peine à s'en procurer. Mais par contre je ferai remarquer que si on a quelque crainte de n'avoir entre les mains qu'une substance préparée de longue date et exposée à des contaminations non prévues il est bien facile de la stériliser à nouveau, car elle supportera, sans altération aucune, les températures les plus élevées que vous voudrez lui infliger dans l'autoclave.

Ouate de coton. — Il ne faudrait pas admettre que la ouate de coton soit une substance impeccable. Sans doute la transformation d'une ouate ordinaire en ouate hydrophile a quelques chances de stériliser une ouate ordinaire. Au moins nous l'admettons sans connaître exactement les manipulations que lui font subir les différents préparateurs qui fournissent ces ouates.

Mais cela ne suffit pas. Employant de ces ouates, en bon nombre de circonstances, nous constations bien, sans qu'il fût besoin de recourir à des confirmations microscopiques, que ces ouates s'infectent avec une extraordinaire rapidité et infectent les plaies.

Si vous voulez faire directement sur une plaie ou à peu près directement par-dessus l'application d'une compresse antiseptique très mince, une application de ouate, il faut non seulement la stériliser par la chaleur à haute température, mais il faut que cette stérilisation ait été toute récente.

Non seulement la ouate contient beaucoup de germes non négligeables, mais elle a une propriété très fâcheuse au point de vue de l'enveloppement des plaies. Aussitôt qu'elle s'infiltre de liquide elle ouvre une voie extraordinairement facile pour la propagation des phénomènes de putréfaction et de fermentation quelconques, c'est un véritable milieu de culture.

En d'autres termes, si vous avez comme masse protectrice la ouate de coton simplement stérilisée, il faut, d'une part, avoir de la ouate rigoureusement stérilisée ; il faut, d'autre part, en avoir des épaisseurs considérables. Il faut, enfin, la laisser séjourner fort peu de temps et la changer fréquemment.

Pour préciser les faits, supposez un pansement fait à la ouate de tourbe, vous constatez une imprégnation très étendue de la surface du pansement par d'énormes infiltrations sanguines qui le traversent. Cela sera sans conséquences si votre pansement a quelque épaisseur. Vous pouvez laisser le pansement en place des jours et des semaines, suivant les cas.

Si votre protection n'est faite que par de la ouate de coton, si bien stérilisée soit-elle, à la première apparition d'une tache sur le pansement changez toute la masse de ouate. Celle-ci s'empoisonnera rapidement et à défaut du témoignage du microscope, l'empoisonnement de toute la profondeur du pansement se traduirait bientôt par des odeurs d'une fétidité qui ne vous laisserait pas de doute.

Vous pouvez obvier à ces inconvénients par diverses pratiques, si vous n'avez à votre disposition que de la ouate de coton.

J'ai utilisé des procédés divers comme moyens de fortune.

Vous pouvez interposer entre les couches de ouate une poudre antiseptique.

J'ai employé à cet usage :

1° La poudre que je mets dans mes sachets ;

2° La poudre d'acide benzoïque ;

3° La poudre d'acide salicylique.

On pourrait en employer d'autres. Il faut, bien entendu, qu'aucune des poudres employées ne soit toxique ou capable de fuser vers la peau après avoir été dissoute dans les liquides de la plaie.

J'ai employé l'imprégnation par un liquide antiseptique.

Imprégnez la ouate d'eau phéniquée faible, mais essorez-la bien et appliquez votre ouate à peine humide.

Il faut alors que les dernières couches de ouate soient sèches, sans quoi la pression du pansement risquerait d'être trop forte.

Il y a sans doute bien d'autres substances avec lesquelles vous pourriez faire l'imprégnation. Je vous rappelle toutefois que les pansements ainsi constitués ne sont pas faits pour séjourner bien longtemps inchangés.

Ouates imprégnées du commerce. — Vous serez obligés, en

maintes circonstances, d'accepter des ouates tout imprégnées, toutes préparées par le commerce.

Rejetez d'une façon absolue celles qui ont été préparées au sublimé. Leur imprégnation n'a aucune valeur.

La ouate salicylée est beaucoup plus utile; cependant, autant que possible, ne la mettez pas trop directement en contact avec une ligne de réunion.

En règle générale défiez-vous des gazes qui passent pour être inoffensives. Elles ont été souvent essayées sur des plaies plus ou moins infectées. Elles ont surtout été placées sur des plaies qui ont partiellement suppuré sans qu'on s'en soit inquiété et la perfection de la réparation n'a pas été du tout le critérium qui a permis au fabricant d'affirmer l'excellence de son produit.

Sans que je veuille m'attacher à chacun de ces produits spéciaux, je tiens à dire que j'en ai essayé un bon nombre et que j'ai obtenu assez souvent de leur emploi des phénomènes d'irritation qui m'étaient inconnus avec les pièces de pansement que j'emploie d'habitude.

Les substances absorbantes employées en place de la ouate ont été fort nombreuses.

L'étoupe, le jute, la ouate de bois, l'étoupe goudronnée des vieux cordages, le papier et la pâte de papier sont autant de substances que l'on a utilisées, puis abandonnées.

Sans doute nous avons une quantité de substances qui nous permettent de nous en passer. Pourtant il faut réfléchir que toutes ces substances ont été utilisées, puis abandonnées surtout à une époque à laquelle les procédés de stérilisation étaient fort imparfaits.

Aujourd'hui nous sommes dans des conditions opposées et il en résulte que bien des substances absorbantes d'origine suspecte et d'utilité douteuse pourraient maintenant être employées avec avantage.

Gaze. — C'est la gaze qui en chirurgie est le plus souvent employée comme topique direct.

Les chirurgiens aseptiques emploient de la gaze stérilisée. J'emploie, moi, le plus souvent de la gaze iodoformée légèrement imprégnée.

Mais vous pouvez trouver dans l'industrie des gazes assez variées comme imprégnation dont les unes ont peu de valeur comme la gaze boriquée, et d'autres sont imprégnées d'antiseptique sérieux.

J'ai une expérience assez étendue de la gaze salicylée que je considère comme un très bon topique, moins maniable que la gaze iodoformée, mais que j'emploie volontiers surtout dans les cas où l'iodoforme est mal supporté. J'ai observé que très habituellement la peau qui supporte mal l'iodoforme, supporte bien l'acide salicylique.

Il n'en est pas de même de la gaze au salol. Je l'ai souvent employée parce que je redoutais une intoxication générale par l'iodoforme. Chez ces sujets, en effet, je supprimais l'intoxication iodoformée, mais s'il y avait de l'irritation locale par l'iodoforme j'ai habituellement remarqué que les patients ne supportaient pas le salol mieux que l'iodoforme.

Je note en passant du reste ce que je n'ai cessé de vous répéter : c'est que le salol est une des substances les plus mal supportées par la peau. C'est une de celles qui donnent le plus d'éruptions traumatiques au point qu'on devrait en proscrire l'emploi direct sur la peau d'une façon absolue, ce que j'ai fini par faire une fois que j'ai eu une expérience personnelle de cette substance tant vantée.

Lint boriqué. — Une substance absorbante qui a joué autrefois un rôle considérable dans la chirurgie de Lister est un peu oubliée aujourd'hui et probablement à tort : le *lint boriqué*. A l'époque à laquelle on avait une grande confiance dans l'acide borique, le lint boriqué était fort employé comme topique donnant toutefois des résultats assez irréguliers.

Sa fabrication était fondée sur la propriété qu'a l'acide borique de se dissoudre en proportions considérables dans l'eau à mesure que l'on élève la température du liquide de

0 à 70 degrés. Quand on a fait saturer une masse d'eau, à 70 degrés, d'acide borique on y trempe le lint qui se laisse imbiber d'une masse de liquide puis on le laisse sécher et refroidir et le lint reste imprégné de cristaux d'acide borique, cristaux très doux, et l'étoffe peut être employée en topique direct.

C'est en effet un topique très bien supporté par la peau. Il n'avait qu'un inconvénient c'est que le lint boriqué était facilement sali par des poussières. Mais aujourd'hui que les stérilisations sont si faciles, le lint boriqué supportant tous les modes de stérilisation, on ferait bien de recourir à nouveau à ce genre de topique. Pour tous les cas dans lesquels on ne fait pas de drainage l'usage direct du lint boriqué rendrait évidemment de précieux services.

Conservation des substances antiseptiques. — Je fais en terminant une remarque. Non seulement on stérilise aujourd'hui toute substance pharmaceutique ou topique, mais on sait la conserver sans atteinte possible des microbes extérieurs. Des boîtes spéciales pour les poudres, des vessies métalliques pour les pommades, des vases protégés pour les liquides empêchent toute contamination.

XXIII

SPRAY OU PULVÉRISATION

L'opération faite sous la protection d'un jet d'eau phéniquée pulvérisée est un anachronisme aujourd'hui, et pourtant cette pulvérisation a joué dans l'évolution de la chirurgie antiseptique un rôle considérable. J'estime qu'il m'est impossible de ne point vous en dire un mot, ne fût-ce qu'au point de vue de l'histoire du développement de la chirurgie moderne que vous ne pouvez ignorer.

Lister, redoutant pour la plaie qu'il ouvrait l'accès des germes atmosphériques, avait imaginé de capturer ces germes volants par un brouillard antiseptique qui devait les détruire.

Les données du problème étaient les suivantes :

Couvrir le champ opératoire d'un brouillard qui ne permît la chute d'aucune poussière sans la neutraliser.

Le brouillard devait être assez fin pour ne pas mouiller continuellement la région et les parties environnantes.

Il ne devait pas gêner l'opérateur, en obscurcissant sa vue ou en l'intoxiquant.

Après des essais de toutes sortes, sur lesquels il est inutile de revenir aujourd'hui, Lister avait adopté un pulvérisateur à vapeur.

Je procédai de même et je fis de mon côté un pulvérisateur à vapeur construit sur les mêmes principes et qui a joué un rôle considérable en chirurgie.

Vous trouverez mon pulvérisateur à vapeur sur tous les catalogues d'instruments de chirurgie. On le consacre à des usages très différents de ceux pour lesquels il avait été construit, mais on lui demande une aide importante.

Une chaudière en miniature, munie d'une soupape de sûreté, donne un courant de vapeur qui passe par un orifice très fin, vient buter à angle droit sur un bec de même forme que celui de la sortie de la vapeur et le jet de celle-ci entraîne dans l'autre bec par aspiration un liquide dans lequel un tube est plongé.

C'est à la jonction des deux becs que se forme le jet de liquide pulvérisé qui contient à peu près par pnrties égales le liquide de la chaudière et le liquide aspiré dans un vase placé en-dessous.

En un mot, le liquide pulvérisé est le liquide du vase dédoublé par l'eau du jet de vapeur.

Si le pulvérisateur est bien construit, le jet de liquide pulvérisé ne mouille pas, ou du moins il mouille d'une façon insignifiante.

Si on a placé dans le vase situé en bas de l'eau phéniquée forte on a un liquide pulvérisé qui n'est ni gênant, ni irritant.

Ce liquide peut-il neutraliser les germes de l'atmosphère ?

Il est bien probable, étant donné ce que nous savons aujourd'hui de l'action des antiseptiques sur les germes atmosphériques, que l'action stérilisante de la pulvérisation sur les germes n'était pas bien énergique.

Mais il est probable aussi que le liquide pulvérisé bien dirigé entraînait ces germes au delà de la région opératoire et la protégeait d'une façon toute mécanique.

J'ai bien longtemps utilisé, pour la pulvérisation, de l'eau additionnée de teinture d'eucalyptus dont la puissance antiseptique devait être bien modérée, mais donnant pourtant des résultats tout à fait comparables à ceux que l'on obtenait avec l'eau phéniquée.

Je crois donc pour ma part que l'action de la pulvérisation était plutôt une action mécanique qu'une action chimique et antiseptique. Mais pourtant je ne puis m'empêcher de croire que l'action protectrice était réelle.

Au cours d'une opération, elle n'était pas indispensable sauf peut-être pour certaines opérations de chirurgie abdominale et pour la protection des grandes articulations.

Mais en ce qui concerne les *pansements*, elle était à coup sûr très efficace. A partir de l'époque à laquelle les élèves ont perdu l'habitude à l'hôpital d'utiliser le pulvérisateur pour tous les pansements dans les salles, les accidents secondaires des plaies se sont multipliés. Il a fallu avoir recours à des artifices pour protéger suffisamment les plaies contre la chute des germes atmosphériques.

Je suis arrivé pour ma part à éviter ces complications en pansant beaucoup plus vite, en recouvrant immédiatement la partie des plaies que j'exposais avec un linge antiseptique humide.

En somme la suppression de la pulvérisation, au lieu de simplifier la besogne du chirurgien, me paraît plutôt l'avoir compliquée.

Pour les opérations, elle m'a amené à user des antiseptiques de lavage un peu plus que je ne le faisais antérieurement.

Le spray n'est peut-être pas d'une nécessité absolue, mais on ne peut méconnaître si on réfléchit que sa suppression a supprimé une sécurité.

L'existence de germes dans l'atmosphère ne peut plus être discutée aujourd'hui après les expériences si précises de M. Quénu. On peut différer sur les moyens à opposer à leur chute, mais il est incontestable que, dans le milieu des salles hospitalières surtout, ils sont abondants et nullement inoffensifs.

La difficulté à vaincre est de les supprimer sans employer un moyen nuisible au patient ou au chirurgien.

Le spray était probablement plus efficace et aussi plus inoffensif qu'on ne l'a dit, surtout en l'employant au point de vue de son action mécanique.

Quant à l'action topique et antiseptique directe sur les tissus qu'on lui a attribuée, il est probable qu'elle est bien peu efficace. On se demande comment il pourrait en être autrement.

Cependant c'est cette action directe supposée qui a inspiré la pensée d'utiliser la pulvérisation pour les désinfections des locaux.

On ne s'est pas contenté d'imaginer qu'on pouvait désinfecter une chambre, avec la pulvérisation d'un liquide non offensif pour ceux qui l'occupaient, on a admis qu'on pouvait désinfecter les objets par l'utilisation d'un liquide pulvérisé et surtout par la pulvérisation de la solution de sublimé.

Or cette idée bizarre qui a consisté à pulvériser sur des substances organiques une substance dite antiseptique, mais qui subit une décomposition immédiate aussitôt qu'elle est en contact avec ces matières organiques, a eu depuis vingt années un succès si considérable qu'elle a constitué la seule méthode dite de désinfection officielle.

Il est arrivé que tandis qu'on abandonnait en chirurgie l'utilisation du spray, qui pouvait jouer un rôle utile, on adoptait une pratique ridicule qui, pour quiconque connaissait un peu les antiseptiques, ne pouvait donner aucun résultat.

L'étude de l'antisepsie montre continuellement de ces inconséquences dues tout simplement à ce qu'on n'invente pas l'antisepsie par le seul fait que l'on possède quelques vagues notions sur la qualité antiseptique des substances chimiques.

XXIV

ONGUENT NAPOLITAIN

Je vous ai dit tant de fois qu'il faut bien se garder de tout vouloir improviser dans la chirurgie antiseptique, que, dans les observations si complexes que nous avons à faire il faut savoir tenir compte de l'expérience du passé, que j'ai quelque scrupule de vous le répéter encore. Cependant, pour les hommes qu'une longue expérience a mis à même de comparer leur œuvre avec celle du passé, il n'y a pas de vérité plus évidente et plus importante et je ne saurais trop vous engager à faire appel non seulement aux études de notre temps, mais à ne négliger aucune de celles que les auteurs précédents, modernes ou anciens, ont pu faire connaître.

Je vous ai cité de nombreux exemples de cette nécessité des études cliniques. Aujourd'hui, je vous donnerai un exemple nouveau du grand parti que vous pouvez tirer de cette étude bien conduite, en vous exposant l'usage précieux que vous pouvez faire d'un vieux médicament que vous trouverez parfaitement inconnu des chirurgiens de l'École Moderne, qui imaginent qu'ils vont refaire la chirurgie à l'eau claire en la modernisant.

Vous m'avez vu utiliser cette substance comme un topique précieux dans une foule de conditions différentes : je veux parler de l'onguent napolitain.

L'onguent napolitain ou onguent mercuriel double, est un médicament de composition simple, mercure éteint dans l'axonge. Depuis bien longtemps, l'onguent napolitain occupe la première place parmi les substances dites *fondantes*. L'observation est séculaire, relativement à ses propriétés fondantes. On avait vu que les parties tuméfiées par l'inflammation diminuent et que la résolution peut suivre l'application de l'onguent napolitain. On avait vu que des parties largement ulcérées se cicatrisent sous son action topique.

Au XIXe siècle, où il était de mode de critiquer tout ce que les anciens avaient fait et d'opposer un pseudo-raisonnement contradictoire aux observations pratiques les plus anciennes, certains chirurgiens ont fait des charges violentes contre les fondants. Incapables de donner une explication théorique, chimique ou physiologique de leur action, ils ont trouvé très simple de la nier. C'est ainsi que Malgaigne avait des auditeurs crédules qui ont beaucoup ri de cette plaisanterie douteuse, qu'il disait avec son accent nasillard. « *Les onguents fondants, ainsi nommés parce qu'ils fondent sur la peau.* »

Pour ma part je connaissais trop bien, par les anciens, l'action clinique des fondants et de l'onguent mercuriel en particulier, pour ne pas songer, dès que j'ai fait mes études sur les antiseptiques que, sur ce point comme tant d'autres, les anciens, qui n'étaient pas plus bêtes que nous, mais qui étaient d'excellents observateurs, avaient bien vu, que cette action fondante, très réelle et bien observée, n'était probablement qu'une action antiseptique, une action microbicide, le mercure étant la base d'une quantité de substances microbicides.

Aussi j'ai cliniquement étudié l'action de l'onguent mercuriel en une foule de circonstances, en l'employant comme topique sur certaines lésions non ouvertes et sur bien des lésions en pleine suppuration.

Or j'avais vu que peu de substances sont de ressource plus précieuse que celle-ci, en une foule de cas. Si je n'ai pas eu l'occasion d'étudier directement la qualité précise et scientifique de son action microbicide, j'ai estimé qu'il était impossible, d'après la clinique, de ne pas l'admettre.

Or voici que, pour l'histoire de l'onguent napolitain, un fait capital vient de se produire, et je le prends comme un témoignage que l'étude scientifique de l'onguent napolitain nous mènera à l'explication des succès séculaires de cette substance *fondante*, malgré les plaisanteries surannées de Malgaigne.

Au cours de leurs inoculations de syphilis à l'Institut Pasteur, MM. Metchnikoff et Roux ont constaté que si on applique l'onguent mercuriel sur les plaies d'inoculation, l'inoculation échoue toujours. D'autres substances n'ont pas le même effet. En particulier, le sublimé en solution *n'a aucune action.*

Cette expérience m'a beaucoup frappé parce qu'elle apportait une vérification scientifique de l'action si puissante de l'onguent mercuriel comme microbicide. C'est évidemment cette action microbicide, dont nous n'avons pas étudié le mécanisme ou l'action directe sur des microbes en particulier, qui explique les actions thérapeutiques si remarquables de ce vieux médicament.

Sans doute, cette action microbicide ne se produit pas dans des conditions identiques avec celles que nous avons coutume d'utiliser lorsque nous faisons de l'antisepsie complète et absolue sur une plaie neuve. Mais il est indispensable qu'il en soit ainsi au cours de toutes *manœuvres* chirurgicales que nous avons occasion de pratiquer. Il y a des cas où nous devons, malgré nous, nous contenter d'une antisepsie relative, qui joue un rôle capital dans les phénomènes d'une réparation encore satisfaisante.

Dans la circonstance même de l'expérience de l'Institut Pasteur, il est vraisemblable que l'onguent qui a tué le microbe de la syphilis, a laissé subsister d'autres microbes qui, sans gêner la réparation définitive de la plaie, florissaient pourtant dans une plaie qui a fait sa réparation malgré quelques éléments microbiens.

Il est vraisemblable qu'en toutes circonstances, c'est à une sorte d'action élective du mercure de l'onguent napolitain que nous devons l'influence bienfaisante sur la réparation.

En effet, appliquez une couche d'onguent napolitain sur une plaie suppurant chroniquement. Si cette plaie était d'origine syphilitique, c'est avec une grande rapidité que vous voyez la suppuration tarir et la cicatrisation survenir.

Mais, qu'il s'agisse de toute autre suppuration chronique, même si vous ne voyez pas la même rapidité d'évolution de la plaie vers la guérison, vous voyez très vite une heureuse modification se produire ; si bien que, là où vous deviez, pour l'abondance de l'écoulement, faire un pansement quotidien et quelquefois biquotidien, vous pourrez bientôt ne plus panser que tous les deux jours ou plus rarement encore.

En même temps, les signes périphériques de l'inflammation, la tuméfaction, la rougeur, vont disparaître et la marche vers la guérison va se produire.

Mais, direz-vous, il faut donc panser avec l'onguent mercuriel une plaie ouverte, à suppuration chronique plus ou moins abondante. A coup sûr, et, si vous le faites avec mesure et en surveillant le sujet, vous n'en aurez aucun inconvénient.

Pour les ulcérations d'origine tuberculeuse en particulier, vous verrez cicatriser rapidement des plaies qui depuis des mois ont été traitées en vain par des topiques de toutes sortes et en particulier par des topiques antiseptiques, tant il est vrai que l'usage irrationnel et anticlinique des antiseptiques, n'a rien à voir avec la méthode que Lister nous a enseignée.

Supposez donc que vous ayez affaire à des ulcérations tuberculeuses suppurantes du cou ou des aines, de ces lésions qui résistent à tous les traitements topiques, pansez-les avec un linge stérilisé enduit d'onguent napolitain. Vous les verrez rapidement se métamorphoser en même temps que la suppuration diminuera.

Si vous touchez, de temps en temps, les bourgeons exubérants, discrètement, avec une solution de chlorure de zinc à 10 0/0 vous obtiendrez des résultats qui émerveilleront le malade et le médecin qui depuis longtemps les traitait sans succès.

Je vous ai montré, il y a un peu de temps, un sujet chez lequel un collier de ces ulcérations enveloppait tout le cou et qui avait suppuré pendant dix-huit mois. Il a guéri en moins de trois mois, et depuis des années n'a jamais rien eu dans la même région quoiqu'il ait eu quelques poussées ganglionnaires qui ont toujours cédé à l'action topique de l'onguent mercuriel.

C'est en effet que l'onguent mercuriel est un topique antiseptique qui agit directement sur une plaie superficielle, mais à coup sûr aussi pénètre les tissus pour exercer son action microbicide. C'est en cela que son action fondante invoquée par les anciens auteurs est réelle.

Notez, que le fait pour n'être ni admis ni même connu de bien des gens insuffisamment cliniciens, n'en est pas moins réel.

Si vous voulez avoir une preuve de cette action profonde d'un antiseptique par une expérience clinique où l'action *est vue* en quelque sorte, choisissez un sujet qui ait une vaste angioleucite du membre inférieur ou du membre supérieur à la suite d'une plaie septique. Oignez toute la surface rouge avec une solution huileuse d'acide phénique. Prenez pour cela une solution au dixième et plutôt au cinquième :

Phénol absolu	20	grammes
Huile d'olives	100	—

Vous verrez la rougeur disparaître en vingt-quatre heures.

En même temps, la fièvre tombe, ce qui témoigne de la vive action de l'antiseptique traversant les tissus au-dessous de la peau. La guérison évolue plus ou moins vite, ordinairement très rapidement.

Or c'était un fait bien connu des anciens chirurgiens que

cette même action résolutive et profonde se produit avec l'onguent napolitain. Il faut noter toutefois que l'action de l'huile phéniquée est plus *rapide* dans ce cas particulier de l'angioleucite. Mais elle est moins *profonde* que celle de l'onguent mercuriel en d'autres cas.

Oignez avec l'onguent mercuriel un membre envahi par un phlegmon profond et vous constaterez parfois la résolution que vous n'obtiendriez plus, pour ces lésions profondes, avec l'acide phénique.

Or, sans que cette action soit constante, il en sera souvent de même pour des infections profondes, C'est ainsi que, quoi qu'on en ait pu dire, toutes les infections ganglionnaires sont justiciables de cette action fondante de l'onguent mercuriel. De ce qu'elle échoue dans un certain nombre de cas, faut-il conclure, comme on l'a fait inconsidérément, qu'elle n'existe pas? Faut-il hésiter à en tenter l'emploi ? Non, certainement, ou bien on fait preuve d'ignorance et d'insuffisance clinique et bien des malades en pâtissent qui eussent guéri par des moyens simples.

C'est un fait parfaitement inexplicable si l'on n'invoque l'action antiseptique profonde du mercure, que le fait de la résolution des engorgements ganglionnaires tuberculeux.

Je sais bien que, de notre temps, on considère l'extirpation des ganglions tuberculeux comme une pratique bienfaisante. Je l'ai faite comme tous les chirurgiens. J'estime même que je l'ai faite à une époque où bien d'autres n'osaient pas la faire, et je l'ai réussie sans difficulté. Mais au point de vue de l'infection générale je n'en ai pas été plus satisfait pour cela; et je considère comme une faute de clinique de la pratiquer *toutes les fois qu'elle peut être évitée.* J'ai tant de fois vu l'action résolutive et patiente des applications d'onguent mercuriel éviter cette extrémité que je ne saurais trop conseiller celle-ci avant tout.

Notez qu'en pareil cas vous agissez dans d'excellentes conditions.

En effet, s'il existe des ulcérations, des surfaces suppurantes, vous les pansez en même temps que vous agissez sur les ganglions plus profonds non ulcérés, et vous obtenez des résultats définitifs sans exposer le malade à l'infection par la plaie que l'extirpation ouvre souvent inutilement.

Ici, je dois vous parler d'un emploi qui est pour l'onguent mercuriel un triomphe véritable.

Lorsqu'une plaie suppurante tient à une lésion osseuse relativement superficielle au pied, à la main, au genou, au coude, essayez toujours, pendant une période suffisante, l'action de l'onguent mercuriel. Vous verrez, en ces cas, des guérisons si rapides que vous serez tentés, comme d'autres, de la rapporter à une action spécifique sur quelque lésion syphilitique ignorée.

Je ne crois pas qu'il soit nécessaire en pareil cas d'invoquer la syphilis. L'action du mercure dans ces vieilles suppurations est tout à fait puissante.

Je suis d'autant plus enclin à y recourir, que je tiens à proclamer l'inefficacité habituelle de la plupart des opérations osseuses de grattage, de curettage et autres.

Avec ma longue expérience de la chirurgie osseuse je dis sans relâche à mes élèves : « Enlevez les foyers tuberculeux osseux lorsque vous pouvez faire une large résection qui vous mène au loin dans les tissus sains. Mais toutes les fois que votre intervention ne sera qu'un grattage, défiez-vous de ses résultats. Au lieu d'une guérison, vous obtiendrez souvent une aggravation des accidents. Vous inoculerez le tubercule au voisinage de la plaie opératoire. Au lieu d'une guérison, vous aurez une extension du mal qui pourra le rendre incurable. »

J'ai tant vu de ces résultats obtenus par les chirurgiens qui grattent à tout propos au niveau des foyers tuberculeux osseux que je ne cesse de mettre mes élèves en garde contre cette pratique. Je leur donne toujours cette règle à suivre : Rappelez-vous que là où vous n'êtes pas assurés d'enlever au loin le foyer tuberculeux c'est à l'action topique modificatrice et patiente qu'il faut recourir : action de l'onguent mercuriel, de l'iodoforme, du chlorure de zinc, du thermocautère et d'autres encore, qui éteindront les foyers tandis que l'instrument tranchant les propagera et les généralisera.

Aussi, sur ces foyers osseux suppurants, pansez hardiment avec l'onguent mercuriel sans préjudice de l'action des autres topiques auxquels je viens de faire allusion. Aidez-vous-en pour détruire des bourgeons, pour assainir des trajets fistuleux et vous obtiendrez, en agissant avec patience, des résultats durables qu'aucune autre méthode ne vous aurait donnés.

Cette action favorable du topique, onguent mercuriel, sur les suppurations tuberculeuses, vous la retrouverez utile pour la plupart des *suppurations chroniques.*

Prenez un sujet chez lequel la suppuration est établie et persiste soit après la formation d'un abcès, soit simplement après un échec de réunion par première intention. On voit alors, suivant les régions, la suppuration persister plus ou moins longtemps.

En appliquant alors l'onguent mercuriel, soit chaque jour si l'écoulement est abondant, soit tous les deux ou trois jours, si cet écoulement est modéré, vous verrez guérir avec une extrême rapidité des sujets chez lesquels la réparation traînait.

Cet usage de l'onguent mercuriel peut être si bien généralisé qu'autrefois, quand j'étais chirurgien de l'hôpital Saint-Louis, où les suppurations chroniques de toute origine affluaient, mon pharmacien tenait à ma disposition un énorme pot d'onguent napolitain dans lequel on puisait continuellement pour en donner à nos pauvres clients et les mettre à même de continuer le pansement que nous leur faisions faire immédiatement.

Faudra-t-il continuer indéfiniment et sans discernement ce topique sous le prétexte que je viens de le donner comme antiseptique. Non, assurément. N'imitez pas la clinique théorique, qui est actuellement le grand terrain de ceux qui ne connaissent guère les malades. L'action topique du mercure, qui est une action antiseptique sur certains microbes, n'a plus de raison d'être au bout de quelque temps. Lorsque la réparation devient tout à fait superficielle, lorsqu'il ne reste plus que l'épiderme à refaire, l'onguent mercuriel, qui avait agi contre les ennemis de la réparation profonde, n'a plus raison d'être.

Ne commettez pas une faute que vous voyez chaque jour commettre par ceux qui emploient l'iodoforme sans discernement et lui reprochent ensuite d'irriter les parties. Si l'iodoforme irrite, c'est qu'ils continuent à s'en servir là où il ne doit pas être utilisé.

On n'en finirait pas si on voulait seulement énumérer tous les cas dans lesquels l'action microbicide et bienfaisante de l'onguent mercuriel peut être utilisée. On peut dire que, dans tous les cas dans lesquels on a affaire à quelque inflammation chronique avec suppuration qui témoigne d'un envahissement microbien, on tentera avec grande chance de succès l'usage de l'onguent mercuriel qui, s'il ne détruit pas tous les microbes, détruit ceux qui sont le principal obstacle à la réparation.

L'usage en est facile. On est bien exposé sans doute aux complications de l'absorption du mercure, à la gingivite. Mais il ne faut pas exagérer ces mauvaises chances et ces inconvénients.

D'abord il est inutile de faire des applications trop larges.

Il est inutile aussi de les prolonger indéfiniment, lorsque le résultat cherché a été obtenu.

Il ne faut pas agir par friction.

En tenant la bouche propre, on évitera beaucoup de complications.

Je conseille, pendant tout traitement topique mercuriel, de faire laver la bouche plusieurs fois le jour avec une solution tiède de bicarbonate de soude à 10 grammes pour mille, ce qui suffit d'habitude. Les sujets jeunes sont encore moins sensibles que les sujets âgés.

Dans les cas de longs traitements topiques, comme pour les tumeurs blanches compliquées ou non d'ulcérations, j'emploie souvent une modification de l'emplâtre de Scott, qui est en somme de l'onguent mercuriel double mélangé à l'emplâtre de savon.

Je trouve là les deux avantages de donner une pommade moins absorbable et d'ajouter une certaine quantité de plomb au mercure employé.

La formule que j'emploie et que j'ai publiée à propos du traitement des tumeurs blanches est la suivante :

Onguent napolitain . . .	100	grammes.
Emplâtre de savon . . .	80	—
Camphre.	1	—

Pour tous les emplois de pommade je conseille les linges (lint et autres) stérilisés, et l'ouate hydrophile stérilisée.

Mais en leur absence, on utilisera très bien les linges bouillis dans une solution aqueuse d'acide phénique au 40° ou simplement dans une eau additionnée de sous-carbonate de soude, puis séchés par évaporation dans un vase métallique.

Cette leçon ne peut que donner une idée des ressources thérapeutiques considérables que présente l'onguent mercuriel double connu sous le nom d'onguent napolitain. J'estime qu'aucun médecin ne devrait ignorer ces faits relatifs à un médicament qui peut être mis en usage tous les jours.

Il serait heureux que cette étude purement clinique inspirât à quelqu'un l'idée de faire des recherches scientifiques relatives à cette précieuse substance et nous donnât la suite de cette curieuse observation venue de l'Institut Pasteur et qui nous fait connaître que l'action microbicide du sublimé en solution a complètement échoué là où l'action de l'onguent mercuriel a été positive en neutralisant l'inoculation directe d'une plaie. Le mécanisme microbicide du mercure en nature reste inconnu, mais il est assez démontré par la clinique pour mériter d'être étudié.

XXV

LE CATGUT

La préparation du fil résorbable est le grand cheval de bataille de ces stérilisateurs à outrance qui ont encombré la technique des pansements des subtilités les plus inutiles et les plus prétentieuses.

C'est par centaines que vous pourrez compter les modes de préparation du catgut. Vous pourriez estimer, d'après cette seule mention, que la difficulté de cette préparation est telle qu'on ne l'a jamais vaincue. Si par hasard vous lisiez les élucubrations de nombre d'auteurs qui ont écrit sur cette stérilisation, ces impossibilités et ces insuffisances, vous rencontreriez les assertions les plus extraordinaires combinées à l'ignorance la plus parfaite des préceptes qui ont été donnés et suivis par ceux qui ont bien étudié la question.

En réalité la stérilisation chimique du catgut est possible. Elle est même facile. J'ai depuis plus de trente ans pratiqué cette stérilisation avec un succès chirurgical si constant que je ne saurais trop vous inciter à laisser de côté d'une façon absolue tout ce qui a été dit depuis et à suivre une pratique qui ne m'a jamais donné aucun échec. En effet, comme vous le verrez, j'ai constamment fait la stérilisation chimique. Depuis longtemps j'ai complété celle que Lister nous avait enseignée par un perfectionnement, toujours de stérilisation chimique. Je puis dire que je n'ai jamais vu une élimination de fil. Pour parler plus exactement et plus correctement je dis :

« Je n'ai jamais vu un fil de catgut placé par moi dans un milieu sain provoquer la septicité de ce milieu sain. »

Je ne l'ai jamais vu provoquer sa propre élimination.

J'ai accumulé le catgut dans les régions les plus susceptibles. J'en ai empilé dans le crâne au milieu de la substance cérébrale. J'en ai mis des sutures en plans successifs et superposés dans les parois musculaires. J'en ai placé sous la peau, souvent de très nombreux et superficiels. Je n'ai jamais vu une élimination attribuable à ces manœuvres.

Dans la chirurgie courante ces éliminations se produisent avec tous les fils du commerce sans exception ; elles se produisent malgré le petit calibre de ces fils, constamment insuffisant. Moi, je n'emploie jamais que de gros fils, puisque leur élimination sera régulière. Les autres chirurgiens emploient les fils les plus petits possible, de crainte qu'ils ne se résorbent pas. Malgré cette timidité ils ont des accidents que je ne connais pas.

L'antisepsie constante des plaies que je soigne, d'une part, et la stérilisation chimique toujours accomplie par mon procédé m'ont donné ces résultats avec une constance telle que bientôt vous concevrez difficilement pourquoi nos contemporains, éclairés par une semblable expérience, cherchent encore, cherchent sans cesse dans les complications les moins enviables, une solution trouvée dès longtemps.

Préparation du catgut. — Quel est mon mode actuel et définitif de préparation du catgut ?

Je prends la corde à boyau telle que nous la livre le commerce comme corde à violon. Je prends des cordes destinées à faire des chanterelles, qui sont d'un usage général et je les mesure à la filière courante, de façon à réunir des cordes qui passent au n° 15.

Cela ne signifie pas grand'chose comme indication générale de calibre. L'indication de la chanterelle du violon est encore la meilleure.

Je choisis de préférence ce qu'on appelle des cordes de

Paris. Le boyau de Paris, qui n'a pas les qualités de sonorité des chanterelles de Naples, offre une solidité qui nous importe bien davantage.

Pour avoir des cordes très solides, j'ai souvent employé des cordes destinées à être mises dans l'intérieur des cordes filées (sol du violon).

Ces cordes contiennent sans doute bien des impuretés. Cependant il faut bien savoir que les manœuvres de dessiccation et de blanchiment au soufre ou à l'eau oxygénée les ont déjà singulièrement débarrassées de la plupart des impuretés.

Je sais bien que nombre d'auteurs ont affirmé qu'entre autres microbes celui du charbon devait y être souvent présent.

Je ne crois pas que cela soit si fréquent, car personne ne connaît la pustule maligne parmi les ouvriers *qui manient la corde à boyau.*

Mais si cela était, je ferais remarquer immédiatement qu'aucun agent microbien n'est plus sensible à l'acide phénique que la bactérie charbonneuse. Je doute qu'il soit possible de retrouver une spore charbonneuse dans un fil qui aurait appartenu à une bête charbonneuse et qui aurait passé des mois dans l'acide phénique, sans compter l'essence de térébenthine.

Quoi qu'il en soit et quels que soient les agents microbiens que peut contenir un fil de catgut brut, il est de toute évidence qu'il en contient et qu'il faut l'en débarrasser.

Tandis que tous les auteurs prétendent que cette œuvre est difficile, par les procédés de stérilisation les plus compliqués, et en particulier par l'action de la chaleur impossible à appliquer directement à une corde à boyau, je soutiens que c'est une œuvre très facile à réaliser par l'action lente d'un antiseptique puissant.

L'action successive de l'acide phénique en solution à titre élevé et de l'essence de térébenthine en nature me paraît donner des résultats incontestables et complets, là où tous les autres procédés échouent ou ne vous livrent qu'un fil dépourvu de toute qualité de ténacité et de souplesse et qui mériterait alors d'être remplacé par n'importe quelle autre substance d'emploi plus pratique.

Je fais préparer une série de vases de verre d'une capacité de 200 centimètres cubes à un quart de litre dans lesquels seront placés les fils qui ont été enroulés sur eux-mêmes en anneaux comme les cordes que l'on place dans les boîtes à violon.

Dans le fond de ces vases, bien passés à l'eau bouillante, je place un lit de cailloux bien bouillis, puis je place les cordes préparées, 60 à 80 par vase suivant les dimensions du vase.

Je remplis le vase avec l'émulsion dont je donne la formule, et je ferme hermétiquement le vase pour quatre à six mois.

La formule est la suivante :

Huile d'olives stérilisée	1.000	grammes.
Phénol absolu.	200	—
Eau distillée.	20	—

Avant de verser le liquide sur les cordes, il sera secoué vigoureusement de façon à ce que ce liquide soit si franchement trouble que les cordes s'y voient assez mal.

Les cordes qui avaient une teinte claire perdront leur transparence en absorbant l'eau de l'émulsion. Puis lentement, elles rendront l'eau de l'émulsion, et celle-ci plus lourde que l'huile tombera entre les cailloux placés au fond du vase.

Peu à peu les cordes reprendront leur transparence. Lorsqu'elles auront bien repris cette transparence, elles seront tout à fait prêtes pour l'emploi.

C'est-à-dire qu'elles auront acquis les qualités suivantes : *Stérilité*, — *Souplesse*, — *Ténacité*.

Elles auront une résistance et une souplesse telles qu'elles ne casseront pas si on fait un nœud et une traction violente, même à vide, *sans aucune interposition de tissu.*

Dès le quatrième mois on pourrait s'en servir. Je conseille plutôt d'attendre le sixième mois où la corde un peu volumineuse devient plus parfaite.

Si la corde mise en usage était de calibre plus petit que la chanterelle du violon, il est bien entendu qu'elle serait prête plus rapidement pour l'emploi.

Même à cette époque, nous ne pensons pas que cette préparation doive seule donner les qualités définitives à la corde et par surcroît de sécurité la corde baignera, avant l'emploi, dans de l'essence de térébenthine.

J'attire toute votre attention sur ce bain de térébenthine. Sans doute on pourrait s'en dispenser puisque je m'en suis passé pendant des années et puisque Lister ne l'a jamais pratiqué. Je lui attribue pourtant une importance capitale.

Je l'ai employé d'abord parce que les cordes que je sortais de mon flacon d'huile étaient grasses aux doigts et parce que des gouttes d'huile salissaient les bains où les fils se trouvaient à côté des aiguilles ; puis je me suis aperçu que les fils ainsi traités étaient plus constamment parfaits.

J'avais été impressionné par certains reproches faits au boyau en général et je pensais que l'imprégnation par un agent aussi puissant que l'essence de térébenthine pure était importante à réaliser.

Or j'ai vu que l'essence de térébenthine, loin de nuire aux propriétés de souplesse et de ténacité, ne faisait que les compléter.

J'ai vu mieux, et, bien que mes expériences ne soient pas très nombreuses à ce sujet, je pense que l'action de la térébenthine est si bienfaisante qu'on pourrait au besoin employer du catgut qui n'aurait subi d'autre préparation que son trempage dans l'essence de térébenthine. Je me propose de continuer des expériences.

En tout cas un bain d'une demi-heure à une heure pour le

catgut sortant de l'huile suffit. Mais il n'y a aucun inconvénient à le prolonger pendant des jours.

Aussi à l'heure actuelle, je ne transporte plus jamais les flacons d'huile où je conserve le catgut, et j'en ai utilisé qui avait séjourné pendant plusieurs mois dans l'essence de térébenthine. J'ai un flacon plus petit où des catguts plongent dans l'essence de térébenthine et c'est là qu'ils attendent l'emploi.

Je crois bien qu'en pratique, après le séjour un peu prolongé dans l'huile, on pourrait définitivement les conserver dans l'essence de térébenthine, ce qui pour les éventualités de transport de matériel aurait de grands avantages.

Mais si vous sortiez le fil de catgut de ce flacon pour faire votre ligature il serait dur. Il serait certainement très solide, mais il serait dur et mal disposé pour faire les ligatures et les sutures. Il manquerait de souplesse; peut-être serait-il un peu irritant. Je n'en sais rien, quoiqu'on ait beaucoup exagéré les propriétés irritantes de l'essence de térébenthine.

Mais, un quart d'heure ou vingt minutes avant l'opération, je le mets à tremper dans de l'eau phéniquée forte et froide.

Dans ce bain la corde non seulement retrouve sa souplesse primitive, mais elle en acquiert une qu'elle n'avait jamais possédée. Je ne connais rien de plus maniable que ces gros fils de catgut qui ont en outre une résistance telle que les efforts les plus vigoureux ne peuvent les rompre.

Ce sont ces fils que vous pouvez mettre dans l'intimité des tissus, quels qu'ils soient, et en quelque situation que vous voudrez, sans que *jamais ils soient éliminés si votre plaie n'est pas septique*.

Je ne vois jamais ces éliminations même dans les cas où les tissus ont été plus serrés que de raison. Cependant je ne prends aucune des précautions que prennent tous les chirurgiens que vous voyez opérer.

Voyez le soin avec lequel on ouvre un flacon de catgut. Voyez si on s'est trompé de volume du fil, comme on cherche avec soin le calibre exact. Voyez rejeter avec indignation le flacon ouvert malencontreusement parce qu'il a été contaminé par les doigts de l'aide.

Voyez rejeter même le fil douteux dont l'aspect ne satisfait pas le chirurgien.

Je tire mes fils du bain phéniqué dans lesquels ils plongent. Je m'en sers et laisse, pendants dans la plaie, sans les couper, les bouts des fils qui m'ont servi (c'est le cas pour tous mes fils profonds de suture des parois herniaires).

Quand je coupe ces grands fils tachés de sang et d'aspect fort peu engageant, au lieu de les jeter je les mets à nouveau dans l'eau phéniquée forte et ce sont ces bouts de fils qui, depuis une demi-heure, traînaient dans la plaie, qui vont me servir à faire mes ligatures finales.

Ce n'est pas par avarice, croyez-le bien, que je les ai conservés ; mais il n'y a aucune raison pour qu'ils ne soient pas aussi aseptiques que les autres ; ils ont leur souplesse parfaite ; ils ont conservé leur ténacité et je ne vois pas pourquoi on ne les utiliserait pas. Ils ne sont pas plus mauvais que les autres.

Je vais même plus loin, et lorsque mon aide a mis trop de ronds de catgut dans le bain d'eau phéniquée forte, je ne me gêne pas pour y reprendre à la fin de l'opération ces ronds inutilisés et les mettre à nouveau dans l'essence de térébenthine où je les reprendrai à la prochaine occasion.

Je suis tellement sûr aujourd'hui de ce nettoyage par la térébenthine, que je n'ai plus aucun scrupule à procéder de la sorte.

Maintenant que je vous ai indiqué tous les détails nécessaires pour cette préparation sans vous donner l'histoire complète des ligatures, je dois vous dire rapidement quels sont les résultats que vous pouvez obtenir avec ce matériel, ne fût-ce que pour vous indiquer pourquoi je n'ai recours à aucune des autres préparations de catgut, ni aux fils d'autre nature qui ont été préconisés (tendon de baleine, de kangourou, etc.) tout en étant fort exigeant pour les services que je demande à mes fils.

A partir du jour où votre catgut est mûr pour l'emploi, il va rester sans changement sensible, indéfiniment en quelque sorte.

Du moins je n'ai pas encore vu que ces changements aient quelque inconvénient. J'ai par hasard conservé des *catguts depuis près de trente ans* et je m'en suis servi à l'occasion sans voir se produire une modification dans les résultats de leur emploi.

L'expérience clinique est que, quel que soit le genre de ligature que j'aie fait avec le fil de catgut préparé par moi, *je n'ai jamais vu d'élimination.*

J'ai lié dans les plaies *les plus gros vaisseaux* ; dans toutes les amputations j'ai fait la ligature sans voir un inconvénient ou une difficulté.

J'ai fait la ligature *dans la continuité de toutes les grosses artères :* Iliaque externe, sous-clavière, carotide primitive. J'ai eu la bonne fortune de ne perdre aucun des sujets sur lesquels j'ai pratiqué ces opérations ; je n'ai donc pas eu l'occasion de voir comment se comportaient les fils autour des gros vaisseaux ; mais j'ai constaté que les suites cliniques de leur application étaient parfaites.

La *facilité de la résorption* de ces fils peut-elle avoir un inconvénient ? Peut-être pour les fils très fins. *Mais je vous avoue que je n'en sais rien parce que je n'en emploie jamais.*

Je dis jamais, parce que j'ai bien quelques fils fins que j'ai utilisés dans certaines sutures viscérales, pour des sutures intestinales par exemple. J'en ai employé aussi pour des sutures de la vessie. Même dans ces cas je ne les ai jamais vu lâcher. Je ne crois donc pas que, pour une ligature ou une suture bien faite, il y ait à les remplacer.

Je vous ai du reste expliqué dans mes leçons sur les ligatures pourquoi je ne croyais pas même théoriquement que cette résorbabilité pût avoir un inconvénient, parce que la limite d'utilité de la ligature est bien plus courte qu'on ne l'a dit.

Dès le deuxième ou le troisième jour, dans une plaie qui

ne suppure pas, la ligature a rempli son rôle et la solidité du fil dépasse de beaucoup cette période.

J'en ai la preuve *pour les sutures perdues* que je fais avec une libéralité et une fréquence que je ne connais dans la pratique d'aucun autre chirurgien.

Dans la cure radicale de la hernie surtout, mais aussi dans toutes mes opérations abdominales, j'abandonne dans les plaies des masses de catgut et j'ai eu des occasions de réouvrir les plaies à courte et à longue échéance.

Or, j'ai, sans exception, trouvé dans ces cas une solidité parfaite.

On retrouve les fils si bien fondus avec les tissus qu'ils n'en sont pas séparables et lorsqu'on ouvre, au bout de quelques jours, on ne réussirait pas en détachant seulement les fils, il faut les couper par le travers en même temps que l'on coupe la paroi.

On vérifie alors très bien la réalité de ce que Lister disait *le fil de catgut s'organise.*

Cela ne veut pas dire qu'il s'organise et qu'il vit, au sens propre du mot, mais qu'il est pénétré par les éléments jeunes de la réparation auxquels il sert de gangue, de squelette provisoire et il ne disparaît définitivement que lorsque l'évolution cicatricielle s'est produite.

J'avais du reste, il y a une trentaine d'années, fait des expériences dans le laboratoire de Claude Bernard avec M. Armand Moreau, pour voir ce que devenaient les fils perdus sur les artères.

En sacrifiant les animaux à des époques différentes j'avais vu combien il était difficile de distinguer un peu tard les tissus enserrés des résidus du fil qui les entourait.

J'avais bien vu que les grosses artères que j'avais liées n'avaient pas été divisées pour leur tunique externe. Cette persistance de la tunique externe est un point capital dans l'histoire des ligatures dans la continuité.

J'avais vu encore au cours de ces expériences qu'on pouvait rendre le catgut plus lentement résorbable par l'action de l'acide chromique.

Ce mode de préparation, étudié par Lister, a été préconisé par Sir William Maceven qui a montré comment on pouvait préparer des catguts qui n'étaient résorbés que plus tard et que l'on pouvait même établir toute une échelle de résorbabilité en préparant des catguts qui persistent quinze jours, un mois et davantage.

J'ai bien constaté le fait. Mais outre que je n'ai pas par la suite constaté le bénéfice que l'on pourrait trouver à retarder cette résorbabilité, j'ai trouvé des inconvénients.

Sur les animaux, à partir d'une certaine dureté donnée au catgut,le fil agit comme les autres fils peu résorbables, comme la soie par exemple, il coupe les tissus. Il pourrait donc être éliminé à la longue.

J'ai trouvé que ce mode de préparation introduisait dans la pratique une complication et j'ai renoncé à poursuivre cette étude et cette pratique.

Je rappelle, pour démontrer la parfaite résorbabilité du catgut, et la participation qu'il prend à la réparation, ce fait que j'ai, pour des hémorragies intra-crâniennes, laissé dans le crâne, contre la surface cérébrale même,des accumulations de catgut qui, en certains cas, ont dépassé sept et huit mètres de longueur et *que je n'ai jamais vu un bout de ces fils éliminé.*

Devant le rapide exposé de ces faits, on concevra donc aisément pourquoi je n'ai pas trouvé utile d'expérimenter d'autres catguts dont la préparation était plus compliquée, dont les qualités comme liens étaient inférieures, dont aucun n'a subi l'expérience clinique que j'ai faite. On concevra même aisément pourquoi je ne fais ni ne tiens à faire une vérification des qualités aseptiques de mon catgut, vérification impossible au sens auquel on la comprend.

Je n'emploie jamais mon catgut qu'au cours d'une opération parfaitement antiseptique. Je le laisse toujours baigner, pendant l'attente, dans un liquide antiseptique. Il en est si bien imprégné qu'en aucune circonstance on n'y pourrait trouver une possibilité de culture.

Du reste, malgré les impossibilités très probables de ces cultures j'ai eu des élèves qui ont essayé de les faire, et qui n'ont jamais réussi à en rien obtenir.

Je répète que ces expériences sur catgut ainsi préparé, qui eussent peut-être été intéressantes il y a trente ans, comme celles que j'ai faites alors chez les animaux n'ont vraiment aucun intérêt devant l'expérience clinique réalisée. Si on admettait qu'un seul de mes fils n'ait pas été stérile, il faudrait admettre que la microbie des fils est sans importance, et je ne sache pas que personne en soit là aujourd'hui.

Préparation du catgut d'après lord Lister. — Beaucoup d'essais ont été faits par Lister sur le catgut à l'acide chromique. La substance qui lui a paru la plus propre à stériliser le catgut est le sulfate de chrome. Toutefois cette substance, bonne pour stériliser, est insuffisante comme germicide. Aussi l'association du sublimé corrosif lui a paru compléter utilement les propriétés du liquide de préparation.

Toutefois le sulfate de chrome du commerce est fort irrégulier. Lord Lister a reconnu que la meilleure préparation extemporanée est la suivante :

Verser une solution aqueuse concentrée d'acide sulfureux dans une solution d'acide chromique jusqu'à ce que la couleur orangée brune de la solution, passant par le vert, arrive à la couleur bleue pure du sulfate de chrome.

Arrivé là, il ne faut plus rien ajouter à la solution, un peu d'acide sulfureux libre précipiterait tout à l'heure le bichlorure de mercure.

Même pour être assuré qu'il n'y a aucun acide sulfureux libre dans la solution on ajoutera quelques gouttes de l'acide chromique liquide en réserve.

Voici donc la manière de procéder que suit depuis 1894 le préparateur de lord Lister :

En traduisant nous multiplions par 10 les quantités données rapportées au grain peu compréhensible pour nous.

On suppose la quantité de catgut à stériliser de : catgut, 24 grammes.

On prend une solution de sublimé . . 60 centigrammes
Eau distillée. . . . . 192 grammes

D'autre part une solution :

Acide chromique . . . . 2 gr. 40
Eau distillée. . . . . 144 grammes

Dans cette dernière solution, on ajoute une solution saturée d'acide sulfureux qui donne à la solution rouge une couleur verte qui tourne au bleu.

A ce moment précis on ajoute quelques gouttes de la solution d'acide chromique qui ramène la couleur au vert.

Lorsque ce résultat est obtenu, on additionne le liquide verdi d'une quantité d'eau distillée qui ramène à 288 grammes. On mélange alors les deux solutions de sublimé et d'acide chromique et dans le mélange on laisse le catgut baigner pendant vingt-quatre heures. On le retire alors pour le sécher en tension.

Le catgut ainsi préparé reste indéfiniment antiseptique.

Il a une valeur antiseptique par lui-même, qui a été constatée en vérifiant les propriétés germicides d'une infusion de ce catgut préparée depuis trois ans.

Toutefois, bien que ce catgut soit à coup sûr stérile et dans une certaine mesure antiseptique, sa surface pourrait être contaminée, et il est utile de le plonger dans la solution aqueuse d'acide phénique en même temps que les instruments, un quart d'heure avant de s'en servir.

Depuis 1894, lord Lister a souvent employé ce catgut ainsi préparé et l'a constamment trouvé satisfaisant comme souplesse et comme ténacité. Jusqu'à ce jour il n'avait pas publié sa formule définitive.

C'est la raison pour laquelle je n'ai pas eu l'occasion de l'essayer. J'avais utilisé plusieurs formules différentes et j'avais toujours trouvé que les catguts chromés étaient inférieurs à ceux préparés par la méthode ci-dessus.

J'ai même souvent constaté pour ces catguts chromés qu'ils pouvaient avoir une résistance à la résorption qui ne me semblait pas désirable. Pour celui-ci la rapidité de la préparation serait appréciable bien que cette préparation elle-même soit un peu délicate.

XXVI

ÉPONGES

L'abandon des éponges par la chirurgie est un des dogmes modernes. On les a abandonnées sous prétexte d'impossibilité de stérilisation. On n'a tenu aucun compte des services considérables qu'elles rendaient au chirurgien et je suis convaincu aujourd'hui que quelque chirurgien plus hardi qui se donnera la peine de revenir à leur utilisation passera pour avoir fait une grande découverte, car pour quiconque les a utilisées il est évident qu'on en obtient des résultats qu'aucune substance absorbante, qu'aucune compresse ne peut donner.

Quant à leur stérilisation elle offre peu de difficultés.

Voici le procédé qui pendant des années a été suivi avec un excellent résultat dans mon service.

J'ai pris l'habitude d'employer un petit nombre d'éponges de façon à ne pas chercher à les stériliser à nouveau après les avoir employées. Ce nettoyage est possible pourtant, peut-être même facile comme je le dirai plus loin.

Je ne l'ai plus recherché pour plus de simplicité. Je reviendrai sur cette possibilité.

Voici le procédé :

Éponges fines . . . . 1 kilogramme

Les immerger pendant douze heures dans le bain suivant :

Acide sulfurique	50 cc.
Acide chlorhydrique ordinaire . .	50 —
Eau.	10 litres

Au bout de douze heures laver les éponges à l'eau de fontaine, les exprimer et les plonger dans la solution suivante pendant dix minutes :

Permanganate de potasse	200 grammes
Eau.	10 litres

Au sortir de cette solution les exprimer et les jeter dans la solution suivante pendant le temps nécessaire à la décoloration complète. (Ce temps est d'une minute environ. Il varie du reste avec la qualité du tissu spongieux. Si on les laisse trop longtemps elles perdent leur résistance et se déchirent.)

Bisulfite de soude liquide	1 litre
Eau	10 —

Lavez ensuite à l'eau de fontaine jusqu'à ce que l'eau de lavage ne donne plus aucune réaction acide.

On débarrasse alors les éponges à coups de ciseaux de tous les corps étrangers qui s'y trouvent emprisonnés (coquillages, sable, morceaux de racines, etc.) puis on les place pour les conserver dans un bocal plein de la solution :

Acide phénique neigeux.	100 grammes
Glycérine neutre à 30°	100 —
Eau distillée.	2 litres

Au moment de l'usage, ces éponges seront tirées *avec une pince* de cette solution phéniquée forte.

Il est inutile de les laisser pendant l'opération dans cette solution forte. Il est même mauvais d'exprimer la solution qui les imprègne dans la solution faible où on les laissera immergées pendant l'opération. On augmenterait ainsi la force de la solution dans laquelle on plonge les mains et on abîmerait les mains des aides. Il faut ou laver les éponges dans de l'eau pure, ou mieux les exprimer une ou deux fois dans l'eau faible de façon à ce que pendant l'opération on les tire de l'eau faible pour les utiliser.

On remarquera que contrairement aux chirurgiens qui rejettent constamment les éponges utilisées comme on rejette la gaze, je me sers des mêmes ép onges du commencement de l'opération jusqu'à la fin.

Je ne vois aucune raison pour changer l'éponge qui, sauf en certains cas, ne se contaminera pas au cours de l'opération suffisamment pour qu'il soit utile de la rejeter.

La laver dans l'eau phéniquée faible suffit largement pour la débarrasser des impuretés qu'elle peut avoir recueillies. L'éponge ainsi bien pure, bien humide, molle et bien absorbante, rend des services qu'aucun autre corps absorbant ne peut rendre. Pour la rapidité d'action, pour localiser l'hémorragie, pour se défendre des écoulements imprévus, l'éponge est éminemment précieuse.

Pour faire la toilette d'un péritoine douteux, aucun autre agent de nettoyage ne peut lui être comparé.

Le mode de préparation que nous avons donné apporte toute sécurité. En même temps il donne un produit d'une blancheur parfaite et d'une souplesse tout à fait satisfaisante.

Il y aurait de nombreux modes de préparation plus simples. Un bon rinçage. Un passage à l'étuve aux vapeurs d'aldéhyde formique et éthylique, comme dans le procédé Berlioz, nous a donné des résultats très positifs et très satisfaisants au point de vue de la conservation de l'éponge et de la stérilisation.

Il serait facile, si on voulait utiliser à nouveau l'éponge après une première opération, de recourir à ce procédé. Il serait possible encore de prendre dans le commerce des éponges déjà nettoyées et blanchies et de les utiliser après cette simple préparation.

Les moyens ne manquent donc pas d'avoir des éponges assez bien conditionnées pour revenir à leur usage. Le souvenir de la mauvaise pratique suivie autrefois ne doit pas empêcher d'avoir recours à un engin précieux en lui-même et susceptible de bien simplifier souvent les temps d'une opération complexe.

Je ne puis terminer sans rappeler que lord Lister se contentait de laisser macérer dans de l'eau les éponges utilisées pour une opération, puis de les faire séjourner dans une solution forte phéniquée.

D'après lui une éponge imbibée de sang au cours d'une opération, ayant subi ensuite dans l'eau une fermentation putride, était absolument stérilisée par le simple séjour dans l'eau phéniquée au vingtième.

XXVII

LES ERREURS LES PLUS COMMUNES EN MATIÈRE D'ANTISEPSIE ET D'ASEPSIE

S'il est indiqué de vous donner les meilleurs conseils possibles en matière d'antisepsie, il n'est pas inutile de vous faire connaître les erreurs que vous pouvez commettre dans cette pratique.

L'extraordinaire fréquence des erreurs que vous pourriez imiter est la raison de cette manière de procéder. La méthode antiseptique, après avoir eu la mauvaise fortune d'être combattue avec la dernière violence, parce qu'elle paraissait en contradiction avec les doctrines et les habitudes reçues, a eu cette autre mauvaise fortune d'être acceptée par l'immense majorité des chirurgiens et des médecins qui se sont imaginés que l'étiquette faisait tout, que du moment où l'on avait une vague idée des microbes et des substances antiseptiques, rien n'était plus facile que de constituer une pratique sans en étudier les éléments plus longtemps. Quelques renseignements très imparfaits sur la pratique des initiateurs leur ont paru suffisants pour constituer la leur avec cet éclectisme qui témoigne d'ordinaire d'une ignorance et d'une insouciance parfaites des questions fondamentales et des principes de progrès.

Cette manière de faire a été en particulier celle de ceux qui étaient les Maîtres et les grands prophètes de l'enseignement dans ces trente dernières années. Cela permet de comprendre pourquoi à l'heure actuelle parmi les plus actifs et les plus éminents représentants de la chirurgie, bien peu connaissent réellement cette question. Ils savent de l'antisepsie surtout ce qu'ils ont vu faire à des maîtres qui ne la savaient pas. Ils leur ont emprunté tous leurs préjugés. Ils ont adopté toutes les déviations de la méthode qui sont fondées précisément sur ce fait que, ne sachant pas l'appliquer, ils ont considéré comme un progrès ce qui n'était de la part de leurs maîtres qu'un témoignage d'ignorance.

Au point de vue de la pratique, l'exposé que je vais vous faire est destiné à vous détourner de bien des erreurs de pratique, de bien des fautes qu'il est de votre intérêt de ne pas commettre.

Mais, me direz-vous, comment des chirurgiens de talent, des hommes éminents ont-ils pu se laisser aller à méconnaître les principes et surtout à adopter une pratique que vous dites si contraire à celle qui devrait leur donner des résultats supérieurs ?

Si vous voulez réfléchir une minute au sujet, vous le comprendrez aisément.

L'excellence de la méthode nouvelle était telle en comparaison du désastre et de la nullité des méthodes anciennes, que les principes nouveaux, même mal et incomplètement appliqués, devaient donner des résultats merveilleux par comparaison. Comme l'homme a toujours une tendance à être satisfait de ce qu'il produit, les chirurgiens émerveillés par le changement de leur pratique se sont imaginés qu'elle était impeccable.

Leurs élèves qui n'en ont jamais vu de meilleure ou qui même n'en ont point vu d'autres, les ont suivis parce qu'il est bien plus facile de ne point ouvrir son esprit à un progrès définitif et de rejeter ses fautes sur les méthodes que de les corriger.

Mais les exemples vous feront mieux comprendre quelle est la nature des fautes que l'on commet et ils auront l'avantage de vous bien montrer au moins ce qu'il ne faut pas faire.

La première de toutes les fautes qui a été commise pour tous les antiseptiques c'est de confondre la *protection d'une plaie avec le pansement d'une plaie.*

C'est là ce qui a amené tant de gens à mettre en contact permanent avec les plaies des antiseptiques énergiques et même des substances irritantes ou caustiques.

Cela, vous le voyez faire tous les jours et surtout sur les petites plaies et avec tous les antiseptiques indistinctement.

Voulez-vous que je vous cite un cas de tous les jours. Sous prétexte d'antisepsie, sur une écorchure on mettra une pommade contenant de l'iodoforme, de l'acide salicylique, une solution de sublimé, de l'acide phénique. On mettra surtout de la gaze iodoformée. Or tout cela sera fait sans souci de ce principe que, dans la réparation d'une plaie, il est dangereux d'exposer les éléments anatomiques aux irritations inutiles sous prétexte de les soustraire à l'action des microbes. Même ce principe devrait être doublé de cette remarque clinique qu'en entretenant les lésions suites d'un traumatisme par un irritant inutile, on prépare un champ à l'action microbienne.

Voilà comment pour les plaies grandes et petites, *en abusant des antiseptiques quels qu'ils soient*, on réussit à obtenir une action absolument contraire à celle que l'on devait obtenir. Après quoi, on professe que Lister avait été de beaucoup précédé dans l'emploi des antiseptiques, et enfin que leur usage a de nombreux inconvénients.

Ces chirurgiens oublient que Lister a toujours préconisé une action directe, *passagère*, sur une région traumatique ou opératoire suivie d'une action antiseptique *médiate*, *permanente*, pour protéger sans compromettre la région traumatisée.

Abus des antiseptiques. — Je vous signale ensuite cette autre faute qui a *été et est encore* l'origine de toutes les déviations de la méthode. Peu soucieux des enseignements du maître, ceux qui ont vaguement appris la méthode se sont imaginés que, puisque les antiseptiques avaient une action bienfaisante, l'abus de ces antiseptiques pourrait être un perfectionnement de la méthode.

C'est là ce qui a fait naître ce mouvement extraordinaire parti d'Allemagne où Volkmann, qui était pourtant un grand chirurgien, utilisait *par arrosoirs* l'eau phéniquée forte et devait *marcher en sabots* dans son amphithéâtre, et où Nussbaum versait dans le ventre de ses malades laparotomisées des litres de la même solution forte.

Ne croyez pas que ces grands chirurgiens n'avaient que des désastres. Ils avaient une chirurgie tellement supérieure à celle qu'ils avaient réalisée auparavant, et que tous leurs contemporains continuaient, qu'ils ont puissamment contribué à l'avancement de la science ; mais ils ont puissamment contribué aussi à la décadence de la méthode de Lister, car leur manière de faire n'était plus la méthode du maître, et, tout en donnant de beaux résultats, elle restait au-dessous de ce que Lister pouvait obtenir. Elle présentait de sérieux inconvénients et elle appelait une réaction nécessaire.

Ce que vous pouvez constater en particulier dans leur histoire, vous le trouverez généralisé par une foule de chirurgiens infiniment moins éminents et pratiqué avec tous les antiseptiques que l'on a successivement conseillés.

Qu'il s'agisse de l'acide salicylique, du salol, du sublimé, du chlorure de zinc, de l'acide borique même, vous retrouverez la même négligence des doses nécessaires, le même gaspillage des antiseptiques, contraire à la méthode antiseptique.

J'ai vu des chirurgiens prendre de l'iodoforme à poignée, le répandre sur les plaies et s'imaginer que, les sujets qu'ils traitaient ainsi n'étant pas morts, ils avaient fait une bonne besogne.

Ce sont ces gens qui ont justifié la chirurgie aseptique parce qu'ils ont fait ainsi un mal souvent irréparable. Ils ont justifié la chirurgie aseptique comme les thérapeutes imprudents ont justifié la médecine homéopathique, qui avait au moins l'avantage de ne point faire le mal que faisaient certains allopathes, mais ils ne l'ont pas justifiée d'une façon plus satisfaisante.

Je ne puis entrer dans le détail de cet abus des antiseptiques, mais prêtez attention à ce que vous voyez tous les jours, et, chose curieuse, vous le retrouverez encore *même chez bien des chirurgiens qui professent la chirurgie aseptique.*

Je ne vous en cite qu'un exemple. Vous verrez des chirurgiens aseptiques qui purifient les régions opératoires en employant successivement deux ou trois substances antiseptiques différentes, après quoi, ils laissent en place sur la région d'autres substances antiseptiques. Or, tout cela est au moins inutile et peut devenir dangereux dans des conditions déterminées.

Altérations de la peau. — Vous voyez tous les jours altérer d'une façon brutale et inutile l'épiderme et même le derme des sujets que l'on opère.

Pour pratiquer un nettoyage complet, l'action de la brosse sur la peau est absolument redoutable et elle constitue une faute capitale au gré du chirurgien antiseptique, mais qui devrait être plus capitale encore pour le chirurgien aseptique, puisqu'il professe que le sujet doit conserver tous ses moyens naturels de résistance aux microbes.

N'en ignorez pas les conséquences : regardez attentivement les sujets ainsi traités et vous verrez toujours une partie de réunion qui manque, un fil qui lâche, une plaie qui reste croûteuse indéfiniment. Cela vient du traumatisme inutile dont la région a été le siège de la part de ceux qui l'ont préparée. Je suis tellement convaincu de ces inconvénients que j'aime mieux, lorsque je ne suis pas parfaitement sûr de mon aide, que le sujet ne soit point préparé du tout.

Pourtant, cette manière de faire, vous l'observerez tous les jours et vous trouverez même des chirurgiens assez contents d'eux-mêmes pour se vanter de cette faute dont les conséquences ne sont pas douteuses.

Fautes dans le lavage des mains. — Sans quitter le lavage des mains, je veux vous citer une autre faute grossière qui se commet tous les jours puisque, grâce à elle, dans l'immense majorité de nos services hospitaliers il n'y a plus d'appareils qui permettent de se laver les mains convenablement.

Pour quiconque a étudié un peu sérieusement le mécanisme du lavage des mains, il est évident que les mains doivent *tremper* et que l'eau qui doit les laver doit être additionnée d'une substance comme le savon propre à dissoudre les graisses, le grand ennemi de la purification de la peau.

Les cuvettes et surtout de *petites cuvettes* que l'on pouvait remplir d'une eau savonneuse et chaude rendaient cet office. Mais le lavage des mains ainsi pratiqué n'était pas assez théâtral ni assez différent des manœuvres coutumières pour plaire aux novateurs ; on se lave les mains sous un filet d'eau qui coule plus ou moins tiède sur les mains sans les imprégner.

Aussi quelques chirurgiens laissent les mains un quart d'heure sous les robinets. Mais ils pourraient y rester davantage encore sans purifier sensiblement des mains qui ne *trempent pas*. N'essayez pas de réclamer une cuvette pour de bon dans la plupart des services hospitaliers de Paris, dans les maisons de santé et partout ailleurs. On vous rirait au nez et on déclarerait solennellement que vous êtes trop rétrograde pour savoir vous laver les mains à la moderne. Lisez pourtant la leçon que j'ai consacrée tout entière à ce sujet.

Punch à l'alcool. — Parmi les pratiques bizarres et injustifiées que vous verrez adoptées sans raison, n'oubliez pas, comme je vous l'ai déjà dit, le punch à l'alcool.

Vous le verrez partout pratiqué et vous serez obligés vous-mêmes de le pratiquer. Si vous y manquez, le public vous traitera d'ignorants et d'hommes sans précautions. On estimera que vous ne savez pas le premier mot de votre métier. Or n'oubliez pas que le punch à l'alcool, dans l'immense majorité des cas, ne sert absolument à rien.

Si dans un vase vous faites brûler l'alcool assez longtemps pour qu'il élève considérablement la température, il est possible que vous obteniez sur la paroi du vase la neutralisation de microbes qui ne seraient pas protégés par de fortes épaisseurs de matières albuminoïdes; mais, comme, le plus souvent, il est pratiqué dans un vase fragile, on arrête assez rapidement la combustion de l'alcool par une addition d'eau.

L'effet a été produit *sur le public*, qui a vu une flamme superbe ; mais le microbe est bien tranquille.

Rappelez-vous l'expérience si connue du billet de banque que l'on imprègne d'alcool ; on y met le feu et on a tout le temps d'allumer un cigare avec ledit billet de banque sans l'altérer en quoi que ce soit.

Il est bien certain que cette expérience vous montre que des substances même sèches imprégnées d'alcool et soumises à l'action de sa flamme ne sont point détruites. Chose curieuse, pendant quelque temps elles ne sont même point échauffées.

Pourtant n'essayez pas d'aller contre cette pratique, je ne vous le conseille pas car le public, comme vos confrères, vous en ferait repentir. N'oubliez pas qu'en ce moment la question de l'alcool est dans les hôpitaux une question fondamentale. Mais tâchez alors de la suivre dans des conditions moins ridicules.

L'action de la flamme de l'alcool est chose excellente en elle-même. Tous les gens qui ont fait des expériences en bactériologie l'ont utilisée. Pasteur en a conseillé l'usage. Mais aucun de ceux qui l'utilisaient avec méthode n'aurait consenti à s'en servir comme on s'en sert couramment.

Il faut que la quantité d'alcool employée soit assez considérable pour baigner les objets que vous voulez purifier. Il faut que cet alcool soit consommé de façon à ce que l'échauffement des parties puisse être assez considérable. Il faut que la durée de cette action soit relativement longue.

On ne doit pas oublier que si, plaçant un instrument dans la partie la plus chaude de la flamme de l'alcool, il est facile d'en élever suffisamment la température, il n'en est pas de même si la partie qui est plongée dans l'alcool qui brûle, est au-dessous de la flamme dans des conditions tout à fait différentes.

N'oubliez pas non plus que l'*alcool n'est pas un antiseptique* et par conséquent le fait d'en imprégner un objet n'a aucune signification.

Il ne peut donc servir à quelque chose que si, avec son aide, vous élevez la température réellement et pendant un temps suffisamment long ou si, par une action directe sur la matière organique, vous convertissez en charbon les substances organiques qui peuvent souiller un vase ou un instrument.

Remarquez bien que la faute que je vous signale ici n'est même plus une faute d'antisepsie proprement dite, ou du moins qu'il ne s'agit pas d'une fausse manœuvre antiseptique, il s'agit d'une fausse manœuvre de stérilisation et vous en verrez bien d'autres dans vos promenades hospitalières.

Défaut de surveillance des instruments. — Sans quitter ce plateau sur lequel on a flambé les instruments, examinez un peu indiscrètement les pinces hémostatiques ou autres qui s'y trouvent. Dans un grand nombre de cas vous les trouverez fermées et au cran le plus dur.

Si vous aviez jeté le même coup d'œil indiscret lorsqu'elles sortaient de l'autoclave vous auriez souvent constaté le même fait.

Ne pas ouvrir les pinces pour la stérilisation suffit pour qu'elles restent contaminées, malgré le punch à l'alcool et même malgré l'autoclave. Ce n'est pas l'une des causes les moins importantes d'échec pour la chirurgie aseptique.

Mais, dira-t-on, c'est là un fait élémentaire qui doit frapper tous les opérateurs.

Ne vous y trompez pas, c'est un fait qui court les laboratoires des salles d'opérations les plus luxueuses.

Pour moi, qui fais de l'antisepsie, ce fait reste indifférent parce que l'autoclave pas plus que le punch à l'alcool ne sont des pratiques fondamentales et isolées avec le trempage antiseptique des instruments; ce n'est qu'un complément de purification. Mais, pour le chirurgien aseptique, c'est le fait unique sur lequel repose sa purification et je vous assure qu'elle manque plus souvent que l'on n'imagine.

Notez précisément que depuis plus de trente ans j'ai contracté la bonne habitude de jeter un coup d'œil sur les pinces dans les plateaux avant de m'en servir; et, je vous prie de croire qú'il n'a pas été rare que je les aie fait ouvrir.

Songez à ce qui arrive à ceux qui ne descendent pas à des détails aussi infimes qu'ils considèrent comme indignes d'attirer leur attention.

Antiseptiques trop faibles. — C'est une faute bien commune que celle qui consiste, par crainte de l'action irritante ou toxique des antiseptiques, à les employer peu concentrés, dilués dans des masses d'eau très abondantes. Cette double condition rend la substance *absolument illusoire comme antiseptique*, et permet son action *toxique* au maximum.

On peut dire que cette faute est commise à propos de tous les antiseptiques, mais elle a été particulièrement fâcheuse pour l'acide phénique, dont on a ainsi systématiquement diminué l'action nécessaire, en même temps qu'on augmentait ses inconvénients et sa toxicité.

Voyez par exemple tous les bains antiseptiques à l'acide phénique, au sublimé ou à toute autre substance. Quand on examine les choses de près, on reconnaît aisément que ces bains *n'ont aucune action antiseptique ;* en revanche, le sel dissous peut être absorbé lorsque les bains sont prolongés et ces bains eux-mêmes, enveloppant le siège de l'inflammation d'une atmosphère liquide, le placent dans les meilleures conditions d'infection et de suppuration.

Cette faute est commise tous les jours. Nombreux sont les infirmes après phlegmons des membres supérieurs et inférieurs, après fractures comminutives ou contusions graves qui doivent leur infirmité à cet usage des bains et à cette générosité dans l'application d'une solution dite antiseptique, mais de taux si faible qu'elle est de nulle valeur dans son action antiseptique.

Je vous montrerai dans d'autres leçons comment cet usage des antiseptiques faibles en solutions trop abondantes est l'origine de la plupart des intoxications dues à divers antiseptiques. C'est avec ces antiseptiques faibles que l'on a empoisonné et même tué des accouchées sous prétexte de les soustraire à l'action nocive des antiseptiques puissants.

Certains [accidents graves et irréparables comme la gangrène phéniquée ont cette faute pour origine dans le plus grand nombre des cas et la plupart des chirurgiens en méconnaissent encore la réalité.

Association à des matières altérées ou altérables. — On ne s'est pas contenté de la mauvaise habitude de diluer les antiseptiques au point de rendre leur action inutile, on les a mélangés à des substances putrides ou putréfiables.

Je vous signale comme une faute réelle d'antisepsie le procédé résultant de cette idée préconçue que l'on exerce une action antiseptique en mélangeant un topique antiseptique à des matières putréfiables et même souvent putréfiées. Il paraît ridicule de vous signaler le fait, mais on a tant de fois procédé de la sorte qu'il y a lieu de vous mettre en garde contre cette pratique tout à fait condamnable.

On a, par exemple, appliqué des cataplasmes de graine de lin et d'autres substances après les avoir enduits d'huile phéniquée ou d'une autre sorte quelconque d'antiseptique.

On en a arrosé avec les antiseptiques les plus divers, même avec du sublimé.

Les auteurs qui ont procédé ainsi ne se sont pas aperçus non seulement du ridicule théorique de leur pratique, mais de ce fait que la clinique aurait dû leur apprendre, à savoir que cette addition de l'antiseptique conduit à des résultats plus mauvais que l'emploi du cataplasme simple.

On en pourrait utilement sans doute rechercher la cause théorique. Mais le fait a pu être constaté bien des fois et il donnerait raison aux bonnes femmes dont on a, sans bon sens, dénaturé le cataplasme.

Le bain antiseptique est souvent inférieur au bain simple, le cataplasme antiseptique est plus mauvais encore.

L'emploi des topiques humides est fort difficile à diriger. Il faut bien se garder de laisser infecter une plaie et simultanément de l'irriter.

Pourtant le bain antiseptique est une pratique quotidienne. Il n'y a guère de service où vous ne le voyez pratiquer pour les inflammations et les suppurations de tous ordres et j'ai toujours eu toutes les peines du monde à empêcher cette funeste pratique de pénétrer dans mon service.

C'est, en effet, que le bain antiseptique ne peut avoir d'antiseptique que le nom. La flore du sujet qui suppure est trop riche et trop puissante pour être atteinte par l'antiseptique faible qu'est nécessairement le liquide d'un bain.

Si vous voulez exercer une action antiseptique sérieuse, il faut employer un antiseptique d'énergie proportionnée à la puissance de l'infection.

C'est comme cela que je suis arrivé à modifier par l'eau oxygénée forte des foyers très septiques.

Mais ne croyez pas que l'abondance d'un liquide antiseptique faible vous rendra un service quelconque.

Si un lavage, un balayage devient nécessaire, il est irrationnel de le faire avec cet antiseptique faible et les solutions alcalines, qui exercent une action détersive puissante, fourniront un agent de balayage infiniment plus précieux et non dangereux.

C'est même à propos de ces abus des topiques antiseptiques faibles dans le traitement des suppurations, des phlegmons que j'ai étudié ce que j'appelle *le paradoxe antiseptique.*

C'est à ce propos que j'ai montré qu'il y avait faute de la part de ceux qui imaginent qu'il suffit d'opposer la notion d'antiseptique à la notion de septicité pour résoudre tous les problèmes chirurgicaux.

En effet, s'il est légitime de chercher à ne jamais employer de substances qui apportent l'infection il faut bien savoir que la valeur de notre intervention antiseptique a des limites en ce qui concerne les infections suppuratives. Il est impossible de fonder une pratique exclusivement sur des données théoriques.

Fautes relatives à la suppuration. — J'entends par là les fautes commises par les chirurgiens qui s'imaginent encore que la valeur de l'antiseptique peut se manifester sur les plaies suppurantes comme dans la chirurgie neuve.

Évidemment ils commettent cette faute parce qu'ils sont hantés par la confusion entre les antiseptiques et les désinfectants, par le pansement topique de l'antiseptique appliqué à une région septique.

La vérité est que si un antiseptique peut désinfecter une région envahie par la septicité, s'il peut donner un pansement préférable aux *topiques pourrissants* antérieurement usités, il ne produit aucune action analogue à celle que l'antiseptique produit sur une plaie neuve pour la maintenir aseptique.

Il peut même arriver que l'action produite par l'antiseptique soit loin d'être favorable parce que certains antiseptiques, très favorables à la protection d'une région saine, ne donnent pas du tout des résultats analogues au milieu des régions envahies par la septicité. Il peut arriver que dans ces cas on tire un meilleur effet d'antiseptiques moins utiles dans des régions saines.

Ainsi l'iodoforme, que je considère comme si précieux dans les régions neuves qu'il faut protéger, ne donne aucun résultat au milieu de la suppuration banale et paraît même aggraver la situation.

En revanche, même dans un milieu suppurant, l'iodoforme donne un résultat supérieur à d'autres antiseptiques si la suppuration a pour origine un élément tuberculeux sur lequel il a une sorte d'action antiseptique élective.

Or, vous voyez tous les jours utiliser pour les suppurations l'iodoforme, là où il est inutile et même nuisible. En revanche, vous le voyez négliger alors que son action antituberculeuse serait des plus favorables.

Si en topique sur une plaie putride vous employez du goudron ou de la créosote, qui seraient des topiques antiseptiques mauvais à laisser en permanence sur une plaie neuve, vous aurez des résultats merveilleux et vous arrêterez l'évolution de la septicité locale, alors que les autres topiques, si puissants au niveau d'une plaie neuve, ne vous ont rien donné que d'inutile et même de nuisible.

Fautes relatives au froid. — Il ne vous semblera peut-être pas que j'aie le droit de parler du refroidissement des malades au cours des opérations ; vous me direz que cela n'a rien à voir avec l'antisepsie. Je vous en demande bien pardon. J'estime qu'en bon nombre de cas mes opérés ont dû la vie et le succès de leurs opérations à ce que je me suis beaucoup préoccupé de la surveillance de ces refroidissements, parce que j'estime qu'exposer le sujet au froid au nom d'une asepsie inutile est une faute chirurgicale.

Ce n'est pas que tous les chirurgiens aseptiques aient une telle pratique. Loin de là. Mais la manie de perfectionner est telle que l'on a complètement oublié aujourd'hui que la région opératoire susceptible de contamination est toute petite, que la protection très limitée est facile, et que les manœuvres qui s'adressent à des parties éloignées de cette région sont inutiles et souvent dangereuses.

Lister avait montré que les grands lavages préalables de régions opératoires sont parfaitement inutiles. Cela n'empêche ni les bains répétés, ni le procédé qui consiste à mettre un sujet dans un état de nudité complet pour lui faire subir une opération très limitée. J'ai vu mettre des enfants débiles, en nudité absolue et parfaitement inutile, pour subir une ouverture du genou. Vous voyez tous les jours des lits opératoires fort compliqués et ne comportant aucune garniture, qui serait considérée comme dangereuse. Ils sont tous durs et blessants. Les uns sont froids et les autres sont surchauffés et à ce titre presque aussi dangereux.

J'ai du reste pour ma part le profond mépris de ces précautions dont le sujet va pâtir et j'ai toujours pris le soin le plus scrupuleux d'assurer mon malade contre tout refroidissement. Je vous prie de croire que la tâche n'est pas facile dans les hôpitaux où toutes les fautes s'accumulent à l'envi dans ce sens, sans que les architectes s'en soucient.

Je n'aime guère sans doute qu'un matelas de lit d'opéré ait été inondé de pus, bien que cependant l'incident n'ait pas grande importance pour celui qui sait opérer antiseptiquement.

Mais, je crois que rien n'est plus facile que d'opérer sur des lits ordinaires et de protéger son sujet contre toute contamination.

Aussi, je n'ai jamais permis de refroidir un de mes malades sous prétexte d'asepsie ou d'antisepsie et je crois que la faute continuellement commise en ce sens tient au manque de notions de chirurgie générale.

Je suis de ceux qui ont défendu la doctrine des salles d'opération chauffées et même surchauffées, et je crois avoir par là rendu un grand service à mes contemporains. Le temps n'est pas bien éloigné où j'étais l'objet de toutes les moqueries parce que j'opérais dans une salle très chauffée. Souvent mes élèves eux-mêmes déclaraient qu'ils ne pouvaient rester dans une atmosphère semblable. Au début beaucoup d'entre eux ne manquaient pas d'aller prendre l'air pendant l'opération.

Aujourd'hui toutes les salles d'opération bien montées vous donnent cette chaleur que l'on trouvait exagérée autrefois et sans vous en occuper vous aurez cette disposition favorable.

Mais si on ne l'a pas préparée en dehors de vous, réclamez-la pour vos opérations. Ne permettez pas que sous prétexte d'asepsie un sujet soit soumis ou au froid ou à un excès de chaleur suivi d'un refroidissement.

Les dangers de l'intervention sont en ces cas infiniment plus graves que ceux qui devraient résulter pour le sujet du manque d'asepsie et il n'y a aucune raison pour tout sacrifier à une nécessité des plus douteuses.

Vous pensez bien que le chapitre des fautes chirurgicales que l'on peut commettre pourrait être interminable. Je tiens pourtant à vous dire encore comment la plupart des chirurgiens aseptiques se trompent sur les causes des accidents qui leur surviennent malgré l'arsenal extraordinaire qu'ils emploient pour prévenir ces accidents.

La plupart des accidents qui surviennent dans la réparation d'une plaie depuis le retard dans la réunion, un peu de suppuration, un fil qui fait suppurer, une ligature qui s'élimine, jusqu'aux septicémies violentes, imprévues, graves ou mortelles,sont toujours le résultat de fautes grossières commises malgré des précautions si compliquées qu'elles sont inutiles.

Tel qui ferme son amphithéâtre avec un soin jaloux, s'est servi de pinces hémostatiques qui n'ont pas été ouvertes pour passer à l'autoclave.

Tel qui n'opère qu'avec des gants les reçoit sans précautions de la main d'un infirmier qui les a contaminés.

Au moment où les idées de luxe commençaient à se répandre en chirurgie, un de nos collègues s'était fait construire des plateaux en plaqué d'argent pour remplacer les vulgaires plateaux de tôle galvanisée dont nous nous servions dans notre chirurgie trop humble ; j'appris de son infirmier que celui-ci pour les rendre brillants les *nettoyaït avec de la terre pourrie.*

Longtemps un de nos collègues insista sur la nécessité des appareils automatiques pour stériliser l'eau à grands frais et l'élever au-dessus de la température de 100°.

Plusieurs appareils furent construits et fonctionnèrent longtemps dans les hôpitaux, et on attribuait une grande importance à l'efficacité de ses appareils. Je fis remarquer que, si coûteux qu'ils fussent, ces appareils *étaient incapables de stériliser l'eau*, car ils étaient à alimentation *automatique* et aussitôt qu'on en tirait de l'eau stérilisée, celle-ci était remplacée par de *l'eau froide non stérilisée* qui pouvait empoisonner tout le stock de l'eau stérile. La moindre marmite valait mieux.

Je crois bien que nombre de ces appareils continuent à être en usage.

J'ai vu des chirurgiens qui rejetaient un paquet de ouate ou une masse de gaze parce qu'on avait soulevé légèrement le papier en le leur passant, qui ne se sont jamais informés de la manière dont leur infirmier faisait fonctionner l'autoclave sur lequel repose toute leur chirurgie. Je sais pertinemment que souvent ces autoclaves sont parfaitement mal conduits et incapables de rendre les services sur lesquels on compte.

Tel sujet qui a été opéré avec une série extraordinaire de précautions en public sera pansé avec une négligence parfaite en particulier. Pour un autre, on utilisera des masses extraordinaires de pièces de pansement stérilisées, mais on exposera à l'air la plaie pendant une période de temps exagérée.

C'est là pour les chirurgiens aseptiques une des meilleures occasions de contamination des drains et c'est une des raisons pour lesquelles ils drainent insuffisamment.

En un mot, on a tellement compliqué la chirurgie que les accidents les plus simples se multiplient et si j'ai insisté sur certaines fautes que l'on peut commettre, c'est pour vous bien mettre en tête qu'il est capital que la chirurgie soit simple afin que, l'esprit toujours fixé sur les faits indispensables, vous ne laissiez jamais passer les causes d'accidents qui vous menaceront toujours si votre rôle et surtout celui de vos aides est par trop compliqué.

XXVIII

ACCIDENTS PAR L'ACIDE PHÉNIQUE

ACCIDENTS PHÉNIQUÉS. ACCIDENTS GÉNÉRAUX. ACCIDENTS LOCAUX GANGRÈNES PHÉNIQUÉES. ÉRUPTIONS D'IRRITATION LOCALE

Je vous ai dit, en vous indiquant la technique nécessaire pour l'emploi de l'acide phénique, quelles étaient les formules, quelles étaient les précautions grâce auxquelles cette substance était employée sans inconvénient.

Je n'aurais pas eu la naïveté de vous affirmer qu'une substance d'action aussi puissante pût être employée à l'aveugle en quelque sorte et sans connaître ses propriétés chimiques, pharmacologiques et physiologiques.

Cependant cela se fait tous les jours. Les accidents néanmoins sont rares et je voudrais ne tirer de là qu'un enseignement, c'est que l'usage de l'acide phénique est relativement très facile, car la seule considération de la bénignité des fautes que nous voyons commettre chaque jour par ceux qui l'utilisent suffirait à démontrer que la substance n'est guère redoutable.

Si je ne voulais me retenir de vous dire quelque chose de trop absolu, me fondant sur mon expérience personnelle qui ne m'a jamais permis de voir un accident sérieux local ou général par l'acide phénique, je vous dirais volontiers que l'accident est *toujours dû à l'ignorance des propriétés des substances que l'on emploie.*

Chose singulière, ces accidents peuvent se diviser en deux ordres que nous retrouverons aussi bien pour les accidents locaux que pour les accidents généraux. Ils sont dus soit à l'usage de doses *trop fortes*, soit à l'usage de doses *trop faibles* des topiques phéniqués.

Cette remarque est nécessaire, car il pourrait sembler à qui n'a pas étudié suffisamment la clinique que l'usage des topiques très riches en acide phénique serait seul redoutable, tandis que l'usage des topiques faibles ne serait pas menaçant. Pour des raisons diverses, il en est tout autrement en bien des circonstances différentes.

Je puis rappeler par exemple que lorsque Volkmann, exagérant la pratique de Lister, fit un abus systématique des solutions au vingtième d'acide phénique qu'il versait par arrosoirs, vivant en sabots dans son amphithéâtre, lorsque Nussbaum le premier versa systématiquement des litres d'eau phéniquée au vingtième dans le ventre au cours des laparotomies, ni l'un ni l'autre n'eurent en masse les accidents généraux dont on les menaçait. Les accidents survinrent entre les mains d'autres chirurgiens qui paraissaient moins téméraires et qui employaient des solutions plus faibles.

Il y a plus et en bien des circonstances Lister a manié des doses considérables d'acide phénique sans inconvénient. Il a utilisé des solutions alcooliques au quart et au cinquième.

Depuis, en dehors de la pratique antiseptique proprement dite et pour répondre à certaines indications déterminées, des substances surchargées d'acide phénique ont été employées. Telles sont les opérations sur la tuberculose ostéo-articulaire auxquelles M. Mencière a donné le nom de *phénolisation* et dans lesquelles il emploie largement des solutions alcooliques d'acide phénique à parties égales. Or tous ces emplois bien conduits n'ont pas donné d'accident.

Comprenez bien immédiatement que ce n'est pas la faiblesse de la dose qui fera l'innocuité de la solution. Ce sera l'exact emploi de la dose nécessaire. Encore en cherchant cette dose nécessaire faut-il se rappeler que pour utiliser cette substance on ne doit jamais descendre au-dessous d'un certain taux, car la substance conserve alors sa toxicité, mais devient absolument inefficace comme microbicide.

Quelques exemples vous feront mieux comprendre comment se commettent ces erreurs cliniques.

Un accoucheur considère l'emploi d'une solution forte en injection comme une chose grave et dangereuse.

Au lieu d'employer en une fois une petite quantité de solution forte en injection vaginale unique ou même répétée, il fait une injection avec une solution phéniquée au centième et même à un demi pour cent.

Pour en tirer quelque effet et parce que du reste il ne connaît pas du tout l'action des solutions phéniquées, il fait faire des injections abondantes et répétées. Très rapidement la patiente a de l'inappétence, ses urines sont noires et elle subit un empoisonnement très manifeste.

Notez que cette injection *ne lui sert absolument à rien* et la moindre contamination lui causera de la septicémie malgré cette injection.

Un sujet est atteint d'un phlegmon de la main ou du bras. Au lieu de lui faire dans le foyer une injection rapide d'eau phéniquée forte, on lui administre un bain d'eau phéniquée faible où on le fait séjourner longtemps. On est tout surpris de le voir avec des urines noires.

Puis sa peau, qui aurait subi sans réaction le contact passager d'une solution d'acide phénique forte, maintenue en contact prolongé avec cette solution qui paraissait très anodine, s'irrite et on observe une éruption très caractéristique résultant des contacts prolongés.

Il est évident que, d'une part, en utilisant une solution faible on croit à la nécessité et à la possibilité de permettre des contacts plus prolongés. Il est probable aussi, pour des raisons difficiles à préciser, que la solution faible est plus absorbable que la solution forte.

Nous ne croyons pas sans doute qu'il faille pour cela exposer le sujet à une action prolongée de la solution forte. Mais il n'y a certainement aucune excuse à remplacer la forte par la faible sous prétexte que celle-ci ne produit pas l'intoxication.

On a donné de ce paradoxe plusieurs interprétations. La plus simple est celle-ci. L'acide phénique altère les cellules épithéliales et gêne l'absorption lorsque la solution est forte (Harrington, de New-York).

Ainsi en ce qui concerne les chances d'empoisonnement par voie externe, ne croyez jamais vous en garder en employant des doses diminuées parce que cela ne vous mènera pas à la diminution de l'absorption.

Si vous cherchez comment des sujets ont subi des intoxications par lavages de cavité *vous trouverez toujours*, ou bien que l'on a laissé séjourner dans *une cavité peu accessible* des quantités considérable d'acide phénique (en lavement par exemple) ou bien que l'on a affecté au lavage d'une cavité des quantités considérables de *solution faible d'acide phénique.*

Dans les deux cas ce n'est pas la substance médicamenteuse qu'il faut incriminer, c'est la faute de technique.

Gangrène phéniquée. — Bien que ce ne soit qu'un incident dans l'usage des topiques phéniqués et un accident rare, il a ému beaucoup et servi d'argument pour combattre l'usage de l'acide phénique.

Or je ne connais *aucune observation de gangrène phéniquée* chez des sujets chez lesquels un pansement a été appliqué en connaissance de cause. J'ai pour ma part appliqué pour des centaines et des centaines de cas de traumatismes de la main et du pied des pansements phéniqués humides, sans avoir jamais vu non pas une gangrène, mais le plus petit incident de mortification partielle due à l'acide phénique. Cependant, outre que j'ai fait usage d'un pansement humide à l'eau phéniquée, j'ai toujours fait précéder ce pansement de lavages des foyers d'écrasement avec de l'eau phéniquée forte au vingtième. Il faut donc que les auteurs qui expliquent les faits renoncent à leur explication de ces accidents qui consiste à dire : « Un traumatisme a affaibli la résistance, la vitalité du doigt, le contact de la solution phéniquée achève la destruction du derme et le membre se gangrène. »

Il faut renoncer à cette explication. Il est bien admissible que dans ces cas le traumatisme a diminué la résistance de la peau du doigt ou de la main. Mais si l'emploi de l'acide phénique est fait judicieusement et suivant les règles il n'y a aucune raison pour que la gangrène se produise.

On a beaucoup parlé dans des publications diverses de ces cas et aucune n'en a fait une étude complète.

C'est aux doigts, à la main et au pied que l'on a observé les faits de gangrène qui se sont quelquefois multipliés dans les mêmes pays et entre les mains des mêmes chirurgiens.

Ils peuvent toujours être rapportés à des fautes de technique et cependant ils sont de cause tout à fait différente que voici :

Premier cas. — Gangrène relativement rapide par contact prolongé d'une solution mère d'acide phénique employée par erreur.

Deuxième cas. — Solution mal faite avec parties mal dissoutes, si bien qu'on croit employer une solution peu concentrée et on emploie des parties insolubles ou mal dissoutes qui sont encore des substances destructives au même titre que l'acide phénique dit pur.

Troisième cas. — Il serait de beaucoup le plus commun. Emploi de solutions phéniquées *faibles*, très souvent renouvelées sur la surface du doigt ou de la main blessée.

Le premier cas comporte une faute ou une erreur grossière. Ce sont des gens qui ouvrent une boîte de secours contenant une solution mère d'acide phénique pur ou impur et l'appliquent directement sur un membre comme s'ils utilisaient une solution ordinaire et normalement diluée.

J'ai vu un sujet qui avait eu au doigt une *simple piqûre de mouche*. Pour éviter la douleur et le gonflement on lui maintint pendant fort longtemps le doigt dans *une solution mère alcoolique d'acide phénique*. Le doigt y devint insensible et subit rapidement la mortification de toute l'étendue trempée.

J'ai vu à plusieurs reprises des sujets chez lesquels une faute analogue avait été commise et on comprend l'erreur d'autant plus facilement que ces solutions caustiques d'acide phénique sont anesthésiantes et que l'effet se produit en même temps que la douleur disparaît.

Ce cas est tellement commun que j'estime qu'il ne devrait exister aucune boîte de secours sans que, sur la bouteille mère d'acide phénique, ne fût inscrit un avis mettant en garde contre l'emploi maladroit de ces solutions mères et pour indiquer par le détail les précautions de l'emploi légitime, car on va voir que les fautes grossières dans cet emploi sont seules causes d'autres accidents.

Quand on emploie une bouteille de solution d'acide phénique mal dissous, *le fond de la bouteille* peut contenir une partie de l'acide phénique non dissous d'autant plus dangereux qu'il comprend les impuretés de mauvaise odeur qui sont caustiques et toxiques.

En utilisant sans précaution un fond de bouteille mal préparée, on peut appliquer comme topique permanent un topique humide vraiment caustique.

Je ferai remarquer que si on a pris le soin de dissoudre l'acide phénique dans la glycérine, ou simplement de faire la dissolution avec de l'eau bien chaude ou simplement encore de filtrer rapidement la solution le défaut de dissolution ne saurait se produire. D'une manière générale, la dissolution préalable dans la glycérine met sûrement à l'abri de ce petit inconvénient qui pourrait, sinon produire des accidents, en d'autres circonstances causer au moins quelque ennui.

Enfin la troisième catégorie d'accidents est infiniment plus fréquente.

Sur un doigt, sur une main, sur un pied on place un linge humecté d'une solution phéniquée, *et pour être assuré de ne causer aucun accident* on imbibe ces pièces de pansement avec une *solution très faible* à 2 pour cent ou même au centième.

Puis, de temps en temps, on arrose le pansement avec la même solution phéniquée faible et cela pendant un ou plusieurs jours de suite.

Après deux ou trois jours de cette pratique qui, loin d'être douloureuse, soulage le sujet, on s'aperçoit qu'une gangrène qui s'étend soit à l'extrémité de plusieurs doigts, soit à un doigt tout entier, soit à une grande partie de la main a constitué des accidents irrémédiables.

Quel est dans ces cas le mécanisme de la mortification ?

On a souvent accusé le pharmacien d'avoir dans ces cas donné une solution plus forte que celle qui avait été prescrite. Or cela est parfaitement injuste et inexact. C'est bien *une solution phéniquée faible* qui a commis le méfait.

On peut interpréter la chose de diverses façons.

On peut dire que la même action très souvent répétée, si faible qu'elle soit, suffit à déterminer la gangrène. Mais il est plus simple d'admettre que l'eau s'évaporant beaucoup plus vite que l'acide phénique, le liquide en contact avec la peau se concentre peu à peu jusqu'à devenir caustique.

C'est ainsi que la solution faible au centième, qui était incapable d'une action antiseptique utile, devient l'agent d'un accident très menaçant.

Cette théorie me séduirait d'autant plus qu'en certains cas d'accidents sur lesquels j'ai fait des enquêtes, il était évident que l'acide phénique avait été dissous dans l'alcool et dans l'eau et par conséquent le liquide s'évaporait encore plus vite que de coutume.

Dans un travail très intéressant publié par le Dr Harrington dans l'*American journal of medical sciences* (juillet 1900) l'auteur dit expressément : « Il est bien probable que la concentration de la solution est bien moins importante pour le mauvais résultat que la durée du temps de l'application et la faible épaisseur de la peau du sujet. Les femmes ont donné les quatre cinquièmes des cas observés au *Massachusetts general hospital.*

Tout cela est fort juste. Mais cela ne prouve pas du tout le danger d'utiliser les pansements humides à l'acide phénique.

Je les ai employés pendant un grand nombre d'années. Il suffit, après avoir essoré suffisamment la charpie, la ouate ou le linge, de ne jamais verser à leur surface de nouvel antiseptique.

Or cela est d'autant plus nécessaire qu'employer autrement le pansement humide c'est méconnaître les principes qui doivent être suivis pour l'application de la chirurgie antiseptique.

Un pansement humide à l'acide phénique ne saurait être un véritable pansement antiseptique. Il peut jouer un rôle capital là où les éléments absolument utiles ont manqué.

Ce peut être un pansement de transaction appliqué à un traitement que l'on est certain de ne pas faire vraiment antiseptique, comme celui des plaies et des abcès très infectés.

Ce sera un pansement propre, si l'on veut, préférable à celui que peut fournir un cataplasme. C'est un pansement humide qui calmera la douleur sans apporter au sujet de nouveaux éléments de septicité, comme le cataplasme de farine de lin. Mais c'est méconnaître les lois de l'antisepsie que lui attribuer *une efficacité absolue.*

Pour ces raisons, le chirurgien qui connaît bien l'usage des antiseptiques n'est exposé à aucun des accidents que nous venons d'examiner.

Il pourra même, en bien des circonstances, corriger les fautes commises, s'il rencontre de ces pansements imprudemment faits, non seulement par des médecins, mais par beaucoup de gens étrangers à la médecine, imbus d'une foule d'idées fausses sur l'antisepsie et les antiseptiques.

Même, l'accident établi, il devra savoir qu'il ne faut pas se hâter d'amputer les doigts ainsi gangrenés. Il n'est pas rare que la gangrène soit infiniment moins étendue qu'elle n'en avait d'abord l'apparence. J'ai eu l'occasion de soigner des sujets chez lesquels le sacrifice définitif fut bien moindre qu'il n'eût été, si dès les premières apparences de la gangrène nous avions sacrifié les portions de la main qui nous paraissaient tout à fait compromises.

Accidents d'irritation locale. — On a considérablement exagéré l'importance de ces accidents que l'on a observés surtout au début et dans la période où les topiques phéniqués étaient utilisés. Il faut dire pourtant et immédiatement que dès cette époque l'irritation locale par le topique était rare.

En ce qui me concerne, pour les lavages je ne l'ai jamais vue que pour le scrotum, pour la verge et pour les paupières.

Encore même dans ces régions n'ai-je jamais vu un accident sérieux, tandis que le sublimé et même l'eau oxygénée en donnent facilement sur ces surfaces sensibles.

Les topiques anciens en donnaient communément parce que la gaze phéniquée, qui contenait une grande *proportion de résine*, était irritante du fait de cette résine. Mais ces topiques ayant été remplacés par de plus simples, il ne saurait être question de les utiliser aujourd'hui.

Avec les topiques forts que j'emploie pour le lavage, je puis dire que je ne rencontre jamais ces accidents. Toutefois, je tiens à faire remarquer que jamais je ne fais précéder les opérations des enveloppements humides que je considère comme parfaitement inutiles, que jamais je n'use la peau au préalable comme le font tant de chirurgiens par ces frictions avec la brosse qui n'ont aucune raison d'être et qui ne font qu'affaiblir la peau dans ses fonctions de défense.

Même en utilisant comme pansement l'eau phéniquée faible, en appliquant en permanence sur une région enflammée de la charpie ou des linges bien essorés, trempés dans l'eau phéniquée faible (1/40), je ne vois pas d'accidents. Cependant ordinairement je complète le pansement par un imperméable qui maintient le pansement humide. Mais il suffit de ne pas ajouter de nouveau liquide pour que ce pansement soit inoffensif.

Toutefois, je fais remarquer que toutes mes solutions sont faites avec l'acide phénique au préalable dissous dans la glycérine.

En ce qui concerne les topiques beaucoup plus concentrés que j'ai employés en certaines circonstances spéciales, je n'ai non plus jamais vu de réaction locale. Ces topiques ont été dans quelques cas la solution de glycérine phéniquée à 1/10ᵉ, mais surtout la solution d'acide phénique dans l'huile à 1/10ᵉ et même à 1/5ᵉ.

Cette dernière solution, que j'ai employée fréquemment dans les inflammations de la peau (érysipèle et lymphangite), ne m'a jamais donné aucun accident local.

Irritation profonde. — Adhérences péritonéales. — Ce serait bien un accident d'irritation locale qui se produirait si la surface d'une plaie lavée à l'acide phénique ne se réunissait pas, ou si dans une cavité séreuse des phénomènes d'irritation se traduisant par la production d'adhérences avaient lieu.

Je ferai remarquer que quelles que soient la plaie et la région, je n'ai jamais négligé cette action et les occasions ne m'auraient pas manqué de constater les résultats fâcheux de cette pratique.

Or, jamais, *en aucune circonstance*, je n'ai pu saisir une action de ce genre. A mon gré, j'ai réuni ou je n'ai pas réuni complètement les plaies. J'ai supprimé le drainage ou je l'ai conservé.

J'ai été le maître de faire là absolument tout ce que les chirurgiens qui n'emploient pas d'antiseptiques peuvent faire.

La seule différence entre leur pratique et la mienne a consisté en ce que là où ils n'osent pas réunir de crainte de septicité j'ai pu réunir hardiment.

Quant aux irritations péritonéales qui devaient me donner

des adhérences, j'ai eu assez d'occasions d'ouvrir à nouveau des ventres opérés antérieurement par moi et dans ces cas où j'aurais dû trouver des adhérences en masse répondant aux surfaces lavées par moi à la solution forte, je n'ai jamais trouvé d'adhérences paraissant se rapporter à ces pratiques.

Les adhérences répondent à des actions microbiennes et à coup sûr les adhérences sont bien plus communes dans un péritoine qui a été le siège d'un *accident septique*.

Je suis convaincu qu'elles sont communes encore pour les ventres dans lesquels, au cours d'une opération, sont tombés les *germes atmosphériques* qu'aucun antiseptique n'a ensuite neutralisé, ou lorsque des fils ont été placés après avoir été *exposés à l'air libre* et salis de germes dits inoffensifs.

J'ai eu de nombreuses occasions d'ouvrir des ventres traités antiseptiquement dans lesquels des adhérences avaient ces origines.

J'ai trouvé au contraire à la suite de mes opérations, les adhérences rares et peu prononcées ; et je suis si convaincu de cette rareté, que pour une opération bien franchement antiseptique je ne crois pas à l'utilité de ces péritonisations que l'on fait avec tant de soin pour éviter les adhérences. Utiles sans doute dans les opérations aseptiques, elles sont infiniment moins nécessaires dans les opérations où les précautions antiseptiques sont bien prises, parce que celles-ci feront très peu d'adhérences.

C'est là sans doute une digression nécessaire, parce que l'acide phénique est accusé de ce méfait et c'est un des reproches qu'on lui a faits le plus souvent.

Accidents généraux d'intoxication. — Les accidents généraux d'intoxication ont existé au début de l'usage de l'acide phénique, par l'emploi des topiques permanents. Mais cet usage est bien restreint aujourd'hui, au point de rendre bien rare cette intoxication, qui se traduisait par des urines noires.

Toutefois, faites un pansement permanent avec la charpie

trempée dans de l'eau phéniquée faible. N'essorez pas cette charpie et vous pourrez observer ces accidents. Mais est-il besoin de s'arrêter à ce fait, puisque je vous conseille de ne jamais procéder ainsi?

Il est plus intéressant de savoir si ces applications d'eau phéniquée forte dans la profondeur des tissus et sur les surfaces séreuses (péritoine, synoviales, méninges) donnent des intoxications.

Là, je puis dire hardiment que je ne les ai jamais vues.

Je crois que le fait d'employer une solution très forte plutôt qu'une solution faible est un point capital et nécessaire.

Bien entendu, la quantité que j'emploie est fort peu abondante. Mais je crois que la puissance de la solution est un élément de non-intoxication et, si j'ai une action intra-péritonéale à produire, je n'emploierai jamais qu'une solution forte et jamais une solution faible.

Je ne puis dire exactement en ce qui concerne une intoxication générale qui ne se traduirait par aucun accident apparent, embarras gastrique, langue saburrale, urines noires, quelle est l'influence générale de l'acide phénique au cours des opérations abdominales les plus délicates.

Systématiquement je n'ai pas fait certaines opérations sur l'estomac et bien des opérations intestinales, estimant que la vie d'un homme ne suffit pas à tout faire et qu'il n'est pas utile d'aborder rarement ce que d'autres accompliront souvent et bien mieux que vous. J'ai donc laissé de côté un groupe d'opérations que je n'aurais eu que de rares occasions de pratiquer.

Je veux bien que pour ces opérations la chirurgie aseptique ait empêché l'absorption des antiseptiques qui peuvent avoir une action sur l'état général. Mais pourtant j'ai le droit à ce sujet de conserver un doute, car pour bien d'autres opérations abdominales, cérébrales ou médullaires, pour lesquelles on m'a menacé de cette intoxication, j'ai fait la preuve qu'elle ne joue aucun rôle contre la guérison. Les succès de cette chirurgie que j'ai eus au même degré que quiconque s'en est occupé et souvent à un degré plus satisfaisant, semblent bien démontrer l'innocuité de l'acide phénique.

Les accidents généraux dus à l'acide phénique ont été le plus communément observés chez les femmes, et surtout à propos des couches.

Mais là il faut dire hardiment que ces accidents ne s'observent que dans les cas de mauvaise application de la méthode.

Je puis dire que personnellement je ne les ai jamais observés ou pour mieux dire que je ne les ai jamais observés lorsque la méthode était appliquée suivant mes indications.

J'ai donné toutes les indications relatives à la nécessité d'employer au lavage définitif une petite quantité d'eau phéniquée forte et chaude et de ne jamais renouveler inutilement les injections.

Or, les accidents ne surviennent que lorsqu'on renouvelle *intempestivement les injections et lorsqu'on les fait avec des solutions faibles.*

On voit combien les règles seront simples, puisque la faute à éviter est toujours la même.

Urines noires, embarras gastrique, dégoût des aliments sont des accidents qui ont été fréquemment observés en gynécologie et chez les femmes en couches, mais jamais chez des sujets chez lesquels l'acide phénique a été méthodiquement administré.

J'avoue volontiers qu'au début, me fiant aux assertions de ceux qui avaient prétendu suivre mes indications, j'estimais que l'idiosyncrasie qui fait que certains sujets sont intolérants pour l'acide phénique devait être toujours redoutée. A l'heure actuelle je suis convaincu que, pour une pratique régulière, pour un chirurgien toujours en défiance contre les abus, en particulier contre les solutions faibles qui sont absorbées plus facilement en même temps qu'elles sont employées avec moins de précautions, il n'y a aucune substance active qui soit moins toxique et moins dangereuse à manier que l'acide phénique.

Il n'y en a aucune dont l'action protectrice soit plus générale.

Toutefois le chirurgien qui veut obtenir les effets les plus complets que l'expérience clinique a démontrés possibles doit ne jamais oublier que l'acide phénique doit être le plus pur possible, qu'il doit être dissous au préalable dans la glycérine, que les solutions doivent être aussi chaudes que possible, que le contact avec les tissus ne doit pas être trop prolongé et surtout pas répété après la purification définitive, que les solutions faibles au contact des tissus n'ont aucune utilité, mais présentent des dangers.

Accidents attribués à l'acide phénique et qui sont dus au savon. — Sans vouloir revenir sur la question du lavage des mains que j'ai traitée devant vous aussi minutieusement que possible, je vous rappelle qu'on a observé des accidents locaux attribués à l'acide phénique. Ces accidents sont dus aux topiques ou aux lavages.

En ce qui concerne les accidents dus aux topiques phéniqués, ils sont bien rares, tandis que les accidents dus à d'autres topiques associés à l'acide phénique étaient communs. C'est ainsi que lorsque nous utilisons la gaze phéniquée, les accidents d'irritation locale dus à la résine contenue dans cette gaze n'étaient pas rares.

Je les ai observés fréquemment surtout sur les organes génitaux de l'homme et de la femme et sur les paupières.

Les accidents des mains sont dus le plus souvent à l'usage abusif de la brosse qui a écorché les doigts et surtout à l'emploi d'un savon alcalin. Il suffit le plus souvent d'employer un bon savon au lieu d'un mauvais pour faire disparaître tous accidents. Il est permis, dans certains cas, de les attribuer à l'insuffisance du nettoyage des mains après une opération, certaines personnes laissant inutilement leurs mains imprégnées d'acide phénique au lieu de les débarrasser par une bonne immersion dans l'eau de tout l'excès d'acide phénique retenu à la surface de l'épiderme.

On peut même voir dans ces phénomènes d'irritation inutile une des bonnes preuves que les procédés habituels de lavage des mains sous un filet d'eau ne lavent rien du tout.

Des mains qui ont été imprégnées de solution d'acide phénique resteront imprégnées, malgré un lavage très prolongé sous le filet d'eau des robinets employés dans toutes les salles d'opération, même si cet arrosage est très prolongé.

Mettez quelques instants les mains à tremper dans une cuvette avec de bon savon en solution concentrée et les mains seront si bien débarrassées de toute trace d'acide phénique que leur épiderme ne souffrira en rien de l'imprégnation qu'il avait subie.

XXIX

LE PARADOXE ANTISEPTIQUE

Les remarques que je vous présente sous ce titre de paradoxe antiseptique méritent votre plus grande attention, car elles sont de celles qui vous permettront d'adapter l'étude de la clinique à des faits que la théorie ne vous permet pas de prévoir. Ces observations comportent sans doute un aveu d'ignorance scientifique. Elles sont nécessaires si vous voulez ne pas abuser des antiseptiques, ne pas faire souffrir vos patients par un traitement défectueux.

Sans doute ces remarques seront invoquées comme des arguments en faveur de ceux qui repoussent la théorie des germes. Mais il vous sera facile de voir que leur argumentation est insuffisante, car il est excessif de dire que si des faits très complexes paraissent en contradiction avec des faits plus simples, cela tient à ce que l'explication pour les faits simples ne vaut rien. L'avenir seul nous dira comment ces faits simples et complexes se séparent ou se rattachent.

Voici les faits observés :

Il y a bien longtemps que Lister a dit que lorsqu'une région a été infectée les antiseptiques que nous connaissons ne peuvent arriver à la rendre aseptique. Il avait noté dès longtemps qu'en quelques circonstances seulement on y peut arriver et l'usage du chlorure de zinc répondit à ces circonstances et remplaça l'acide phénique impuissant.

J'ai pour ma part observé des faits encore plus en opposition avec nos théories, les voici :

Toutes les fois que vous aurez affaire à une plaie neuve, vous pouvez user d'antiseptiques très divers et très puissants et vous ne troublerez pas la réparation par leur usage. Au contraire, vous obtiendrez une réparation régulière et la méthode que vous emploierez aura un succès constant. *En ces cas la prétendue irritation par les antiseptiques n'existe pas.*

Si au contraire vous rencontrez des plaies déjà infectées, si vous avez des foyers tels que toutes chances de transformations aseptiques complètes vous échappent, l'action *permanente* des antiseptiques vous sera plus nuisible qu'utile. Souvent elle prolongera les phénomènes de réparation. Les parties auront l'air d'être irritées par les antiseptiques.

Vous trouverez alors que certaines applications topiques qui ne sauraient donner une antisepsie puissante, certaines applications qui paraissent même contradictoires de toute antisepsie, vous donneront des résultats plus heureux et plus rapides que les antiseptiques vrais.

Des exemples vont vous montrer l'importance de ces observations.

Considérez un phlegmon ouvert du bras et surtout de la main, un anthrax dont une partie est déjà sphacélée, vous pouvez les nettoyer avec de l'eau phéniquée forte; vous pouvrez les nettoyer avec de l'eau oxygénée comme je l'ai conseillé le premier.

Le nettoyage terminé, la suppuration doit continuer ; elle peut être moins fétide, elle peut diminuer. Les accidents graves de septicémie sont enrayés.

Mais si à ce moment vous employez comme topique en permanence une substance utile dans l'antisepsie régulière comme l'iodoforme, si vous employez un antiseptique puissant, le sujet souffre et la réparation est lente.

Ne mettez pas sur la région, comme on le faisait autrefois un topique fétide comme le cataplasme de farine de graine de lin qui l'empoisonnerait, mais mettez un topique doux comme un cataplasme de fécule, il sera supporté plus aisément et la réparation se fera bien.

J'ai indiqué comme un topique de transaction dans ces cas la ouate ou la charpie trempée dans une solution faible d'acide phénique et bien essorée. On ne peut pas dire qu'un semblable topique préservera la région du développement des anciens microbes et préviendra l'envahissement microbien nouveau. Mais on peut estimer qu'il le modère. Un topique antiseptique puissant ne le modérerait pas autant et causerait des accidents. C'est un procédé que j'ai beaucoup suivi.

Eh bien, dans ces cas j'ai expérimenté avec succès un autre topique tout à fait irrationnel cette fois : la solution de bicarbonate de soude concentrée.

Des lavages dans des plaies très irritées et surtout l'application de plumasseaux de charpie ou de ouate bien imprégnés de la solution de bicarbonate de soude fournissent en ces cas un topique merveilleux. Si vous combinez l'action d'un *lavage quotidien* de la plaie ou du foyer suppurant avec l'eau oxygénée, avec un semblable *topique* en permanence, vous verrez des résultats excellents comme j'en ai signalés bien souvent.

Cependant, tandis que les milieux acides sont contraires au développement microbien, les milieux alcalins leur sont favorables.

Quelle peut être l'explication théorique de ce fait qui montre que lorsque l'envahissement microbien est invincible, on aura plus d'avantage à écarter du foyer les antiseptiques puissants, à créer un milieu favorable à une évolution microbienne ? Personne n'a pu me la donner et j'ai dû me contenter de l'observation clinique.

Ne croyez pas cependant que ces conditions doivent faire proscrire tout à fait les antiseptiques. Non, comme je viens de vous le dire, vous modifierez avec avantage un foyer de grande infection avec l'eau oxygénée. Mais si vous voulez maintenir l'eau oxygénée comme topique, cela ne vous donnera guère de bons résultats.

Si vous employez comme topique du sublimé ou de l'acide phénique, le résultat ne sera pas plus satisfaisant.

Mais placez comme topique l'onguent mercuriel par exemple, enduisez-en la surface de votre charpie alcalinisée; combinez son action plus ou moins avec celle de votre topique alcalin. Vous serez tout surpris de modifications si rapides qu'il est impossible de ne pas les rapporter à une action topique.

Sans dóute, ne sachant rien du mode suivant lequel une substance insoluble comme le mercure en nature peut agir sur les microbes je ne vous donnerai pas encore une bonne théorie de cette action. Mais pourtant ici la puissance microbicide, au moins sur certains microbes, est une chose certaine; le mécanisme en est inconnu.

Je pense que, dans ces cas de grands envahissements microbiens, il y a des espèces qui se contrarient; il y a comme je l'ai dit depuis longtemps de bons microbes qui dévorent les mauvais et il est impossible de se bien rendre compte des actions très complexes qui en résultent.

Ce n'est pas là seulement une vue de l'esprit. On sait, depuis longtemps, que, lors de la putréfaction, certains microbes virulents disparaissent. Il est possible qu'il s'agisse de faits analogues dans cette circonstance.

Il est vraisemblable aussi que certains antiseptiques gênent le développement de ces agents de défense, tandis que d'autres sont inoffensifs pour eux tout en ayant une action sur les mauvais.

A coup sûr il y a en pareil cas des antiseptiques qui ne sont pas tolérés.

Ce que nous observons à un haut degré dans ces grands foyers d'inflammation que je viens de citer nous le retrouvons dans d'autres circonstances analogues.

Prenez une grande brûlure par exemple. Nettoyez-la aussi bien que vous voudrez comme l'ont conseillé certains auteurs; puis faites un pansement comme on vous l'a conseillé avec du sublimé, de l'iodoforme, de l'acide phénique, de la résorcine, etc., etc. Vous pouvez être assurés que vous prolongerez la réparation bien au delà des limites raisonnables, sans préjudice des chances d'intoxication par les antiseptiques, chances plus ou moins graves suivant la nature de l'antiseptique que vous aurez employé. Cette prolongation est douloureuse.

C'est là ce qu'ont fait de jeunes gens qui ont voulu inaugurer de toutes pièces le pansement antiseptique des brûlures.

Ils ont pris toutes les précautions qui, *théoriquement*, devaient assurer localement l'antisepsie et ils ont publié les résultats qu'ils escomptaient sans que leur expérience comparée à celle d'autres procédés eût pu leur montrer pourquoi leurs efforts très méthodiques devaient échouer. Ils espéraient pourtant bien devoir écarter de la plaie tous les éléments microbiens.

Ils ont même pour cette œuvre souvent ajouté à leurs déboires en utilisant des substances qui passent pour antiseptiques et qui ne sont qu'irritantes.

Dans ces cas contentez-vous d'une perfection moindre en apparence, purifiez la large plaie avec de l'eau oxygénée, si vous en avez qui ne soit pas trop irritante par son acidité, puis pansez avec une substance qui ne doit pas vous donner l'espoir d'une antisepsie absolue, mais qui a quelque valeur antiseptique sans être irritante, la pommade aux essences par exemple.

L'antiseptique est très doux, il n'est pas très énergique. Même en renouvelant le pansement vous ne pouvez attendre une exclusion microbienne complète comme dans nos opérations habituelles. Cependant vous allez assister à une réparation d'une rapidité qui vous surprendra.

Que si vous n'avez pas de ces topiques à votre disposition, il vaudrait mieux employer un topique humide alcalin et là encore vous obtiendrez un résultat supérieur à ceux que peuvent vous donner des topiques antiseptiques puissants, qui ne peuvent pas exclure définitivement tous les microbes d'une aussi large surface.

Êtes-vous en présence de ces inflammations de la peau qui sont si douloureuses? Employez des antiseptiques violents, en particulier l'iodoforme et le sublimé. Vous allez créer des douleurs et une maladie artificielle de la peau. Mettez un cataplasme de fécule et en quelques heures toutes douleurs seront calmées ; en appliquant un des antiseptiques faibles et doux sur la peau la guérison va reprendre rapidement.

J'ai fait cela nombre de fois pour la peau des doigts et du pied dont les lésions inflammatoires sont si douloureuses.

C'est ici encore que vous ferez une observation tout à fait paradoxale. Observez des lésions douloureuses à sécrétions fétides comme celles de l'intertrigo et employez des antiseptiques puissants. Vous déterminerez souvent une exacerbation des douleurs sans enrayer le développement du mal.

Employez alors l'acide borique qui est, en tout autre condition, un antiseptique misérable, et en quelques heures vous arrêterez le développement de l'inflammation cutanée, en faisant disparaître la fétidité.

Il y a eu là une action puissante bien probablement en relation avec la capacité qu'a l'acide borique de détruire un microbe ou une *famille de microbes bien déterminés*.

Il y a encore en clinique une condition de septicité locale fatale dans laquelle le rôle médiocre ou mauvais de l'antiseptique topique est flagrant, tandis que le topique anodin donne un résultat rapide.

C'est le cas des hémorroïdes enflammées. Je les ai vu traiter avec persistance par un antiseptique doux ou par des antiseptiques violents ; pansements au sublimé, à l'iodoforme, à l'acide phénique, à la résorcine, au salol. Les hémorroïdes sont de plus en plus douloureuses.

Mettez pour un jour ou deux un cataplasme de fécule. Toute douleur tombe. Toute rougeur et tout gonflement disparaît et une pommade anodine boriquée et surtout un glycérolé d'amidon suffira à assurer un retour de la région hémorroïdaire et de toute la peau environnante à l'état normal. Les lavages antiseptiques n'auront été utiles que dans le cas où ils auront été très passagers et très discrets.

En bien des circonstances à cette extrémité inférieure de l'intestin où l'accès des germes de toutes sortes est inévitable et pour des lésions très diverses vous verrez échouer les antiseptiques vrais.

Si vous remontez à l'autre extrémité du tube digestif, au niveau de la bouche et des lèvres, vous retrouverez un phénomène du même genre qui vous expliquera pourquoi les gens qui se payent de suppositions théoriques nous trompent sur l'efficacité de leur intervention et des remèdes qu'ils nous proposent. Certains dentifrices antiseptiques sont parfaitement redoutables.

Ici encore il est impossible d'éloigner définitivement tous les germes et nous constatons que l'action des antiseptiques puissants reste insuffisante ou même nuisible et nous sommes obligés d'agir avec des topiques de transaction qui ne répondent pas à l'idéal que beaucoup de gens trop simplistes se font des nécessités d'antisepsie.

J'avoue bien volontiers que nous sommes ici dans l'hypothèse et dans l'inconnu, mais puisque nous sommes en face de faits que l'empirisme nous montre constants, il ne nous paraît pas inutile de chercher à les expliquer ne fût-ce que pour en fixer dans notre mémoire les enseignements pratiques.

Je vous les cite surtout pour vous montrer qu'il n'est pas possible, en face de phénomènes très complexes, de trouver des solutions très simples. Tous ceux qui, mis en éveil par les observations Listériennes, ont cru qu'il était très facile d'inventer à la suite du maître se sont souvent trompés, parce qu'ils ont voulu appliquer à d'autres faits les doctrines qui ne s'appliquaient qu'à des faits bien déterminés et bien étudiés.

C'est pour cela que très fidèle dans l'application à la chirurgie neuve des doctrines de Lister, j'ai cherché avec soin pourquoi ces principes échouaient dans certains cas de la *chirurgie infectée.*

C'est pour cela que j'ai alors tâché de modifier l'usage des antiseptiques, j'en ai employé de nouveaux, je les ai employés différemment. J'ai cherché à utiliser des topiques dont l'expérience avait démontré la puissance.

Je suis convaincu que dans cette chirurgie avec l'eau oxygénée, avec les solutions alcalines, avec l'emploi judicieux de l'onguent napolitain, c'est-à-dire de l'emploi du mercure en nature, en évitant l'abus de l'eau, qui favorise trop l'invasion des pires ennemis, vous modifierez profondément cette chirurgie.

J'appelle toute votre attention sur l'usage de l'onguent napolitain auquel je consacre un chapitre spécial, parce que je le considère comme un topique des plus précieux. Mais je pense aussi que son action mystérieuse, si bien faite pour exciter nos recherches, nous montrera une voie nouvelle d'intervention. Son action bienfaisante très probable sur les microbes superficiels et quelquefois profonds n'a pas été étudiée et n'a reçu aucune interprétation satisfaisante.

Ce n'est qu'en étudiant de près ces substances que vous pouvez songer à vous rendre compte de toutes les observations qui semblent en contradiction avec la théorie de la chirurgie antiseptique et qui sont invoquées sans cesse par ceux qui lui ont fait une opposition précoce ou tardive.

On oublie trop que la chirurgie antiseptique est avant tout le cas particulier de la méthode qui vous permet d'assurer l'absence de suppuration et la sécurité absolue du sujet sain sur lequel vous intervenez, ou du sujet que vous avez réussi à débarrasser définitivement de l'invasion septique.

Mais ceux qui l'ont scientifiquement étudiée, expérimentée et défendue, ne sont point restés sans observer les faits dans lesquels les microbes non détruits jouaient un rôle, les faits dans lesquels les éléments anatomiques se défendent, les faits dans lesquels un agent microbicide, détruisant certains microbes particulièrement nuisibles, laisse subsister d'autres microbes qui troublent sans doute ou retardent la réparation, mais ne l'entravent pas définitivement.

Il y a là une foule de faits connus ou à connaître en clinique qui resteront pour nous *le paradoxe*, tant que nous n'aurons pas trouvé l'explication. Mais nous avons le devoir, tout en pratiquant la chirurgie antiseptique absolue dans tous les cas où elle est possible, de ne pas méconnaître ces autres faits pour en faire bénéficier le malade ou le blessé toutes les fois que nous ne pouvons pas mieux faire pour eux.

XXX

ANTISEPSIE ET SUPPURATION. — TRAITEMENT DES ABCÈS CHAUDS

Le traitement des abcès chauds paraît au premier abord une pratique si banale qu'il ne doit pas mériter grande considération au milieu des pratiques bien plus compliquées de la grande chirurgie. Il semble que ce soit un assez maigre sujet à traiter en clinique chirurgicale.

Si vous pensiez ainsi, vous vous tromperiez étrangement. Le traitement des abcès chauds est aussi important au point de vue théorique qu'au point de vue pratique. Les abcès à traiter sont de la chirurgie de tous les jours et croyez-le bien l'une des plus difficiles, si vous n'êtes pas guidés d'une façon correcte dans cette pratique. Vous pouvez y obtenir d'excellents résultats, comme vous pourrez en avoir de très mauvais. Dans les mauvais résultats que vous obtiendrez quelques-uns dépendront sans doute de la gravité exceptionnelle de la septicémie locale à laquelle vous aurez eu affaire, mais beaucoup peuvent dépendre de votre pratique. On ne doit pas se dissimuler que beaucoup de mauvais résultats des abcès ont pour origine les défectuosités dans leur traitement.

Ne comptez pas du reste pour vous guider efficacement sur les livres classiques. A part quelques notions vagues sur les incisions et les lavages ils ne vous renseigneront guère.

Dans la plupart des livres consacrés spécialement à l'antisepsie vous ne trouverez même pas une ligne consacrée au traitement antiseptique des abcès.

Pour en rencontrer une description il vous faudrait retourner à mon *Traité de l'antisepsie*, qui a plus de vingt ans ou au traité de Watson Cheyne.

Je dois pourtant ajouter que cet auteur a fait, il y a quelques années, un excellent petit *Traité du pansement des plaies et des abcès* qui est assez peu connu au moins chez nous et vous rappeler qu'une excellente thèse d'un de mes meilleurs internes, M. Garnier, de Châlons, a paru sur ce sujet en 1890 [1].

Même pour vous exposer ce sujet en clinique, j'ai besoin de toute votre attention et de toute votre confiance, car il m'est infiniment plus difficile de vous montrer à l'hôpital les exemples qui devraient venir à l'appui de mon exposé.

J'aurai beaucoup de peine à vous montrer ici la perfection à laquelle vous devez et pouvez arriver en ville parce qu'à l'hôpital il est bien difficile que je donne à chacun ce soin individuel qui serait indispensable pour les détails nécessaires. On peut dire à ce propos qu'à l'hôpital et pour la grande chirurgie le patient est assuré d'un traitement certainement supérieur à tout ce que nous pouvons faire en ville toutes les fois qu'il s'agit d'un des problèmes les plus graves de la chirurgie.

Il y a certains cas dans lesquels les gens les plus riches, dans les meilleures maisons de santé ne trouveront pas la perfection que le pauvre trouve à l'hôpital. C'est une des compensations imprévues dont le déshérité du sort peut bénéficier et qui fait mentir tous les développements fantaisistes des littérateurs sur l'hôpital. Mais le nombre, la répétition des pansements, la difficulté de la surveillance, la négligence, la mauvaise volonté ou l'indifférence de nos clients hospita-

1. Robert Garnier. *Des abcès chauds, pathogénie et traitement antiseptique.*

liers sont les causes multiples qui nous gênent pour la perfection du but à atteindre lorsqu'il s'agit seulement des abcès.

Je ne veux pas dire qu'en parcourant nos salles vous trouverez que les gens atteints d'abcès sont mal soignés, mais, vous verrez certainement qu'ils ne sont pas toujours suivis aussi attentivement que les sujets qui subissent des opérations plus importantes et vous pourrez trouver un contraste entre la perfection des résultats pour les uns et l'insuffisance relative pour les autres.

Je tiens à vous signaler cette imperfection, d'autant plus que de toute nécessité je suis obligé de confier à mes aides la plupart des actes qui intéressent ces abcès, le pansement comme souvent l'opération.

Lorsque je vous aurai donné les détails les plus précis sur ces nécessités opératoires, sur les nécessités du traitement, vous pourrez vous rendre compte des desiderata et vous attacher à ce qui peut faire la perfection de ce traitement.

Celui-ci vous donnera des satisfactions immédiates par la considération de votre œuvre, puis vous munira pour l'avenir d'une expérience dont vous ne sauriez trop estimer l'importance ; elle sera pour vous peut-être plus précieuse en pratique que tout ce que vous aurez appris de la grande chirurgie.

Est-il bien facile de définir un abcès et de dire quel est le caractère exact de la lésion ? On donne ce nom à toute accumulation de pus qui se réunit en collection plus ou moins bien limitée et qui comprend des lésions de caractère assez différent, car il y a des abcès de toutes formes, de toutes régions, de toutes variétés et de toutes gravités.

En règle générale les abcès se développent surtout dans les régions riches en tissu cellulaire. Ils fréquentent également les régions riches en lymphatiques. Enfin il faut bien savoir que certaines régions dans lesquelles le tissu cellulaire est rare, mal connu, absent même pour certains observateurs (utérus), peuvent être le siège de certaines collections purulentes que l'on dénomme abcès, sur la qualité desquelles on peut discuter théoriquement, mais qui pratiquement présentent les phénomènes propres aux abcès aigus.

La cause de la formation des abcès c'est l'inflammation.

Ne pensez pas que je vais vous exposer la théorie de l'inflammation. Ce serait trop long et je ne suis pas bien sûr que je retiendrais suffisamment votre attention.

Pourtant il faut commencer par mettre en relief quelques faits théoriques ou expérimentaux sur lesquels vous fonderez une véritable pratique scientifique.

Il nous faut affirmer d'abord que la formation de l'abcès, la suppuration, comportent toujours l'invasion de microbes dans la région. C'est un fait capital sur lequel on discute encore. Il parut même si étrange au début que, lors de ses premières études sur l'action des microbes en chirurgie, Lister avait pu croire que les abcès non ouverts ne contenaient pas de microbes.

Il a changé de doctrine en observant les faits. Mais la notion de la suppuration sans microbes est restée dans la science, et vous pouvez trouver encore dans bien des livres cette affirmation que la suppuration peut se produire sans microbes et que les abcès non microbiens sont des faits assez communs. Nous allons voir ce qu'il faut penser de la donnée scientifique et de ses affirmations. La réalité des faits est la suivante.

Dans l'immense majorité des faits, quand on examine le pus d'un abcès même non ouvert, on rencontre des microbes divers. Les plus communs sont les staphylocoques et les streptocoques. Mais on peut trouver des microbes très variés, ce qui n'a rien de surprenant si on se rappelle, comme Lister l'avait observé dès le début, que presque tous les microbes sont essentiellement pyogènes. Ils le sont dans des conditions diverses de gravité et de survie microbienne, mais ils provoquent la formation de pus.

Pourtant en pratique, il y a des abcès peu communs, surtout de ceux qui ont pris une allure plus ou moins chronique où on ne constate pas de micro-organismes, et dont le pus est stérile.

Ce fait clinique ne signifie pas que la suppuration n'a pas été causée par le microbe. Le microbe qui a causé la suppuration a pu disparaître. C'est un fait plutôt rare, dont le mécanisme n'est même pas trop difficile à expliquer théoriquement... Il y a certains abcès viscéraux et intra-cavitaires dans lesquels le fait a été observé. Pourtant cela reste un cas particulier, une exception.

Est-il possible qu'au début aucun microbe n'ait excité la suppuration. La condition doit être bien rare.

Expérimentalement on peut la produire. Certaines substances introduites dans le tissu cellulaire (huile de croton, térébenthine, mercure) ont pu provoquer des abcès très localisés.

Toutefois il faut remarquer d'une part que cette expérience même très bien conduite échoue souvent, ce qui porte à penser que les abcès primitivement stériles doivent être bien rares.

D'autre part, il faut noter que dans des cas où on a provoqué des suppurations avec des substances irritantes, il n'est pas rare que l'abcès provoqué contienne des organismes, ce qui montre au moins que l'arrivée et le développement des microbes sont particulièrement aisés et redoutables dans les régions qui sont soumises à une irritation violente. Rien que ce fait nous donne une idée de l'importance de l'introduction et du séjour des microbes dans les tissus.

Mais si le développement d'un abcès par une substance irritante introduite sans microbe dans les tissus est chose difficile, en revanche, si on a introduit artificiellement des microbes dans l'organisme, dans la substance des tissus, la suppuration s'établit avec une extrême facilité, la création des abcès est la chose la plus facile.

Si dans une expérience on veut provoquer la formation

d'un abcès, on peut s'adresser à bien des microbes différents, ce qui justifie cette appréciation première de Lister à savoir que si l'atmosphère contient peu de microbes septiques, elle contient une foule de microbes pyogènes.

Dans les suppurations communes, les deux éléments qui sont rencontrés le plus souvent sont comme nous l'avons dit le staphylocoque et le streptocoque.

Le premier caractérise les suppurations bénignes et le second se rencontre avec les accidents septiques de gravité plus grande. Mais bien d'autres espèces de microbes peuvent se rencontrer et l'association de plusieurs variétés ajoute à la gravité des cas.

Quelques-unes des lois qui régissent l'évolution de ces microbes sont intéressantes à connaître, parce qu'elles nous indiquent nettement certaines pratiques chirurgicales nécessaires.

Watson Cheyne a montré par ses expériences que le nombre des microbes joue un rôle capital pour engendrer la suppuration. Il a donné par exemple les chiffres suivants :

En expérimentant avec le *proteus vulgaris*, il a montré que sur le même animal si son injection contenait 225 millions de microbes, il provoquait une septicémie rapidement mortelle.

Avec 56 millions, un abcès suivi de mort.

Avec 8 millions, un abcès sans gravité.

Au-dessous de ce chiffre, il n'avait plus de réaction.

Il est facile de constater que les abcès contiennent des microbes. Il est quelquefois beaucoup plus difficile de dire la voie qu'ils ont suivie pour arriver au foyer qu'ils habitent.

A cet égard on peut diviser en quatre variétés les abcès :

1° La propagation s'est faite par simple voisinage. On conçoit aisément que le fait se produise même si on ne cherche pas à en pénétrer le phénomène intime;

2° La voie de cheminement a pu être le canal d'une glande : tel est le cas des abcès parenchymateux du sein, ou du rein et peut-être le cas de certains abcès situés sur le trajet des conduits de ces glandes;

3° Les microbes peuvent suivre le trajet de vaisseaux et la propagation peut se faire d'une façon continue suivant ces trajets. Ils peuvent ainsi suivre le trajet des veines et surtout celui des lymphatiques. Pour les lymphatiques le fait est même si commun qu'il joue un rôle considérable dans la pathogénie de l'inflammation et que bien des phénomènes attribués au tissu cellulaire même sont des phénomènes qui ont pour siège l'intimité des vaisseaux lymphatiques;

4° Enfin les microbes emportés dans le torrent circulatoire peuvent être transportés au loin, en un point des parenchymes, faire embolie dans les capillaires et déterminer en ce point le foyer d'un abcès.

Sur le mécanisme intime de la formation de l'abcès on discute beaucoup.

Je vous rapporte les données principales exposées surtout par Watson Cheyne :

Les globules de pus se produisent surtout en un point de l'organisme où les cellules conjonctives ont proliféré avec exagération en même temps que se produisait une exagération de la diapédèse normale.

Un arrêt de la nutrition s'est produit dans la région après la division des noyaux.

Les cellules à noyaux multiples sont les globules de pus.

Les troubles de nutrition qui engendrent ces transformations sont provoqués par les microbes de deux façons différentes :

1° Ils empruntent aux tissus l'oxygène nécessaire à leur développement.

2° Ils secrètent des substances chimiques ou ferments solubles transformant en peptones l'exsudat fibreux dû à l'union du fibrinogène issu des vaisseaux et de la substance fibrinoplastique des cellules.

En vous donnant ces indications théoriques, je ne vous affirme rien de personnel. Mais je vous fais remarquer que ces faits montrent la nécessité de débarrasser les poches des poisons véritables qu'elles contiennent. Elles permettent d'admettre aussi que si on a affaire à ces cas exceptionnels dans lesquels la suppuration se serait développée sans microbes, l'absence de ceux-ci nous fait présumer que les microbes ne renouvelant pas le poison, les phénomènes inflammatoires sont appelés à céder sans nouvelle intervention et en quelque sorte naturellement.

Arrêtons-nous un instant sur le phénomène de la défense de l'organisme par les globules blancs, sur lequel Cornil a insisté avec tant de soin.

L'irritation septique par les microbes amène l'afflux considérable des globules blancs. Car le premier phénomène de l'inflammation est caractérisé par l'effusion extra-vasculaire des globules rouges et des globules blancs en même temps que se ramollissent les fibres conjonctives du tissu cellulaire.

Les globules blancs, agents de la phagocytose, combattent et dévorent les éléments microbiens, s'accumulent en muraille autour de l'abcès et l'enveloppent. Si cette couche est épaisse et puissante, l'abcès se limite. Si les globules blancs sont insuffisants la muraille s'effondre, l'inflammation se propage et la septicémie s'étend.

Suivant que ces phénomènes se produisent avec plus ou moins d'intensité, l'abcès peut prendre une forme plus ou moins aiguë.

C'est ainsi que l'on peut observer :

L'abcès aigu et limité ;

La suppuration diffuse (Phlegmon diffus) ;

L'abcès chronique ou subaigu (actinomycose, gomme, etc.).

D'où sont venus ces microbes qui pénètrent ainsi l'économie ?

De la peau, des orifices des organes qui s'y abouchent (bouche, anus, glandes), et très certainement en quelques circonstances de l'intestin. C'est à propos de l'ostéo-myélite que le fait paraît surtout se produire.

Tout à l'heure nous avons indiqué une réelle multiplicité de voies d'accès. Il faut bien savoir que la grande voie d'accès c'est le système lymphatique.

Outre les modes de propagation que nous suivons exactement et qui sont incontestés, il y en a beaucoup d'autres dans lesquels le système lymphatique joue le rôle principal et il faut rappeler le mot même de Sappey :

« Rien ne démontre que le tissu cellulaire s'enflamme. Les veines et le tissu des lymphatiques sont le siège de l'inflammation. »

Sans doute cette affirmation de Sappey est assez osée et il faudrait une discussion plus complète pour faire accepter cette proposition. Mais même sans accepter qu'elle soit démontrée, il est certain que dans une foule de cas les lymphatiques jouent le rôle principal pour la diffusion de l'inflammation.

Non seulement ils peuvent faire cette diffusion dans le sens connu de leur courant, mais ils peuvent transmettre l'inflammation à contre-courant en quelque sorte. Ce fait, je l'ai démontré cliniquement en plusieurs circonstances, et j'ai pu, par exemple, à la surface du sein droit, montrer un abcès dont le point de départ avait été une lymphangite partie de la main droite.

Il permet d'affirmer que la marche possible de l'inflammation lymphatique en tous sens nous donnera l'explication de bien des conditions de diffusion microbienne dont nous ne comprenions pas bien le mécanisme.

On admet donc très généralement que les microbes jouent un rôle capital dans la formation de l'abcès. Mais, une fois l'abcès ouvert et évacué, le rôle des microbes est-il terminé ? Certainement non, et Watson Cheyne est à peu près le seul auteur qui ait bien étudié les faits consécutifs à l'ouverture du foyer, dans lesquels une invasion microbienne nouvelle est plus importante encore.

Cette ouverture faite, le premier phénomène qui frappe

c'est l'effusion par la paroi de l'abcès d'une énorme quantité de sérum qui est susceptible de détruire les microbes et de les entraîner.

Cette effusion du sérum est précieuse, non seulement contre les microbes préexistants dans l'abcès, mais aussi contre ceux qui vont venir au dehors envahir la poche de l'abcès.

Watson Cheyne est si convaincu de ce rôle bienfaisant, de cette fonction de la paroi de l'abcès qu'il ne veut l'affaiblir par aucune manœuvre et il s'oppose même au simple lavage de l'abcès.

On ne saurait nier que cette pratique trouve en bien des cas une justification satisfaisante dans la clinique, mais il y a dans cette proscription une réelle exagération. En suivant un mode déterminé, il n'a pas les inconvénients invoqués.

Il faut savoir du reste que s'il y a quelque difficulté à se débarrasser de la microbie primitive d'un abcès, c'est chose cependant relativement facile, tandis que l'envahissement de l'abcès par les microbes extérieurs, se produit infiniment plus facilement et est infiniment plus dangereux que celui d'une plaie simple.

Cet envahissement peut se faire avec une rapidité et une violence extraordinaires.

Une fois cet envahissement survenu la purification secondaire de ce foyer devient d'une grande difficulté pratique, et si une opération vient à être pratiquée dans la région, on peut se trouver en présence de difficultés insurmontables.

Il y a de ce fait toute une série d'indications à suivre et j'y reviendrai à propos du traitement de certains abcès et surtout des suppurations articulaires, pour vous montrer tout l'intérêt qu'il y a à suivre une pratique antiseptique rigoureuse même dans des cas où on ne serait pas immédiatement maître de la suppuration, parce qu'il ne faut pas oublier que la suppuration après envahissement des microbes extérieurs n'est plus la même que celle que l'on pouvait primitivement combattre quand les seuls microbes présents étaient ceux contenus dans la poche d'abcès et préexistants à l'ouverture de cet abcès.

Il est donc bien entendu que les deux faits fondamentaux qui vont guider votre conduite sont la présence des *microbes* dans les foyers de suppuration et la menace de l'envahissement du foyer de l'abcès par les *microbes de l'extérieur :*

Mais le sujet qui se présente à vous avec une région déformée, avec de la fièvre, avec des douleurs violentes, avec un gonflement et une tension insupportables n'a pas, lui, la conscience de cet envahissement microbien. Il demande avant toute chose à être *soulagé* le plus tôt possible. C'est encore une indication capitale pour votre intervention.

Vous êtes donc obligé d'éviter pour agir tout ce qui peut amener un excès de douleur et d'agir efficacement le plus tôt possible.

Traitement pour la résolution sans ouverture.

La première chose même que vous demanderont bien des sujets, c'est s'il est possible d'éviter votre intervention chirurgicale. Au début de l'évolution des abcès, avant qu'une collection soit nettement formée, on peut encore espérer dans quelques circonstances que le phlegmon pourra se terminer par résolution.

Y a-t-il des moyens qui peuvent favoriser cette résolution ?

Il y en a certainement.

Localement vous avez l'action très réelle des pommades résolutives.

Dans ces pommades résolutives, le seul élément réellement efficace est à coup sûr l'onguent napolitain ou onguent mercuriel double. Cet onguent napolitain agit évidemment par le mercure qui pénètre les tissus infectés et détermine une action microbicide sans qu'il soit bien facile de préciser l'action profonde et propre du mercure.

On peut employer, suivant les cas, l'onguent napolitain ou

l'onguent mercuriel simple, toujours avec les précautions que comportent les mercuriaux.

Les révulsifs de la peau exercent aussi une action réelle. Mais ici il faut avoir quelque méfiance, parce qu'il est très important pour l'intervention future de ne pas altérer cette peau. Son intégrité assure en effet une réparation régulière et sûre, sans complications, et il ne faut pas en perdre le bénéfice pour courir la chance très aléatoire d'une résolution peu probable.

L'action du vésicatoire en particulier très recommandée, qui dans certains cas s'est montrée d'une réelle efficacité, laisse des plaies superficielles très dangereuses pour l'avenir de la réparation.

La médication interne peut être dans ces cas un adjuvant très sérieux. Dans nombre de cas des purgations répétées ont eu raison de la menace de développement de foyers qui paraissaient évoluer bien nettement vers la suppuration.

C'était une pratique très répandue autrefois que la purgation systématique de tous les sujets menacés de suppuration et on croyait volontiers à la possibilité de prévenir ainsi la formation de bien des foyers.

Il n'y a du reste aucun inconvénient à agir sur l'intestin, car si la résolution n'a pas lieu, on favorise ainsi d'une façon très évidente l'élimination des poisons dont l'économie est pour l'instant une fabrique très active.

A cette période de l'évolution du mal, en pratique, on use très habituellement des topiques humides.

C'était jadis l'heure des *cataplasmes*. C'est aujourd'hui l'heure des *enveloppements de gaze stérilisée,* imbibée de liquides plus ou moins antiseptiques. C'est enfin l'heure des *bains locaux* et *généraux* plus ou moins prolongés.

Ces pratiques paraissent si innocentes qu'on n'attend pas l'arrivée du médecin pour y recourir.

Je crois qu'il y a là une faute commise, et une faute de réelle gravité.

D'une part les topiques humides favorisent certainement le développement de la suppuration. Si on cherchait la résolution, on va tout à l'opposé du but poursuivi.

Cela n'aurait peut-être pas grande importance parce que, dans l'immense majorité des cas, les chances de prévenir la suppuration ne sont guère sérieuses.

Mais certainement les topiques humides ont un autre inconvénient. Ils favorisent les infiltrations des tissus. Ils ont pour conséquence les grands empâtements, les enraidissements, les rétractions tendineuses, l'aggravation des suites éloignées des inflammations. A cet égard les bains prolongés sont particulièrement redoutables.

Aussi j'estime qu'il faut toujours réduire au minimum ces applications topiques humides.

Il est bien difficile de les supprimer complètement parce qu'elles soulagent notablement la douleur et naturellement, avant tout, la douleur préoccupe le patient.

On est donc amené par la force des choses à l'emploi de ces topiques humides.

Lors de cet emploi il ne faut pas, obnubilés par le souvenir de la nécessité des antiseptiques, vous imaginer que vous pourrez faire grand'chose dans ce sens.

Les topiques humides réellement antiseptiques sont à peu près intolérables en permanence.

La plupart de ceux que vous employez *n'ont aucune valeur comme antiseptique*, mais sont *irritants* ou *toxiques*.

C'est le cas par exemple du bain de sublimé, du bain phéniqué, même du bain boriqué.

Tous ces topiques sont absolument trompeurs ; ils ont plus d'inconvénients que d'avantages.

Tâchez que vos topiques humides n'apportent pas un nouvel élément de septicité. Proscrivez les substances malpropres fourmillant de semences nouvelles, comme les cataplasmes de graine de lin et, d'une manière générale, tous les produits organiques difficiles à purifier.

En revanche, en bien des cas vous pouvez employer la fécule de pommes de terre dont les cataplasmes permettent de calmer certaines douleurs, surtout celle des lymphangites superficielles.

Dans les cas où le parti est bien pris de la suppuration, il peut même y avoir avantage non seulement à supprimer tout topique antiseptique, mais à employer des liquides alcalins, alors que la théorie semblerait indiquer qu'il faut éviter le milieu alcalin pour favoriser la disparition du microbe.

Traitement actif.

Qu'il y ait eu ou qu'il n'y ait point eu d'atermoiements, le traitement de la suppuration c'est le traitement actif, l'*ouverture des foyers*.

Quels sont les différents effets que le chirurgien veut obtenir par l'ouverture des foyers de suppuration ?

Il lui *faut* :

1° Faire cesser la tension des parties tuméfiées;

2° Évacuer le produit morbide ;

3° Détruire les éléments nocifs restant dans le foyer ;

4° Empêcher tout envahissement microbien secondaire;

5° Favoriser les efforts de la nature, l'auto-défense du sujet contre les produits morbides.

En effet la détente des tissus est le premier résultat obtenu mécaniquement en quelque sorte par l'intervention armée. Cette tension qui produit les troubles de nutrition, qui suspend le fonctionnement régulier des organes, produit tous les effets depuis la difficulté douloureuse de la circulation jusqu'à la mortification des tissus.

L'action mécanique de la section des tissus tendus est telle que, même en l'absence de toute évacuation de pus, elle modifie profondément la douleur et les conditions de la circulation

L'évacuation des produits morbides, c'est la sortie du pus,

de la sérosité louche accumulée. C'est la voie ouverte au dehors pour le pus, c'est-à-dire pour le produit de nouvelle formation ; c'est aussi la voie ouverte pour toutes les parties mortifiées plus ou moins associées au pus et qui, privées de vie, servent de support au pus et aux microbes producteurs des accidents. Laissés dans le foyer, ils perpétueront l'excitation morbide; ils formeront un milieu de culture pour tous les microbes qui vont, du dehors, envahir la plaie. Au moment de l'ouverture, il faudra chercher à neutraliser dans le foyer tous les éléments microbiens qui avaient été l'origine du développement du foyer et qui y pourraient séjourner (antisepsie). Mais il faut aussi protéger ce foyer que l'on va ouvrir contre l'envahissement des microbes du dehors.

Ceux-ci varient dans leur septicité, mais ils sont à peu près tous pyogènes.

Même s'ils ne sont pas individuellement d'une extrême septicité, leur association peut créer des foyers morbides très redoutables.

Enfin le chirurgien ne saurait oublier que si son intervention personnelle est urgente, parce que l'effort de la nature médicatrice ne sera pas à lui seul efficace, au moins doit-il toujours agir parallèlement à cet effort, en profiter sans le contrarier, parce qu'à l'occasion il pourrait alors faire plus de mal que de bien.

En effet, comme nous l'avons dit plus haut, à peine les microbes ont-ils envahi un point de l'économie que cette économie agit pour se défendre. L'élément principal de cette défense, ou du moins celui que nous connaissons le mieux, c'est le développement des globules blancs qui dévoreront les microbes, c'est l'infiltration périphérique qui limitera les foyers et défendra les tissus sains contre l'envahissement microbien.

Ouverture des abcès. — Faut-il ouvrir un abcès aussitôt que le pus est apparu, ou même lorsqu'il est seulement en voie de formation ?

Les anciens hésitaient, et ils avaient raison. Je pense aussi que ceux qui ne savent pas ou ne veulent pas faire d'antisepsie, ce qui est tout un, doivent hésiter encore.

Il leur faut trop compter sur le mode de défense de la paroi pour négliger de la laisser se préparer à fond.

Si vous voulez obtenir tous les bénéfices que peut procurer une ouverture prématurée, il faut absolument faire de l'antisepsie, et une antisepsie puissante ; sans elle l'ouverture prématurée des foyers est trop dangereuse et il vous faut recourir pour la décider, au vieux tact chirurgical, c'est-à-dire surtout au hasard pour faire la part des cas dangereux et des cas simples pour cette intervention hâtive.

Ainsi ouvrez les abcès de bonne heure et hardiment, prématurément même, mais à la *condition de faire une antisepsie rigoureuse.*

Pour les ouvertures d'abcès, opérations ordinairement rapides, faut-il faire l'anesthésie ?

En principe et à coup sûr il faut insensibiliser les sujets. D'abord, nous avons le devoir d'épargner toute douleur inutile ; cette douleur sera d'autant plus vive que vous interviendrez prématurément.

Puis, votre intervention sera beaucoup plus parfaite et plus efficace si le sujet est insensible.

L'ouverture d'un abcès faite à la volée, par surprise, sur un sujet qui se défend, est toujours une intervention de médiocre qualité, qui expose à des insuffisances que le patient paiera par une réparation imparfaite, lente et souvent par des complications redoutables [1].

Aussi pour toute suppuration de quelque importance l'anesthésie est-elle nécessaire.

L'anesthésie générale est la condition parfaite et toutes les fois qu'on y pourra avoir recours il n'y faudra pas manquer.

Pour faire un nettoyage idéal, pour disposer un foyer de

1. J'ai dit à l'Académie, au cours d'une discussion, que j'estimais qu'une opération pour panaris profond sans anesthésie générale était toujours insuffisante.

suppuration à se réparer comme une plaie ordinaire sans invasion secondaire de microbes, rien n'est tel que l'anesthésie complète.

Pourtant il faut transiger en bien des circonstances et faute de pouvoir toujours pratiquer l'anesthésie générale, on peut avoir recours à l'anesthésie locale.

Je n'ai jamais été grand partisan de l'emploi des injections de cocaïne, et la considération des faits que j'ai pu observer autour de moi ne m'a guère encouragé. J'ai vu trop souvent la cocaïne manquer son effet. J'ai vu aussi les plaies dans les régions enflammées inoculer les tissus sains et aggraver la situation. Aussi je n'utilise point cette pratique dans le traitement des abcès.

Quand il s'agit d'une intervention peu profonde et très rapide, le refroidissement de la peau par le chlorure d'éthyle me paraît une très bonne pratique. Si elle n'est pas parfaite, elle est sans inconvénient et on peut la permettre largement à tous nos aides. Elle atténue dans une large mesure, si elle ne les supprime, les douleurs principales du coup de bistouri. En pratique, il faut toujours être prêt à son emploi.

Instruments à employer. — Il n'est pas inutile de rappeler les instruments dont on peut user :

Un bistouri, pas trop long, pour agir avec une force directe et bien mesurée ;

Une sonde cannelée un peu forte.

La sonde cannelée est appelée à jouer un rôle important dans l'ouverture des abcès. Dans toutes nos trousses on place des sondes cannelées trop minces, stylets bons pour l'exploration, mais instruments tout à fait insuffisants pour effronder une paroi résistante.

On fait souvent, par contre, des sondes cannelées infiniment trop massives, sous prétexte de suivre un modèle donné par Nélaton.

Il faut avoir une sonde cannelée puissante et suffisamment trempée pour ne pas plier.

Il faut toujours avoir à sa disposition quelques pinces hémostatiques.

Aujourd'hui, au moment de l'ouverture d'un abcès, on garde toujours à sa disposition une curette. Il est sage de l'avoir. Mais je vous dirai plus loin pourquoi il faut beaucoup s'en défier, être très ménager de son usage. Si vous manquez de prudence il vaudrait mieux vous en passer.

Une seringue à injection en verre et des éponges ou des compresses stérilisées compléteront le matériel nécessaire.

Toutefois n'oubliez pas de vous munir de thermocautère. Il y a nombre de circonstances dans lesquelles vous pouvez l'utiliser et dans lesquelles il vous sera du plus grand secours.

Préparation de la région. — La région à opérer doit être préparée exactement comme si vous deviez faire une opération sur tissus neufs. Cela est d'autant plus nécessaire qu'elle a été habituellement imprégnée des matières les plus fétides sous prétexte de topiques, et que, la douleur aidant, elle n'a même pas subi les lavages les plus élémentaires.

Quand le sujet est endormi, il sera facile de lui faire subir cette préparation dont une solution phéniquée au 1/20, chaude, fera les frais principaux. Lavez la région avec cette solution en imprégnant bien la peau à l'aide d'une compresse jusqu'à la rougir.

Si le sujet ne dort pas, il faudra recourir à divers artifices pour pouvoir réussir dans ce lavage préalable.

Les brossages et les manœuvres douloureuses sont inutiles et même dangereux.

Il est d'autant plus nécessaire de garder la peau intacte, d'éviter les petites fissures dues à la brosse, que les produits qui viendront à sa surface seront plus réellement septiques.

Lorsque sur un foyer d'abcès vous cherchez la place à attaquer, ne choisissez pas toujours le point le *plus ramolli*, le plus facile d'accès, celui qui passe pour le *plus déclive.*

Il faut chercher la région où vous pourrez passer hardiment en donnant une voie d'accès très large, la région où la cicatrice sera le moins visible.

Pour cela il pourra arriver qu'il soit nécessaire d'éviter celle où la peau rougissait, en voie de ramollissement, où se ferait à coup sûr une vilaine cicatrice.

Ouverture de l'abcès. — Si vous n'êtes pas dans une région dangereuse coupez hardiment de la pointe du bistouri.

Si la région est dangereuse, coupez du tranchant, progressivement et vous terminerez l'ouverture par l'effondrement de la paroi avec la sonde cannelée ou avec le doigt.

Partout où l'emploi du doigt sera possible, je vous le recommande de préférence à celui de la sonde cannelée. La sonde doit être écartée avec soin du voisinage des gros vaisseaux et surtout des grosses veines.

Partout et toujours ouvrez le plus largement possible.

C'est là un bon précepte général. *C'est un excellent précepte relativement aux procédés antiseptiques.* Il faut, pour appliquer la méthode antiseptique avec tous ses avantages, que vous ayez des *ouvertures larges.*

En les faisant, vous éviterez les nécessités de *contre-ouvertures*, vous éviterez les *stagnations*, vous éviterez les drainages compliqués.

Vous réussirez à transformer l'abcès en milieu aseptique, dont la réparation se pourra faire à l'instar de la réparation de tous les milieux aseptiques.

Une méthode antiseptique bien appliquée doit permettre d'éviter la plupart des contre-ouvertures.

Si votre ouverture première est trop large pour les besoins secondaires de la plaie, il n'y a point d'empêchement à en refermer une partie par la suture. Lorsque Lister fit cette proposition, elle étonna bien naturellement. Aujourd'hui, bien peu de chirurgiens encore sont capables de réussir dans cette pratique. Elle reste pour le chirurgien antiseptique une pratique précieuse dont il aurait tort de ne pas profiter. Comme je l'ai dit plus haut, il faut faire tout votre possible pour éviter les contre-ouvertures et pour cela il faut toujours agir très largement. Les incisions économiques sont antichirurgicales, ou du moins il faut les considérer comme un résidu des pratiques de la chirurgie ancienne.

Je ferai remarquer du reste que si la suite de vos manœuvres est bien antiseptique, même avec une seule voie d'accès, vous devez avoir une évacuation toujours suffisante, d'autant mieux que ce n'est pas du pus, mais une sérosité louche qui coulera par votre gros drain.

Pour le présent de l'opération et pour l'avenir de la réparation, il faut attacher une grande importance à toutes les questions d'hémostase. Si une perte de sang modérée n'a pas pour le présent un grand inconvénient, elle donne des ennuis sérieux si elle se prolonge. Le sang forme toujours un milieu de culture redoutable. Il n'est pas favorable à la réparation. Il faut donc à tout prix éviter son épanchement secondaire.

Contrairement à l'opinion professée généralement, ce ne sont pas les vaisseaux artériels de moyen calibre qui doivent préoccuper. S'ils sont dans votre champ opératoire et vous gênent quelque peu, rien n'est plus facile que les couper et les lier. Cela ne présente ni inconvénients ni difficultés s'ils ne sont pas compris dans des zones de ramollissement et de gangrène, ce qui est un fait rare. Les veines et les bourgeons charnus très vasculaires sont beaucoup plus préoccupants. Aussi, quand après des lavages bien conduits les parois continuent à saigner, malgré les essais de fermeture des plaies, il est sage de procéder à un tamponnement de la région.

Celui-ci peut être efficace, même s'il est pratiqué seulement durant quelques heures. Dans les cas les plus habituels, il doit être de très courte durée et ne gênera aucun des phénomènes de réparation. Après l'avoir laissé en place douze ou vingt-quatre heures, on le remplacera par un pansement correct et complet.

L'évacuation du contenu de la poche d'abcès doit appeler

tous les soins. En règle générale, il faut qu'elle soit si facile qu'elle se fasse en quelque sorte spontanément.

Les pressions ne doivent *avoir aucune force*. En elles-mêmes, elles sont plutôt mauvaises pour les parois.

D'une manière générale, je crois que les pressions ont chance de détruire les défenses que l'inflammation microbienne a créées. Aussi je les abandonne d'ordinaire pour recourir non aux grands lavages que l'on conseille souvent, mais à des lavages antiseptiques qui jouent le double rôle de faciliter l'évacuation du foyer et de neutraliser ce qui peut rester sur les parois.

C'est à cet instant que nombre de chirurgiens usent et abusent de la curette pour détruire les parois et les cruenter en quelque sorte.

Cette pratique, recommandée surtout pour les foyers caséeux, tuberculeux, doit être très limitée. Je crois que la curette tranchante a, pour les abcès de toutes sortes, fait plus de mal que de bien. Quand je m'en sers, c'est plutôt comme d'une cuillère mousse, en évitant le plus possible d'*écorcher* la paroi de la poche.

J'ai vu des accidents graves qui avaient eu la curette pour origine et je suis resté convaincu que, dans le cas de tuberculose, maniée imprudemment elle favorise plutôt la diffusion de l'infection.

Pour le traitement de la poche purulente, le choix et l'application de l'antiseptique sont choses capitales.

Quel que soit l'antiseptique choisi, il faut l'employer *puissant*, *peu abondant*, *chaud*, prolonger un peu son contact mais ne pas favoriser les conditions qui pourraient déterminer son absorption.

En pratique commune, c'est la solution d'acide phénique au 1/20 qui sera l'antiseptique de chaque jour et toujours la solution de formule constante que j'emploie.

Phénol absolu	50 grammes.
Glycérine	50 —
Eau bouillie	1 litre.

Je fais chauffer vers 50 à 60 degrés. J'emploie la solution aussi chaude que les doigts de l'opérateur peuvent la supporter.

Aussitôt que le foyer est ouvert j'y introduis la solution, soit avec une seringue en verre, soit le plus habituellement avec une éponge qui en est largement imbibée et qui est montée sur une pince.

Ce premier lavage a pour résultat l'évacuation rapide du foyer. Si le foyer est particulièrement fétide, elle a aussi pour résultat *de le neutraliser immédiatement.*

C'est alors que j'évacue le foyer avec soin, par des pressions modérées. Puis je m'assure de l'hémostase.

Avant de terminer mes soins à l'abcès, je porte à nouveau dans sa cavité la solution antiseptique bien chaude qu'il faut y faire séjourner et s'il est bien évacué, bien exsangue, je fais le pansement exactement comme pour une plaie neuve avec gaze indoformée légère, mes sachets de poudre antiseptique et de la ouate, de la ouate de tourbe surtout si j'en puis avoir à ma disposition.

Cette plaie est drainée comme je le dirai plus loin. Je renouvellerai le pansement un peu plus souvent que celui des plaies opératoires en parties saines. Suivant les circonstances je laisserai le drainage deux ou trois jours de plus.

Mais j'obtiendrai ainsi pour bien des foyers, même très septiques, la guérison des abcès avec réparation rapide absolument comme s'il s'était agi d'une plaie des parties molles en état normal.

Toujours poursuivant le même but que vous atteindrez plus ou moins parfaitement, que vous verrez moins souvent complètement atteint à l'hôpital qu'en ville, vous pouvez employer d'autres substances antiseptiques.

N'essayez pas le sublimé, qui ne vous donnera absolument rien. En présence du pus, son action est absolument *nulle.* La théorie l'indiquait, la pratique aurait dû le faire savoir à ceux qui continuent avec un aveuglement inconcevable à l'employer en ces cas avec de parfaits insuccès.

Lister avait signalé le fait que l'acide phénique, qui réussit habituellement dans les poches d'abcès qui n'ont pas encore été au contact de l'air, ne réussit plus dans les suppurations ouvertes, dans les cas où l'infection secondaire est survenue. Aussi a-t-il introduit dans la pratique l'emploi du chlorure de zinc, qui reste puissant même contre les suppurations invétérées. Par la suite, il a conseillé le chlorure de zinc dans les abcès non ouverts et j'ai eu de nombreuses occasions de l'employer. Je l'employais même au traitement des foyers tuberculeux à une époque où son emploi n'avait pas encore été généralisé contre les tuberculoses.

C'est la solution aqueuse de chlorure de zinc au 1/10 qu'il faut employer. Plus concentrée, elle est difficilement maniable pour les grandes poches. Moins concentrée, elle risque d'être insuffisante.

Même, à cette dose il faut se garder de l'employer aussi abondamment que la solution phéniquée. On en imbibera une éponge plus petite, pour la porter dans les cavités et la laisser séjourner. On évitera d'y tremper les doigts. De même on évitera l'écoulement de la solution sur la peau en dehors de l'abcès.

Le traitement consécutif sera le même qu'après l'usage de la solution phéniquée.

Il faut être averti toutefois que l'usage du chlorure de zinc est douloureux. Après l'intervention, la douleur est assez vive pour que l'on soit obligé de la calmer avec des injections sous-cutanées de morphine.

Malgré cela, le lavage avec le chlorure de zinc, qui donne aux plaies un aspect assez vilain, grisâtre, terne, réussit quelquefois admirablement à arrêter toute suppuration.

Si son succès n'est pas immédiat, on peut, lors des pansements, injecter dans la cavité de l'abcès de très petites doses de la solution de chlorure de zinc qui achèveront l'œuvre de guérison.

Depuis quelques années j'ai eu recours, pour le traitement des abcès, à l'eau oxygénée. On tirera de ce topique des effets tout à fait surprenants, et d'une manière générale sans inconvénients si on connaît bien le maniement de cette substance d'une puissance réductrice extraordinaire.

Il est possible qu'en certaines circonstances l'eau oxygénée ait une action tout particulièrement favorable sur les microbes anaérobies auxquels elle donne un oxygène qui leur est redoutable. Mais d'après toutes les observations il est très vraisemblable qu'elle n'agit pas moins sur les microbes aérobies.

Son action réductrice sur tous les corps organiques est telle que cela n'a rien de surprenant.

De fait, après l'ouverture d'un abcès si, à l'aide d'une seringue ou à l'aide d'une éponge on a introduit dans la poche d'un abcès de l'eau oxygénée, il se produit une effervescence au contact du pus qui a un premier effet très précieux. Les amas les plus reculés de pus, dans les recoins de l'abcès sont balayés et entraînés au dehors avec la mousse.

Rien que cette action mécanique peut être précieuse et il m'arrive souvent d'y avoir recours sans préjudice de l'action de l'eau phéniquée que j'emploierai ensuite pour compléter l'action microbicide.

On peut ordinairement employer très libéralement l'eau oxygénée, qui n'est point toxique. Il ne faut pas hésiter à la faire chauffer.

Dans le cas de grandes poches d'abcès, il m'arrive de me contenter de l'action microbicide de l'eau oxygénée. Dans beaucoup de cas, je l'associe à celle de l'eau phéniquée en terminant par celle-ci.

Dans le traitement des suppurations aiguës, on aura dans le jeu de ces trois liquides microbicides tout ce que l'on peut souhaiter pour la pratique générale. Sans doute il y a quelques autres substances qui pourraient être employées en concurrence. Mais il est inutile de charger une pratique de données polypharmaceutiques sous peine de la rendre impossible.

Comme je l'ai fait remarquer, pour la pratique particulière de chacun, pour obtenir les résultats les plus parfaits il faut que :

Le lavage soit aussi chaud qu'il peut être supporté ;

Il faut qu'il soit fait largement, ce qui ne veut pas dire qu'il doit être exagéré en abondance, mais seulement pratiqué par une quantité petite de liquide puissant porté partout dans l'abcès.

Employer une éponge bien imbibée est une mesure excellente.

Pour certains abcès abdominaux on peut être amené à faire des lavages très discrets. Il faut, s'il y a ouverture de la grande cavité abdominale, se défier un peu des mousses qui peuvent remonter dans le péritoine.

En règle générale, il faut que le lavage soit fait *pendant un certain temps*, de façon à bien *imprégner* les parois de la poche. Cette imprégnation joue toujours en matière de chirurgie antiseptique un rôle important.

Il ne faut pas toutefois que cela mène à un abus de lavage.

Je ne crois pas, comme Watson Cheyne, que l'usage de l'antiseptique gêne la défense de la paroi. Pourtant je ne vois aucune utilité à ce que l'on violente cette paroi. Aussi le conseil donné très généralement de faire passer un courant de liquide abondant jusqu'au retour d'un liquide limpide et non coloré me paraît aussi inutile que dangereux ; il ne répond à aucune des bonnes pratiques antiseptiques.

Drainage. — Après ces actions très simples sur la poche de l'abcès on procédera au *drainage* de la poche.

Ce drainage je ne le fais jamais autrement que pour les plaies communes.

Je recommande expressément de ne *jamais passer de drains en sétons*, suivant le mode autrefois employé par Chassaignac. Ce procédé qui pouvait avoir sa raison d'être alors que les flots de suppuration devaient sans discontinuer s'accumuler dans les profondeurs d'une région enflammée, n'a plus rien à voir avec nos manières de traiter les plaies et même les abcès.

Il ne permet pas un écoulement régulier des liquides, précisément parce que certaines parties du séton sont comprimées.

Il décolle dans la profondeur de la plaie des régions qui ont une tendance à la réparation rapide.

Si le drainage doit être un peu prolongé, le drain ne peut être nettoyé comme un drain debout que l'on retire et que l'on remet après l'avoir laissé plongé dans un liquide antiseptique, ou qu'on remplace par un drain neuf.

Il favorise la persistance de trajets profonds dont la suppuration se prolonge ou qui deviennent le point de départ de la formation de fistules dues ainsi au chirurgien bien plus qu'à la maladie.

Enfin il faut bien se rappeler que, même pour les abcès, le drain n'est pas un évacuant de suppuration à proprement parler. Si le traitement antiseptique est bien conduit, le drain est surtout destiné à évacuer un flot de sérosité. Il n'a donc pas besoin de soulever les replis les plus profonds de la poche. Il faut qu'il soit placé de telle sorte qu'il puisse jouer son rôle de soupape de sûreté, en ouvrant une voie facile à la sérosité. Il suffit donc qu'il ait un volume relativement considérable et qu'il empêche les parties molles de faire couvercle.

Pour cette même raison, il y a des avantages sérieux à ne laisser le drain en place que le minimum du temps indispensable. Sans cela il deviendrait un agent d'infection pour une plaie qui n'a que trop de dispositions à cette infection secondaire.

Pansement. — Le pansement devra varier considérablement suivant les conditions dans lesquelles se présente l'abcès.

La condition la plus simple est celle d'un abcès facile à vider, largement ouvert et franchement inflammatoire. Dans ce cas le traitement topique peut être exactement celui des plaies ordinaires.

A l'hôpital, comme nous ne faisons pas nous-même ces pansements il arrive souvent que l'on ait recours à une manière de faire plus simple, moins parfaite. Mais il faut bien savoir qu'en donnant à un abcès exactement les mêmes soins qu'à une plaie d'opération quelconque vous pouvez obtenir exactement la réparation des parois par première intention.

Les seules différences dans le pansement devront être les suivantes : La doublure du pansement devra être plus importante, en sachets absorbants d'abord, puis en ouate, surtout en ouate de tourbe parce qu'il est important que les liquides ne gagnent pas trop facilement la surface extérieure du pansement.

Pour la même raison, le pansement sera renouvelé plus rapidement. Si on attendait huit jours comme pour nos pansements habituels, on aurait toutes chances de favoriser l'infection secondaire de la poche.

Bien entendu, il ne faut faire aucun lavage secondaire de la cavité de l'abcès.

En ville, où l'on peut plus aisément donner les soins individuels, j'ai bien souvent obtenu ce résultat et de temps en temps à l'hôpital pour en donner l'exemple, j'ai soigné moi-même quelques abcès pour montrer la possibilité d'obtenir ces bons résultats.

Il peut arriver que, malgré tous les soins, on constate une tendance à l'infection secondaire de la plaie, caractérisée par une abondance plus grande du liquide évacué, qui reprend la consistance du pus.

On peut encore dans ces cas modifier la plaie par des injections au cours des pansements. Celles-ci ne seront pas abondantes. On les fera avec une très petite quantité d'eau phéniquée forte et chaude, ou avec un peu d'eau oxygénée, toujours chaude.

Mais de ces lavages, il ne faut pas abuser, car ils détruisent une partie des éléments jeunes qui font la réparation et, si utiles qu'ils soient pour empêcher le développement de la septicité, ils nuiront aux phénomènes de réparation. Nous retrouvons là une difficulté que nous avons pu apprécier dans tout traitement des plaies quelles qu'elles soient.

Que l'on n'aille pas croire qu'ils pourront être remplacés par des injections d'eau, de liquides simplement stériles pour faire le coup de balai non antiseptique. Ceux-ci auront exactement la même propriété destructive sur les éléments jeunes par leur action traumatique et par-dessus le marché ils assureront la septicité de la plaie. Ils ne peuvent qu'être nuisibles.

Cas de réparation plus compliqués. — Si la réparation n'a pas la correction suffisante, le traitement secondaire sera à la fois plus compliqué et moins satisfaisant.

Il doit toujours avoir pour fondement l'emploi des antiseptiques. Mais il ne faut pas imaginer qu'il suffit d'agir avec des antiseptiques dans les milieux septiques pour réussir.

Il faut savoir se débarrasser de l'excès des matières septiques.

Il faut compter avec les efforts faits par la nature pour se défendre contre cette septicité.

Il faut compter avec la douleur.

De là sont nés les pansements humides, qui ne sont qu'un retour à une pratique ancienne que l'expérience avait montrée bonne *contre la douleur*.

Il est certain que l'application d'un cataplasme sur un foyer d'abcès calme momentanément la douleur et le cataplasme de farine de lin a dominé toute la chirurgie à une époque où on ne pouvait se rendre compte de sa nocivité.

Pourtant les anciens l'employaient peu. Ce sont surtout les chirurgiens du XIXe siècle qui l'ont mis en honneur. On peut en dire que, le plus beau des agents d'infection, il a tué plus de monde par la septicémie que bien des batailles rangées.

On a transigé avec lui et l'ignorance des conditions fondamentales de l'antisepsie a mené bien des chirurgiens à imaginer qu'on pouvait le conserver et le rendre antiseptique. On a vu faire les cataplasmes de farine de lin en mélangeant à l'eau du *sublimé*, ou l'on s'est contenté de les recouvrir d'huile *phéniquée*.

Bien des gens ont cru à ce trompe-l'œil. Ces moyens pouvaient augmenter un peu les propriétés irritantes des cataplasmes, mais quant à leur donner une efficacité antiseptique quelconque, c'était une autre affaire. Les abcès traités ainsi n'ont point différé dans leur évolution des abcès traités antérieurement par le cataplasme de farine de lin simple.

On a pensé alors que l'on pourrait employer en topiques humides des linges ou de la charpie ou de la ouate imprégnés de substances antiseptiques. C'est là en effet une méthode satisfaisante à la condition que le topique soit fréquemment renouvelé, car d'une part il n'a qu'une valeur antiseptique relative, et d'autre part cette valeur est de très courte durée.

Il faut savoir aussi que le nombre des topiques antiseptiques qui pourraient faire cet office est limité.

Vous voyez employer souvent ainsi le sublimé. Il ne peut en ce cas que déterminer de l'irritation de la peau ou de l'intoxication sans avoir aucune chance d'action antiseptique. La plus petite quantité de pus ou de sérosité le neutralise.

L'antiseptique qui vous rendra pour ces cas les services les plus grands sera toujours l'acide phénique. Encore faut-il que vous sachiez bien le manier pour en obtenir les résultats satisfaisants sans inconvénients.

Ici, vous ne pourrez employer que des solutions *faibles*. Le contact avec la peau doit être permanent. Je vous conseille l'usage de l'eau phéniquée au 1/40. Au-dessous de ce taux votre topique n'aurait aucune valeur et cependant il pourrait être dangereux; ceux qui ignorent l'usage de l'acide phénique s'imaginent qu'en diminuant le taux de ses solutions ils évitent la toxicité. C'est le contraire qu'il faudrait dire. Bien des gens ont empoisonné des sujets avec des solutions au 1/100 parce qu'ils n'osaient pas employer correctement des solutions au 1/20. Tant il est vrai que toutes choses en thérapeutique sont à contrôler par l'expérience et qu'en chirurgie on n'invente pas grand'chose *a priori* avec les seules données de la physico-chimie.

Pour faire un pansement humide avec l'eau phéniquée au 1/40, imprégnez de la ouate ou mieux de la charpie stérilisée avec de l'eau phéniquée, puis essorez-la complètement.

Si la charpie n'était pas bien essorée, elle contiendrait une quantité trop considérable d'eau phéniquée et comme celle-ci est à un taux de faible concentration, elle serait facilement absorbée. J'ai eu il y a peu de temps dans mon service un sujet qui avait des urines noires, ce que je n'avais pas vu depuis bien longtemps. C'était un jeune garçon auquel on avait pansé des abcès d'ostéo-myélite avec de la charpie mal essorée. J'ai fait continuer le pansement avec de la charpie toujours phéniquée, mais mieux préparée et ses urines sont redevenues claires.

Il y a des gens qui, manœuvrant les solutions phéniquées, font pire que cela. Ils arrosent le pansement pour l'entretenir humide avec une solution phéniquée. Toujours avec leurs mêmes idées théoriques ils se croient à l'abri des accidents en employant une solution faible. Ils descendent souvent au 1/100. Qu'arrive-t-il alors ?

C'est qu'ils altèrent la peau par le contact constant de l'acide phénique. Ce n'est plus seulement l'intoxication qu'ils provoquent, mais des escarres. C'est le mécanisme le plus habituel par lequel on fait les mortifications des doigts avec les topiques phéniqués. Ces mortifications ne sont pas dues à l'action régulière de l'acide phénique, mais à l'action continue de l'acide phénique mal employé.

Quand on panse un abcès avec ces topiques humides, il faut que le pansement soit *fréquent.*

On prend ordinairement le soin d'envelopper le pansement d'un imperméable.

Un semblable pansement ne doit pas dépasser vingt-quatre heures d'application.

La valeur antiseptique en est médiocre. On peut l'augmenter en faisant quelques additions à ce pansement.

J'ajoute quelquefois à la surface de ces paquets de charpie de la poudre antiseptique que je mets dans les sachets, qui complètent mes pansements.

J'y ai ajouté aussi de l'onguent mercuriel sur la charpie essorée.

En même temps que l'on fait ces pansements à la charpie on surveille les poches d'abcès pour faire les injections, si elles deviennent nécessaires, avec un peu d'eau phéniquée ou de chlorure de zinc, ou d'eau oxygénée pour arrêter l'envahissement microbien qui peut survenir. Mais, sauf en certains cas particuliers, sauf dans les infections graves comme celle de l'ostéo-myélite par exemple, ces injections seront peu abondantes, et le plus rares possible.

On pourrait y employer différentes substances comme on emploie l'acide phénique. Je rejette l'usage de l'acide borique qui n'a aucune valeur pour cela. Mais j'ai employé par exemple avec succès certains antiseptiques composés, comme le vinaigre de Pennès. En employant une cuillerée à café par verre d'eau tiède, vous aurez un topique très suffisant pour traiter les abcès par le topique humide, ce qui n'est qu'une antisepsie imparfaite.

Sur la valeur antiseptique des topiques humides on a du

reste des illusions nombreuses. C'est ainsi que vous verrez prescrire les bains antiseptiques au sublimé ou aux solutions faibles d'acide phénique.

Sachez bien non seulement que ces bains dits antiseptiques n'ont *aucune valeur antiseptique*, mais qu'ils sont habituellement dangereux pour les sujets qui les subissent.

Il est un peu enfantin d'imaginer qu'un bain au sublimé a une valeur antiseptique quand on sait que des doses même élevées de sublimé sont neutralisées par le moindre contact avec des substances organiques. Quant à l'acide phénique, ses solutions faibles sont sans valeur, mais elles peuvent être toxiques. Ceux qui savent se servir d'acide phénique ne l'ignorent pas. Mais il y a si peu de gens sachant réellement les propriétés de l'acide phénique !

En revanche, et par eux-mêmes ces bains sont dangereux pour les tissus enflammés. Ils nuisent à leur réparation. Ils favorisent leur infiltration. Les membres suppurés traités par les bains auront des enraidissements articulaires, des œdèmes secondaires, des gonflements tendineux, des impotences de toutes sortes, et cela après que le traitement par la balnéation aura de beaucoup prolongé la durée des suppurations.

Il n'empêche que vous verrez d'une façon courante pratiquer cette balnéation pour les phlegmons des mains, des pieds, du membre supérieur comme du membre inférieur. Là, comme en bien des circonstances, le remède fait à coup sûr plus de mal que la maladie. Dans tous ces cas, dans toutes ces pratiques dernières la chirurgie antiseptique ne saurait écarter absolument certaines conditions microbiennes et doit transiger avec la rigueur des traitements vraiment antiseptiques. Mais il arrive aussi pour les suppurations que le traitement doit cesser absolument d'être antiseptique.

Vous verrez certains abcès très superficiels surtout, de médiocre étendue, qui resteront extraordinairement douloureux devant toutes ces substances antiseptiques et vous serez réduits à certaines formes de cataplasmes. Vous rejetterez les affreux bouillons de culture que sont ces cataplasmes de farine de lin, remplis d'éléments d'infection ; mais vous pourrez utiliser les cataplasmes de fécule (abcès des paupières, de la face, du mamelon, petits abcès des doigts, abcès de l'anus). Vous trouverez en tous ces points des foyers si douloureux qu'il faut recourir à des topiques adoucissants et le cataplasme de fécule sera celui qui vous rendra service. N'imaginez pas qu'en y joignant de l'eau boriquée, comme le font certains, vous les transformez en topiques antiseptiques.

On donnera à cette application contre la douleur le moins de durée possible, pour revenir à des topiques permettant moins facilement la septicité des plaies. Mais on en peut tirer et on doit en tirer d'excellents effets.

On peut même trouver une occasion paradoxale encore d'intervenir par un autre topique.

Il y a des régions enflammées, décidément septiques, sur lesquelles les antiseptiques n'obtiennent pas de modifications. Les sujets souffrent, la suppuration continue sans se tarir, la fièvre même progresse.

Dans ces cas un topique humide peut rendre les plus grands services, la *solution simple alcaline de bicarbonate de soude.*

Si on panse avec de la charpie ou de la ouate imprégnée de solution concentrée de bicarbonate de soude, on voit souvent des suppurations abondantes se modifier. La rougeur tombe. Les tissus qui étaient lardacés se détendent. Souvent des panaris graves, des phlegmons du membre supérieur ou du membre inférieur que rien ne modifiait, prennent bonne tournure, et la réparation par suppuration s'achève en même temps que les douleurs disparaissent.

La théorie de l'action de ces topiques est bien difficile à donner puisque les milieux alcalins sont favorables à la pullulation des microbes. Mais le fait clinique est indéniable. En attendant que la théorie en soit trouvée, il faut en profiter et savoir que certaines suppurations sur lesquelles les antiseptiques n'ont aucune action sont heureusement modifiées par l'usage des topiques alcalins.

Faites faire une solution de bicarbonate de soude à dix pour mille et imprégnez la ouate ou la charpie avec la solution chaude pour faire un pansement humide qui sera renouvelé tous les jours et même deux fois dans les vingt-quatre heures car l'application des alcalins sur la peau n'a aucun inconvénient.

Tels sont les traitements des suppurations, des abcès pour lesquels, comme vous voyez, la méthode antiseptique vous donnera une large part de succès à la condition que vous ne lui demandiez pas ce que l'expérience a montré qu'elle ne donnait pas et à la condition qu'employant les antiseptiques vous connaissiez les propriétés cliniques spéciales qui appartiennent à chacun d'eux. Il ne faut pas imaginer que l'on connaît ces propriétés parce qu'on a vu l'étiquette antiseptique sur la bouteille.

Mais si vous voulez que ces suppurations se terminent dans les meilleures conditions, ne les abandonnez pas trop tôt. Pour bien faire, pas plus là que pour la chirurgie ordinaire, il ne faut tenir sa besogne pour achevée que lorsque la cicatrisation est complète.

C'est un précepte qu'il faut partout appliquer en matière de chirurgie antiseptique. Vous devez conduire le traitement jusqu'à la guérison complète, même de la surface épidermique.

Lorsque les parties profondes d'un abcès sont cicatrisées, il reste au niveau de l'incision une région qui a plus ou moins bourgeonné, qui manque d'épiderme. Il n'y a plus d'infiltration, plus d'œdème, le pansement humide n'a plus de raison d'être. Même lorsque le pansement a été plus facile avec la gaze iodoformée, le pansement antiseptique doit être changé, car la gaze iodoformée, très précieuse pour protéger, est bien peu favorable à la réparation de l'épiderme.

A ce moment les topiques gras peuvent rendre les services les plus complets.

L'un des meilleurs protecteurs pour les régions qui ont suppuré est certainement l'onguent mercuriel simple ou double (onguent napolitain).

On l'appliquera sur un peu de linge bouilli ou de lint stérilisé mettant par-dessus de la ouate hydrophile stérilisée.

On recouvrira d'une bande légère, sans chercher à faire de compression et on verra la cicatrisation marcher rapidement.

J'ai tiré un grand parti de ces applications de topiques mercuriels pour le traitement des suppurations arrivées ainsi à la période de chronicité. Leur action modificatrice est évidente. Leur action résolutrice est incontestable sur les œdèmes, sur les indurations qui persistent. Je pense qu'il n'y a d'autre explication à en donner que l'action microbicide du mercure qui pénètre bien tous ces tissus infiltrés.

On trouve là encore un exemple de l'importance de l'expérience clinique opposée à l'application seulement théorique.

Prenez un sujet auquel vous traitez une plaie neuve ou une plaie d'abcès. Employez comme topique antiseptique de la gaze iodoformée. Pendant toute une première période, l'iodoforme se montrera, quoi qu'en aient dit certains auteurs, un antiseptique puissant et la réparation suivra régulièrement son cours sans être entravée par aucune invasion microbienne.

Puis, il vient un instant où la réparation ne fait plus de progrès. La cicatrisation superficielle n'a aucune tendance à se faire.

Prenez l'onguent napolitain, évidemment très inférieur comme microbicide actif, et la réparation va s'achever rapidement.

Si vous aviez continué indéfiniment le premier topique, il serait arrivé un moment où la plaie aurait été fatalement envahie par une suppuration secondaire, de peu de gravité peut-être, mais qui aurait retardé cette cicatrisation définitive, à laquelle j'attache toujours, comme Lister, la plus grande importance.

Quelques jours plus tard, la cicatrisation est plus avancée, pourtant elle cesse de faire des progrès.

Cette fois encore il faut changer de topique. L'acide borique, qui n'avait aucune valeur tant qu'il y avait une plaie de quelque profondeur, devient le topique le plus utile. Prenez une pommade boriquée au 1/10 faite avec de la vaseline bien stérilisée et de l'acide borique et vous aurez un topique qui terminera très heureusement le traitement. En peu de jours vous aurez une cicatrice sur laquelle vous pourrez constater qu'il n'y a plus d'intervalle sans épiderme.

Pour terminer le pansement, j'emploie souvent un autre topique qui a plus de valeur antiseptique, tout en ménageant absolument la réparation épidermique, ce sont les essences.

J'ai donné bien des fois cette formule :

Vaseline stérilisée. .	100 grammes
Essence de thym	ââ XV gouttes
Essence d'origan	
Essence de géranium	
Essence de verveine	

Ce topique mis sur un linge stérilisé est absolument parfait dans le traitement des surfaces épidermiques. J'ai montré en maintes circonstances qu'aucun topique n'est préférable pour le traitement des brûlures dont l'antisepsie est si difficile à pratiquer.

Il est particulièrement précieux pour conduire à bien les dernières phases de la cicatrisation des plaies.

Dans ces périodes, quand on abandonne les choses à elles-mêmes on observe toujours quelques accrocs. Sous les pansements secs, il se produit çà et là de petites ulcérations, on observe de petites misères qui n'ont sans doute aucune importance pour la mortalité, mais qui ne manquent pas d'importance présente et future pour le confortable du patient.

En effet, ce confortable doit être complet et vous devez le parachever par un ensemble de soins qu'il ne faut pas ignorer.

Le traitement antiseptique d'un abcès vous permet d'enrayer rapidement les phénomènes de suppuration, par conséquent les phénomènes d'inflammation. Ce doit vous être une condition capitale pour obtenir une amélioration de la réparation au point de vue fonctionnel.

Après les traitements ordinaires des suppurations, qu'ils soient septiques ou aseptiques, ce qui revient à peu près au même, avec les bains, les topiques aseptiques, humides, les tissus restent infiltrés, restent envahis par les lésions microbiennes et dans le futur les fonctions sont empêchées pour longtemps par les complications secondaires d'enraidissement.

Si l'antisepsie des foyers a été bien faite, le temps de la réparation est diminué dans une mesure considérable. L'infiltration disparaît avec une grande rapidité, il faut en profiter pour rendre aux tissus leur souplesse, aux articulations et aux muscles leurs mouvements. C'est une des raisons pour lesquelles je proscris de la pratique les bains parce qu'ils nuisent beaucoup à cette œuvre de prophylaxie.

Aussitôt que l'ouverture du foyer de suppuration a fait tomber la douleur, cherchez à rendre au sujet ses mouvements. Ne vous embarrassez pas de ces affirmations vieillottes que le mouvement provoque ou ramène l'inflammation.

Provoquez des mouvements au centre de l'inflammation et pour toute la périphérie. Le sujet bien soigné, qui montre d'abord quelque répugnance à remuer un membre qui vient d'être douloureux, vous aidera bien vite si vous lui démontrez l'utilité de cette pratique et s'il constate qu'il ne ressent plus de douleur.

Si en pleine action inflammatoire, vous avez provoqué de ces mouvements, dès que la cicatrisation sera obtenue vous constaterez rapidement un retour aux fonctions.

Si vous avez attendu que toute action inflammatoire fût éteinte pour y venir, le sujet mettra des mois et des mois à revenir à ses fonctions.

Si vous l'avez traité par les longues balnéations en l'immobilisant soigneusement, il a chance de ne jamais retrouver la mobilité qu'il avait perdue.

Les inflammations des doigts, de la main, de l'avant-bras du pied et de la jambe vous donneront de nombreuses occasions de constater ces phénomènes.

Or, en dehors de la douleur, aucune condition ne peut s'opposer au mouvement. Non seulement le mouvement ne peut en rien rappeler l'inflammation, mais même appliqué aux vaisseaux il ne saurait avoir aucun inconvénient. Je vous montrerai en d'autres leçons comment on peut mobiliser sans inconvénients même les régions envahies par la phlébite.

La pratique commune vit malheureusement de mauvais résidus théoriques dont les gens les plus éminents n'ont pu se débarrasser.

La doctrine antiseptique était la novatrice qui devait nous en débarrasser définitivement. On s'est attaché à la démolir sous prétexte de progrès. Il faudra maintenant qu'elle redevienne maîtresse de la situation par l'expérience.

Ce sera long sans doute, mais quand vous aurez donné souvent l'occasion de comparer les résultats d'une chirurgie bien faite, antiseptiquement suivie, avec des résultats parallèles et parfaits sur les abcès comme sur les plaies les plus simples, vous aurez fait beaucoup pour ce progrès si difficile à mettre au jour et plus difficile peut-être à conserver.

XXXI

TRAITEMENT DES BRULURES

Appliquer la méthode antiseptique aux brûlures est un problème qui a préoccupé beaucoup de gens. On a pensé théoriquement qu'il n'y a aucune raison pour ne pas faire bénéficier ce genre de plaies de la méthode antiseptique et on a eu raison. Mais en général on n'a guère tenu compte des conditions spéciales dans lesquelles ces plaies évoluent. On a cru qu'en employant certains antiseptiques il serait facile d'avoir raison des septicités qui les compliquent et, pour avoir trouvé la question trop simple, on ne l'a pas solutionnée. Il n'est pas rare que, sous prétexte d'antisepsie, on applique aux brûlures un traitement assez difficile à suivre et qui pourtant ne donne que des résultats médiocres quand il n'en donne pas de mauvais.

Cela tient à ce que la question est plus complexe qu'elle n'en a l'air. D'une part, les brûlures présentent des surfaces étendues très propres à l'absorption et à l'irritation. Il est donc probable, *a priori*, que les régions brûlées supporteront difficilement les qualités irritantes de certaines substances antiseptiques en même temps qu'elles offriront de trop larges surfaces propres à l'absorption des matières toxiques. C'est là une première difficulté matérielle dont il faut tenir compte.

En outre, les plaies de brûlures présentent des surfaces considérables donnant une sécrétion très abondante, c'est-à-dire qu'elles restent toujours exposées à des infections secondaires tant que la surface n'est pas réparée. Ces infections secondaires sont le plus souvent des infections peu graves, non pathogènes mais pyogènes, sans compter que les infections pathogènes peuvent aussi survenir. Par conséquent, ces plaies évidemment difficiles à protéger nécessitent pendant de longues périodes la protection la plus complète possible tout en ne supportant pas l'emploi de certaines substances très actives.

Quoiqu'il s'agisse en somme de manœuvres toujours délicates et difficiles, la chirurgie régulière n'a guère tenu compte de ces simples notions. On a peu modifié les procédés et les topiques ordinaires. On peut même dire que cette chirurgie régulière traite ces brûlures avec un certain sans-gêne, une certaine brutalité comptant sur les efforts de la nature pour la réparation. C'est à cette imprévoyance classique, sans doute, que les brûlures doivent d'être le terrain béni de tous les charlatans, de tous les guérisseurs, de tous les inventeurs.

Ne voyons-nous pas par exemple qu'avant l'antisepsie, la généralité des brûlures étaient traitées par des topiques malpropres ou irritants. Qui n'a vu ces immenses surfaces couvertes du liniment oléo-calcaire sans nettoyage préalable, puis livrées sans défense à toutes les infections périphériques. D'autres chirurgiens ont couvert ces brûlures de topiques humides et pourrissants. D'autre part, des bains répétés ont augmenté leur aptitude naturelle à la fermentation. Depuis l'antisepsie, sans grand discernement on a employé des toxiques et des irritants et nous avons vu les plaies de brûlures empoisonnées ou irritées par des toxiques violents comme le sublimé ou l'iodoforme, ou par des irritants de moindre envergure, comme le salol ou l'acide picrique.

Qu'arrive-t-il après ces traitements maladroits ? Un charlatan survient qui fait appliquer sur une région irritée ou empoisonnée un topique doux, protecteur, point irritant et les phénomènes de septicité locale (irritation) ou les accidents d'intoxication disparaissent. Le brûlé guérit, et le public chante les louanges du médicament plus ou moins secret, aux dépens du médecin qui soignait antérieurement le brûlé. J'ai vu bien des fois le fait se produire et j'ai été convié un grand nombre de fois à examiner de ces topiques spéciaux pour brûlures. Ce sont tantôt des antiseptiques faibles, tantôt des substances anodines suffisamment imperméables à l'air, de façon à pouvoir protéger comme un vernis les surfaces brûlées, ce qui met obstacle à de nouvelles infections peu pyogènes.

En réalité, je n'ai jamais trouvé aucun de ces *remèdes* bien intéressant; leur valeur est toute relative. Leur vogue, leur succès réel dépend surtout de leur comparaison avec des méthodes défectueuses, essentiellement maladroites. Leur emploi se rapproche un peu de la façon rationnelle dont on doit traiter les brûlures et aussitôt leur succès est manifeste. Ce n'est pas, en soi, un fait bien extraordinaire, c'est celui que nous rencontrons en bien des circonstances dans la pratique de la chirurgie mise en comparaison avec la pratique des rebouteurs ou guérisseurs. Pour tous ces gens, leurs succès dépend non de leur valeur, mais surtout de ce que la thérapeutique officielle persévère dans de mauvais moyens, tandis que le guérisseur a saisi pratiquement un élément favorable de traitement qu'il applique, aveuglément, brutalement ou insuffisamment, mais en suivant une indication juste qui n'a pas été observée par la thérapeutique régulière.

N'avons-nous pas vu cela sans cesse à propos du massage, des entorses, de certains topiques purgatifs, de certains régimes, etc., etc. Ce succès ne veut pas dire que le charlatanisme vaille mieux que la thérapeutique avertie, ce qui est la conclusion du public. Cela veut dire simplement qu'en médecine, il faut toujours prêter attention à tout ce que l'expérience nous apprend et ne négliger aucune des observations qui peuvent nous instruire du fait pratique.

Or, le premier fait pratique de ceux qui ont réellement l'expérience de la méthode antiseptique c'est qu'en matière de brûlures, il faut se défier de l'action de certaines substances. D'emblée vous devez être assurés qu'il ne faut employer ni iodoforme, ni sublimé. Vous devez vous dire que toute substance capable de déterminer une irritation ou un phénomène d'absorption doit être utilisée avec ménagement.

Exemple : Une brûlure assez étendue est observée. Si elle est protégée par l'épiderme vous pouvez imprégner la surface avec de l'eau phéniquée. Si une grande surface est privée d'épiderme, il faut être très prudent dans l'emploi de l'eau phéniquée et surtout ne pas le renouveler.

Vous pouvez, dans le même but, utiliser l'eau oxygénée pour une nécessité de désinfection. Mais allez-y très prudemment, car vous n'auriez pas d'intoxication, c'est vrai, mais si la dénudation du derme est considérable, outre la douleur vous obtiendrez encore un retard sérieux des phénomènes de réparation.

Il faut beaucoup de tact et d'expérience pour bien soigner une brûlure. Or, récemment, la plupart des publications qui ont été faites sur ce sujet l'ont été par des jeunes gens qui ont entrepris de chercher quelque nouveau traitement plus ou moins rationnel, plus ou moins conforme à quelques vagues données qu'ils avaient sur les pansements antiseptiques. D'autres praticiens plus anciens ont entrepris de faire connaître *un topique panacée*, destiné à soigner indifféremment toutes les brûlures et à les protéger d'une façon uniforme. Si on suit aveuglément les conseils des uns ou des autres, on a toutes chances de prolonger beaucoup la réparation en nombre de circonstances et de s'exposer à certains accidents.

Il faut fonder le traitement des brûlures sur certains principes qu'un grand nombre de substances différentes permettent d'appliquer plus ou moins parfaitement. Quels sont ces principes et en quelles circonstances les appliquer?

Nous devons naturellement supposer le cas de brûlures formant les plaies les plus communes celle du deuxième et du troisième degré. Celles du quatrième, celles qui comportent d'énormes escarres appartiennent surtout aux plaies à désinfecter plutôt qu'aux plaies à protéger antiseptiquement.

La brûlure se présente à nous sous la forme d'une immense

surface au niveau de laquelle l'épiderme est soulevé, la vésicule est formée. Elle est entourée d'une rougeur plus ou moins intense. Elle est toujours douloureuse. Elle constitue une plaie à limites irrégulières. Elle n'a en somme rien de commun dans ses apparences avec les plaies ordinaires de la chirurgie. Elle confine à des régions saines de peau plus ou moins malpropres, et ses limites sont souvent difficiles à préciser.

Il faut bien savoir, avant de traiter une brûlure, qu'il sera à peu près impossible d'écarter de cette brûlure *tous* les éléments microbiens. La surface est telle et les sécrétions sont si abondantes que fatalement la plaie subira un certain mode d'inoculation. La première nécessité est d'empêcher que l'inoculation des microbes pathogènes ne puisse se faire. Les brûlures étaient autrefois terrain favorable au développement de l'érisypèle. On peut éviter l'invasion des microbes pathogènes par deux actions qu'il nous suffira de signaler sans revenir beaucoup sur les détails. Toutes les actions périphériques devront n'apporter aucun microbe pathogène. Le chirurgien et ses aides prendront en ce qui les concerne exactement les mêmes précautions que pour les autres blessés.

En outre, pour toute la périphérie de la plaie, ils pratiqueront le nettoyage antiseptique comme s'il s'agissait d'une plaie neuve. Il n'y a aucune raison pour que le sujet ne la supporte pas dans les mêmes conditions que tous les autres blessés. Nous répéterons à propos de ces blessures comme à propos de toutes les blessures : ce qui fait la supériorité de l'acide phénique c'est qu'à lui seul et sans aucune autre action il suffit à produire l'asepsie de la peau. Si donc vous pouvez nettoyer même rapidement avec un peu d'eau phéniquée forte et chaude (au 1/20) tout le champ cutané périphérique à la plaie vous aurez fait le nécessaire pour la purifier. L'eau oxygénée peut vous rendre un même service. Mais son application est souvent plus douloureuse, tandis que l'action de l'acide phénique est anesthésiante.

La surface de la brûlure est récente et n'a guère besoin de la même action antiseptique. Elle est par elle-même peu empoisonnée si elle n'a eu le temps d'être le siège d'un semis dû à une longue exposition à l'air ou si on a déjà pratiqué des manœuvres de traitements et de lavage.

Dans ce cas, si l'épiderme a été conservé, il est indiqué d'imprégner la région *sans frotter* avec un linge humide d'eau phéniquée forte.

Ceci fait, c'est-à-dire la région ayant été purifiée dans la mesure du possible on appliquera un topique approprié. Or, ce topique peut varier à l'infini à la condition de remplir les conditions suivantes.

Il ne doit pas contenir de matières toxiques à cause de l'énorme surface d'absorption que va laisser la chute de l'épiderme.

Il faudra donc rejeter de cette pratique tous les topiques qui comprennent des substances susceptibles d'être absorbées. L'iodoforme, la résorcine, le salol, l'acide picrique même à des degrés divers sont substances nuisibles à cause des chances d'absorption.

Le topique devra favoriser la reproduction de l'épiderme. Il ne faut donc pas qu'il soit destructeur de l'épiderme. Beaucoup de substances ont ce défaut ; l'une des plus remarquables est l'acide salicylique. J'ai vu des topiques de brûlures qui en contenaient des doses élevées. Que l'on n'oublie pas que c'est sur sa propriété destructive de l'épiderme qu'est fondée la vogue de tous les topiques pour la destruction des cors.

Il ne faut pas que le topique soit un topique humide, à proprement parler, car s'il fournit de l'eau en abondance il favorisera toutes les fermentations et la région est trop apte à ces fermentations. Un topique humide, un cataplasme de fécule par exemple peut avoir ici une indication passagère comme pour tous les cas où il faut transiger avec la suppuration avec l'irritation locale étendue de la peau. Ce n'est pas de l'antisepsie, c'est de la transaction résignée avec une infection établie. Mais, même en ce cas, l'action ne doit être que passagère. Quant au traitement de la brûlure par l'application continue des topiques humides, c'est l'un de ceux qu'il faut éviter avant tout.

Il ne faut pourtant pas employer les poudres et topiques secs, car on forme ainsi des croûtes étendues sous lesquelles l'infection se propage et, sauf pour des cas de très peu d'étendue, la chute de ces croûtes ou les lavages que nécessitera l'infection amènent des douleurs et une prolongation considérable du traitement.

On voit bien qu'en matière de brûlure il y a beaucoup de choses qu'il faut éviter. Le champ restera pourtant bien considérable pour le traitement, car tous les topiques anodins, les topiques onctueux et protecteurs, les topiques sans grandes propriétés actives peuvent être employés. Ils n'empêcheront pas un certain degré d'infection banale de se produire mais ils protégeront une région qui se défend d'elle-même par une très grande activité de réparation. Toutefois, si le topique peut être à la fois un topique anodin, une matière onctueuse et indifférente et avoir par surcroît une certaine valeur antiseptique, son action sera infiniment plus favorable. Nous trouverons alors les substances qui aux yeux du public guérissent vraiment la brûlure, c'est-à-dire la laissent se réparer dans le délai le plus court possible et empêchent les inoculations nouvelles et banales de retarder la régénération du derme.

Pour remplir ces indications, j'ai été amené à formuler des pommades diverses. Celles que je préfère sont les pommades aux essences. Leur action est tellement favorable que dans les services hospitaliers où j'ai passé on en faisait une consommation énorme. Mes anciens élèves venaient en chercher. Comme nous n'avions jamais obtenu de la pharmacie centrale, les essences nécessaires j'en achetais à mes frais et il y avait toujours un approvisionnement de ces pommades dans les salles. Ce n'est pas que ces achats fussent bien coûteux. Mais l'assistance publique, qui n'hésite pas à consacrer des centaines de mille francs aux réclamations relatives aux salles d'opération les plus inutiles, n'a jamais fourni ces quelques substances utiles, probablement parce que cette dépense était trop peu importante pour bien faire.

Pour que ces pommades soient utiles et réellement protectrices, il faut que l'excipient soit bien stérilisé.

Il faudrait aussi que le dispositif du récipient empêchât la chute des poussières de l'air dans la pommade, ce qui est trop souvent le cas. A l'hôpital, cela n'était pas trop à craindre à cause de l'énorme consommation que l'on en faisait. J'avais du reste fait diviser ces récipients en petits pots pour qu'ils n'eussent pas l'inconvénient de traîner à l'air. On peut employer les graisses ordinaires en les stérilisant bien. Les fausses graisses, la vaseline quand elle est pure et la paraffine sont excipients excellents. Le rétinol que j'ai employé assez longtemps était un excipient tout à fait parfait.

Voici les formules que je conseille :

Vaseline pure ou rétinol. .	100 grammes.
Essence de thym	ââ XV gouttes
Essence de géranium. . .	
Essence de verveine. . .	
Essence d'origan	
Naphtolate de soude . . .	0 gr. 30.

Avec le naphtolate de soude, il m'a semblé que la pommade est plus active. Bien fréquemment pourtant, je n'en ai pas employé et je ne vois pas grand inconvénient à s'en tenir aux essences qui m'ont toujours paru en pareil cas avoir la puissance antiseptique suffisante.

Dans les cas dans lesquels je n'ai pu utiliser la pommade aux essences parce que les pharmaciens n'avaient pas d'essences dans leur officine, j'ai employé la pommade suivante que j'ai déjà citée plusieurs fois.

Vaseline pure	100 grammes
Acide borique finement pulvérisé.	10 grammes
Baume du Pérou	1 gramme

Je ferai remarquer que cette pommade a une action antiseptique suffisante par le baume du Pérou, et que l'acide borique remplit cette fonction utile de favoriser la réparation épidermique tout en étant un antiseptique faible.

Je répète que ces deux topiques m'ont donné des résultats si parfaits que pendant nombre d'années leur usage a été absolument courant dans mon service. Il m'est arrivé de les employer dans des cas dans lesquels le traitement antérieur par des topiques divers avait été désastreux malgré les soins très régulièrement et très rationnellement donnés. J'ai eu l'occasion, à l'époque de l'incendie du Bazar de la Charité, de sauver littéralement la vie à deux dames qui étaient mourantes au moment où j'ai été appelé à leur donner des conseils et mourantes de l'application intempestive de topiques toxiques. En outre, elles souffraient cruellement.

Malgré ces douleurs, je ne conseille pas d'incorporer de substances calmantes ou anesthésiantes aux topiques. L'absorption par les surfaces de brûlure est trop menaçante pour qu'il n'y ait pas inconvénient à commettre cette imprudence et en pareil cas, je préfère de beaucoup faire au besoin une ou plusieurs injections de morphine. Avec les topiques que j'indique c'est du reste une éventualité très rare.

Comment dans ces conditions se fait le pansement d'une brûlure ?

Avec les précautions ordinaires la périphérie de la partie brûlée est lavée à l'eau phéniquée forte et chaude.

Les phlyctènes sont vidées.

La surface épidermique est touchée avec un tampon imprégné d'eau phéniquée, *sans déchirer l'épiderme.*

Un linge plus large que la surface brûlée est enduit de la pommade est appliqué sur la surface brûlée.

Le linge le plus commode est le linge troué des hôpitaux.

Si on n'en a pas à sa disposition il faut pratiquer un certain nombre d'orifices dans le linge employé pour que nulle part ne s'accumulent des liquides sous ce linge.

Par-dessus un autre linge stérilisé et une bande modérément serrée.

Entre la bande et les linges appliqués sur la plaie on peut mettre de la ouate. On protège ainsi la région contre les chocs. Il faut seulement noter que la ouate doit être changée souvent. La ouate de coton est en effet la substance qui favorise le plus rapidement, l'infection des liquides qui l'imprègnent. Aussi, dès que la brûlure donnera assez peu de sécrétion pour que les pansements soient retardés, il faudra bien se garder d'employer la ouate pour recouvrir un pansement qui ne serait plus fait que tous les deux jours.

Au début, en effet, le pansement sera quotidien. On conservera d'abord l'épiderme. L'arrachement trop hâtif de l'épiderme, outre qu'il est douloureux, permet l'accumulation de croûtes dures qui irritent le derme et prolongent la suppuration. Cependant, si, lors du pansement, on voit des poches épidermiques sous lesquelles se font des accumulations irritantes, il ne faut pas les laisser subsister et on enlèvera partiellement cet épiderme. Très rapidement du reste sous la protection de cette pommade les premières couches épidermiques se sont formées et il est bientôt possible de remplacer la protection du derme par l'épiderme par la protection de la pommade ; et l'épiderme achève de se réparer au-dessous de cette pommade. L'action antiseptique des essences n'est pas troublante du tout pour la réparation de l'épiderme. C'est au point de vue spécial de la réparation des brûlures un avantage immense.

Quand la réparation de la brûlure est en train de s'achever, il arrive que l'on pourra supprimer l'application de la pommade bien qu'elle ne se fasse plus que tous les deux ou trois jours. Je ne conseille pourtant pas d'aller trop vite, dans cette substitution. Elle entraîne souvent la formation de croûtes sous lesquelles peut se faire à nouveau une infection de la peau et la guérison définitive en est retardée d'autant. Il est souvent meilleur d'aller plus longtemps avec la pommade et la réparation n'en sera que plus parfaite.

Il est souvent facile en manière de transaction de ne pas panser la surface de la brûlure elle-même mais d'enlever toute la partie superficielle et absorbante du pansement (ouate). Celle-ci en effet est aisément le siège des fermentations les plus redoutables et en s'en débarrassant on peut laisser sans infections les parties profondes du pansement un peu plus longtemps en place, ce qui permet à la réparation moins troublée de se faire plus rapidement.

Chacun des détails du pansement est intéressant, non seulement parce que le traitement des brûlures étant fort commun a besoin d'être enseigné complètement, mais aussi parce que les soins donnés à une brûlure peuvent produire les résultats ultérieurs les plus favorables ou les plus redoutables. Sans doute la nature de la brûlure, sa profondeur, l'importance des tissus compromis seront les causes réelles des accidents consécutifs les plus importants. Mais, pour des conséquences moindres l'influence du traitement est encore capitale. Telle brûlure qui aurait pu guérir en huit ou quinze jours a mis six semaines à guérir, ce qui est déjà fort désagréable.

Après cette durée trop longue, la surface brûlée reste irritée, elle subit des poussées inflammatoires secondaires et même des rétractions qui ne se seraient pas produites si la peau n'avait pas été si longtemps altérée et irritée. Cela résulte des infections secondaires. Aussi, bien que nous devions être résignés à voir qu'une brûlure ne se réparera pas avec une asepsie absolue, bien que sur les plaies des brûlures la flore microbienne soit malheureusement encore trop développée, tous les efforts faits correctement contre cette flore avec une connaissance suffisante des antiseptiques pour n'exercer aucune action brutale sur les tissus, serviront encore à abréger pour le présent et assurer une meilleure réparation pour l'avenir. Dire que l'on ne peut rien faire en ce sens pour les brûlures c'est renoncer trop vite à une action un peu complexe, un peu difficile, un peu imparfaite. On laisse ainsi le champ libre aux inventeurs qui auront réellement trop beau jeu.

D'après les exemples que j'en ai eu, dans tous les cas dans lesquels en suivant des principes d'antisepsie clinique on peut littéralement métamorphoser la pratique de la chirurgie des brûlures telle qu'elle est encore pratiquée ou plutôt abandonnée à elle-même. Les brûlures ne sont pas plus à négliger que les petites plaies. Elles sont peut-être plus difficiles à bien soigner.

Si, au lieu des brûlures étendues du deuxième et du troisième degré, nous traitons des brûlures profondes, il s'agit de plaies qui après l'élimination des escarres ne diffèrent pas des grandes plaies contuses empoisonnées, c'est-à-dire suppurantes que nous tâchons de désinfecter par tous les moyens antiseptiques que nous connaissons. Ce sont des plaies qu'il s'agit de modifier le mieux possible dans le sens antiseptique. Elles ne diffèrent pas de celles pour lesquelles l'action combinée du thermocautère, des antiseptiques caustiques puissants (chlorure de zinc) de l'eau oxygénée nous permet quelquefois de modifier un foyer infecté et de le muer en un foyer à réparation rapide et presque aseptique.

Jusqu'à ce que ce résultat puisse être obtenu, ces brûlures profondes constituent des lésions qu'il faut tenir, protégées le plus parfaitement possible pour empêcher les infections qui du dehors viennent envahir les parties destinées à la mortification et à l'élimination.

Je puis pour ces cas donner seulement deux indications relatives au chlorure de zinc et au goudron.

L'imprégnation d'une escarre par le chlorure de zinc empêchera l'empoisonnement de cette escarre et l'élimination peut alors s'accomplir avec un minimum de suppuration tout à fait extraordinaire.

En cas de très grande destruction et lorsqu'il est difficile de savoir jusqu'où seront étendus les dégâts de la brûlure on peut imprégner les parties destinées à être mortifiées par du goudron de Norvège. On sait que c'est un antiseptique des plus précieux dont on n'aura pas à redouter la toxicité et qui ne risquera pas, comme les caustiques, d'augmenter les dommages destructeurs de la brûlure.

Enfin, il n'est pas très rare qu'on apporte au médecin une plaie de brûlure qui est restée sans traitement ou a été l'objet d'un traitement si mal conduit qu'elle soit compliquée de quelque lymphangite grave. Pouvons-nous encore, en ces cas, faire quelque usage des antiseptiques pour enrayer les accidents ? Certainement.

Deux agents rendent les plus grands services pour juguler une lymphangite : l'onguent napolitain et la solution huileuse d'acide phénique. On peut couvrir les traînées rouges de lymphangite avec de l'onguent mercuriel double, ou les recouvrir d'un linge bien imprégné d'huile phéniquée au 1/10.

C'est en général à ce dernier topique que j'ai recours.

Souvent en pareil cas les surfaces sont très étendues et l'application de l'onguent napolitain ne serait pas sans inconvénients, tandis que l'application d'un linge bien enduit d'une solution d'acide phénique dans l'huile d'olives au 1/10 donnera, sans inconvénient d'absorption, une guérison rapide de la lymphangite, une disparition des traînées rouges accompagnée d'une chute immédiate de la température.

J'ai coutume en pareil cas de donner en même temps un purgatif qui favorise l'élimination des toxines.

XXXII

ANTISEPSIE PAR LES INJECTIONS DANS LES POCHES D'ABCÈS FROIDS

PRÉCAUTIONS DIVERSES. PONCTIONS DES GRANDS ABCÈS PAR CONGESTION. INJECTIONS D'HUILE DE VASELINE ET D'IODOFORME. FORMULES DIVERSES.

Ce chapitre n'est point comparable aux précédents parce qu'il ne s'agit pas ici à proprement parler de la chirurgie antiseptique, c'est-à-dire de celle que l'on pratique en utilisant l'action passagère d'un antiseptique et que l'on protège ensuite sans intervention directe de l'antiseptique.

Ici nous demandons à l'antiseptique une certaine continuité d'action. Nous comptons même sur une action spéciale de l'antiseptique sur une variété de microbe (bacille de la tuberculose).

Nous avons pensé toutefois que nous ne pouvions terminer ces leçons sans ajouter celle-ci qui a été consacrée aux abcès froids. D'abord le traitement de ces abcès froids n'a été vraiment abordé avec succès que depuis la période antiseptique. Il fallait la hardiesse de la chirurgie moderne pour permettre ce progrès capital. Puis les injections modificatrices des poches d'abcès par les antiseptiques ne peuvent être séparées de cette chirurgie antiseptique.

Elles constituent un mode d'action spéciale de ces antiseptiques. Cela est incontestable. Mais il est incontestable aussi que cette action n'a pu être définitivement mise à jour que par ceux qui avaient eu circonstances plus directement liées à la méthode nouvelle appris à connaître les antiseptiques, à savoir leurs qualités et les ressources différentes qu'ils peuvent fournir.

Il y a plus, comme nous allons le voir, l'usage de ces injections antiseptiques a pu précéder l'action chirurgicale large ou la suppléer définitivement et complètement.

Les deux actions sont en quelque sorte inséparables. Elles peuvent se succéder l'une à l'autre. Elles peuvent se remplacer l'une et l'autre. Il est donc indispensable de bien connaître les ressources des deux méthodes et après la leçon consacrée à la chirurgie des suppurations celle-ci était tout à fait indispensable.

Abcès froids.

Les grands abcès froids ont reçu des dénominations multiples qui rappellent les conditions dans lesquelles on les observe et les origines qu'on leur a attribuées. On admet aujourd'hui que, d'une manière générale, les abcès par congestion, les abcès à distance, malgré des apparences variées, sont des abcès d'origine commune, que des lésions tuberculeuses des os sous des formes diverses en sont la cause première et qu'ils constituent des manifestations d'une infection bacillaire locale.

Ces abcès ont longtemps singulièrement troublé les chirurgiens. Ils restaient indolents, peu douloureux, même pendant d'énormes périodes, sans grands accidents apparents. Mais si on venait à les ouvrir, que l'ouverture fût petite ou qu'elle fût large, qu'elle fût faite avec soin ou sans soin, la fièvre s'allumait, des accidents formidables survenaient ; et peu de jours suffisaient à amener un désastre chirurgical, point expliqué, mais suffisamment constant pour mettre en défiance les chirurgiens. Avant la chirurgie moderne, on avait dès longtemps montré que des ponctions et l'usage de certaines injections modificatrices (teinture d'iode) pouvaient rendre des services là où les grandes ouvertures étaient si dangereuses.

Lorsque vint l'ère de la chirurgie antiseptique, on comprit facilement que la source de tous les accidents était dans une inoculation septique venue de l'extérieur, mais rendue très facile par la nature de la lésion. On dut admettre que si on réussissait à protéger la poche contre cette inoculation septique, elle devait rester indemne de ces accidents graves et devenir susceptible du traitement de tous les abcès.

De là une chirurgie toute nouvelle, qui a consisté d'une part à ouvrir très largement ces abcès, d'autre part à rechercher la source de la suppuration, le foyer osseux et à le traiter par une action destructive directe.

J'ai, des premiers, à une époque tout à fait lointaine aujourd'hui, traité des abcès iliaques et lombaires.

De fait, ces ouvertures surprirent beaucoup par la sécurité avec laquelle on put les faire, contrastant étrangement avec tout ce que l'on avait observé jusque-là.

Dès ce moment, Lister nous fit connaître que l'acide phénique n'était pas suffisant pour protéger ces grandes poches purulentes et donna le conseil d'employer la solution de chlorure de zinc au 1/10 pour modifier les poches et les trajets suppurants.

Quelques très beaux succès suivirent l'inauguration de cette pratique très soigneuse de tous les détails antiseptiques.

En 1875, j'opérai et je montrai dans le service de M. Panas à Lariboisière, un énorme abcès latéro-vertébral qui guérit bien.

On observait les cas les plus favorables de cette pratique lorsque l'ouverture vous faisait rencontrer un séquestre, comme Lister en avait cité des exemples, c'est-à-dire, lorsque la maladie était virtuellement terminée.

On peut ajouter que même sans séquestre, certaines de

ces ostéites tuberculeuses très anciennes sont en quelque sorte guéries par stérilisation spontanée, malgré la persistance de la poche purulente. L'ouverture de celle-ci suffit à une guérison définitive.

Mais ces terminaisons spontanées sont rares. On pensa qu'on pourrait les obtenir ou les hâter en attaquant directement le foyer osseux tuberculeux, en le grattant et en le curettant, les os de la colonne vertébrale ou du bassin n'étant pas de ceux que l'on peut supprimer définitivement et en totalité.

On s'aperçut bientôt que ces interventions étaient bien loin d'être heureuses et tout à fait curatrices.

Dans les cas les plus favorables, la disparition de la grande poche était suivie de la persistance de fistules partant du foyer osseux, et la guérison définitive était bien rare.

Mais, et c'était là chose plus grave, les grattages et curettages ont souvent eu pour résultat deux conséquences très fâcheuses : d'une part l'extension du mal primitif. Le grattage avait inoculé la tuberculose osseuse de proche en proche et au lieu d'un foyer osseux diminué, c'était un foyer plus étendu auquel on avait affaire.

Pour d'autres, l'inoculation bacillaire générale était évidente, l'extension à d'autres points de l'économie du mal jusque-là limité pouvait être constatée. On multipliait le mal par inoculation.

On observe donc pour cette lésion les conséquences que je vous ai tant de fois montrées des grattages osseux dans la tuberculose osseuse. L'attaque de l'os, sans sa suppression complète, est un détestable procédé dont la conséquence commune est la propagation du mal. Ici l'instrument tranchant a tort, il est dangereux.

Les ressources vraies de la thérapeutique sont beaucoup plus dans une action topique *modificatrice et lente* que dans l'acte *opératoire* brutal.

Après avoir évacué les masses liquides accumulées, on

devra rechercher, par l'action des topiques, un processus réparateur analogue à celui que la nature emploie quelquefois pour la guérison spontanée de ces lésions.

Il faut détruire sur place l'élément tuberculeux, le bacille, sans lui donner le moyen de s'étendre avant sa destruction.

Ceci obtenu, la rétraction fibreuse, la guérison par sclérose, pourront se faire dans des conditions favorables.

Pour évacuer le liquide, il faut produire le moindre trauma possible ; il ne faut sur la paroi du grand foyer, ouvrir aucune porte à l'inoculation. Pour cela, le trocart est un instrument admirable. Il a été trop abandonné parce qu'il s'est montré souvent dangereux par sa malpropreté.

On a voulu souvent aussi abuser du petit volume, alors qu'un trocart de gros volume, qui ne fait guère plus de plaie que le petit, est infiniment plus commode.

Puis l'aspiration remédiera à ce qu'il peut y avoir de défectueux au moment de l'évacuation.

Dans ces conditions, le trocart se montre un instrument parfait, même avec des difficultés d'évacuation sérieuses.

Sans exagérer toutes les précautions à prendre pour la ponction, il ne faut pas négliger le nettoyage de la peau dans une petite étendue.

Il faut donner au trocart lui-même des soins minutieux. Le trempage dans l'eau phéniquée au vingtième ne doit pas empêcher le flambage séparé de la canule et du poinçon.

La douleur de l'opération a si peu d'importance que l'anesthésie locale n'a pas beaucoup de raison d'être. On peut la faire avec le chlorure d'éthyle.

Toutefois, en congelant la peau, il la durcit et rend la pénétration plus difficile.

Une petite manœuvre très simple permet d'éviter la poussée, la pression douloureuse du trocart. Elle consiste à faire une ponction de la peau avec un bistouri. Cela suffit à faire une bonne voie au trocart que l'on ne sentira pas pénétrer.

Si on a cru devoir anesthésier au chlorure d'éthyle, le trocart pénétrera mieux et tout à fait sans douleur.

L'usage de la pointe du bistouri est encore utile pour une autre raison. Si la ponction est faite dans une région dans laquelle il ne faut pas risquer de pénétrer très profondément ou trop brusquement, il évite l'à-coup du trocart, et cette poussée violente nécessaire pour le faire pénétrer. Si vous êtes au voisinage de gros vaisseaux, comme au pli de l'aine, cela vous permet de ne pas aller trop loin.

Le choix du point sur lequel vous devez faire la ponction est très important. Il faut bien vous garder de la faire sur le point où la peau est le plus altérée, même si ce point devait être le plus déclive et le plus commode. Il faut au contraire trouver une place où l'épaisseur des tissus soit assez grande pour que l'occlusion de l'orifice du trocart ait chance d'être bonne et persistante.

Si, quelque jour, un point de la poche doit se sphacéler et laisser une fistule, que ce soit le plus tard possible. Cela rend la ponction un peu plus difficile, mais c'est un détail de peu d'importance.

Il arrive souvent qu'après une ponction ainsi faite, à distance du point de peau altérée, celui-ci se consolide définitivement et que l'ouverture spontanée, qui menaçait, ne se fait point.

Comme il sera très important de laisser le liquide injecté dans la poche séjourner le plus longtemps possible, on conçoit que cette intégrité de la peau soit absolument nécessaire et que l'opérateur ait pour devoir de la ménager par tous les moyens.

Évacuation. — La ponction doit d'abord permettre l'évacuation de la poche qui va délivrer le sujet des produits plus ou moins nocifs que contient cette poche.

Cette évacuation se fait tout simplement et tout naturellement en vertu de la *pression intérieure* du liquide en cette poche au moment où l'on retire le poinçon de la canule du trocart.

Mais, même si on a employé un trocart suffisamment gros, il peut arriver que cette tension ne suffise pas. Le liquide est épais ou granuleux, la canule s'engorge et il peut devenir nécessaire de chasser *par des pressions sur la poche* le liquide qui en occupe encore la cavité.

Ici que l'on mette quelque prudence. Il ne serait pas sans inconvénients de faire saigner les parois de cette poche et il vaut mieux ne pas agir avec violence.

Si les difficultés sont assez grandes, l'*aspiration* peut rendre des services. D'ordinaire les trocarts employés avec les aspirateurs ne sont pas de volume suffisant pour ces sortes de ponctions. Toutefois on peut en adapter de gros et en obtenir de bons résultats.

Si l'évacuation est plus difficile encore, il ne faut pas hésiter à provoquer l'évacuation du liquide par *le lavage de la poche.*

Cette nécessité est rare dans les grandes poches qui se vident aisément. Mais certaines poches plus petites contiennent un liquide épais. En injectant dans la poche un liquide chaud: de l'eau phéniquée forte (au 20e), même en médiocre quantité, on évacuera facilement ces poches.

On peut encore faciliter l'évacuation de la poche en y injectant de l'eau oxygénée à 10 vol. Celle-ci a l'avantage de joindre à sa puissance antiseptique une action mécanique particulière. Le bouillonnement que produit le dégagement de l'oxygène entraîne mécaniquement les parties qui ne pouvaient s'écouler et on peut vider ainsi une poche à contenu très épais.

En règle générale, il faut produire sur la paroi de la poche le moins de traumatisme possible, surtout à la première ponction. Il est particulièrement mauvais de faire saigner cette poche. Du reste, il n'y a aucune bonne raison de faire des manœuvres bien violentes, car il n'est même pas nécessaire que l'évacuation soit tout à fait complète.

Pourvu que la plus grande quantité du liquide soit évacuée, même s'il en reste dans la poche, elle est très suffisamment préparée à recevoir l'injection modificatrice. On se gardera donc d'exprimer avec force les dernières gouttes du liquide.

A l'aide d'une seringue en verre, l'injection se fera très facilement dans le trocart, surtout si on a soin de donner une situation déclive à la poche.

On peut employer diverses substances modificatrices. Selon moi, aucune n'a la valeur de l'iode et de ses dérivés et particulièrement de l'iodoforme. Il ne faut pas oublier que si, l'iodoforme n'est *pas un antiseptique*, au sens vrai du mot, parce que son contact immédiat ne saurait modifier les produits organiques avec rapidité et par le seul fait de ce contact, néanmoins, en présence des liquides de l'organisme, il dégage lentement l'iode, dans des conditions telles qu'il représente par la continuité de son action un des meilleurs agents de destruction des produits tuberculeux.

Sans utilité aucune partout où il y a une *suppuration banale* à laquelle on l'oppose trop souvent, il est manifestement actif là où on peut prolonger son contact *avec un foyer de tuberculose*.

Comme liquide excipient de l'iodoforme, j'ai, depuis longtemps, choisi l'huile liquide de vaseline.

Si on y met l'iodoforme *en poudre impalpable*, elle la maintient bien en suspension pour la diffuser partout sur les parois de la poche. Elle est plus commode que la glycérine que l'on a longtemps employée à cet usage.

Elle est surtout préférable à l'éther.

L'éther, si répandu dans la pratique, a plusieurs inconvénients. Le premier et le plus grave, c'est la douleur qu'il détermine.

Elle est souvent pénible, elle est quelquefois insupportable. Il suffit des cas d'intolérance, rares si l'on veut, pour le faire remplacer par un agent tout à fait indolore.

Il y a une autre raison pour rejeter l'éther. On fait remarquer en général qu'il a l'avantage de bien *distendre la poche de l'abcès.* Ce prétendu avantage est un inconvénient. Il est bon que le liquide injecté aille imprégner toute la paroi en y portant l'iodoforme en suspension.Il est mauvais que la poche soit distendue,parce que le contact le plus prolongé possible est nécessaire et la distension par l'éther prédispose à une sortie trop prochaine du liquide injecté par l'orifice de la ponction.

On peut injecter dans les poches suivant leurs dimensions des quantités assez considérables de liquide.

Je prescris :

Iodoforme porphyrisé . . . . 10 grammes.
Vaseline liquide . . . . . . 100 —

et j'injecte, suivant les dimensions de la poche, 10, 20, 30, 40 grammes et plus de ce liquide. On peut en être très généreux, à la condition de *ne pas distendre la poche.*

Il faudra en effet maintenir le liquide injecté dans la poche le plus longtemps possible, car son action est très lente à se produire.

Pour cela,il faut que l'on puisse fermer solidement le petit orifice du trocart et qu'il n'ait point de chance d'être rapidement ouvert par la pression interne de la poche.

Une fois le trocart retiré, j'essuie bien la petite plaie et je la recouvre d'un agglutinatif. Celui que j'emploie dans le service est la *kolassine*, sorte de collodion formé de cellulose et d'acétone dont j'imprègne des couches de ouate hydrophile qui font une bonne agglutination.

Ce produit colle bien, supporte les lavages et ne frippe pas la peau comme le collodion.

Bien d'autres substances agglutinatives peuvent rendre le même service, le stérésol, l'adhésol, etc., etc.

Comme je l'ai dit, plus haut, si la place de ponction a été bien choisie, loin des parties altérées de la peau, en un point où il reste une réelle épaisseur de tissus, ce résultat peut toujours être obtenu pour quelque temps, même dans les mauvais cas où le sphacèle est menaçant et se fera.

C'est que l'importance du séjour de l'huile iodoformée dans la poche est capitale, ce n'est que ce séjour prolongé qui amène les modifications nécessaires à la guérison.

Aussi, non seulement il ne faut pas laisser ressortir le liquide immédiatement après l'injection, mais il faut prolonger le contact en ne permettant une première évacuation que le plus tard possible.

Après l'injection, et très rapidement, la poche se distend. On est alors tenté de l'évacuer à nouveau. Immanquablement, le malade vous demande de le faire. Il faut reculer cette nouvelle évacuation le plus loin possible. Au début de ma pratique, j'ai trop souvent cédé aux sollicitations des malades. L'expérience m'a montré que c'était une faute. Il faut laisser le liquide en place le plus longtemps possible. Il arrive que la tension des premiers jours cesse, et l'on est souvent surpris qu'une nouvelle ponction n'ait pas besoin d'être faite avant des jours et des mois.

Il peut même arriver, dans des cas extrêmement favorables, que la résorption de ce liquide se fasse lentement et qu'il disparaisse définitivement pour ne plus reparaître.

Quand on voit manifestement que la tension devient trop grande, on ponctionne à nouveau et on fait à nouveau l'injection.

Pour les cas plus heureux dans lesquels la ponction ne paraît pas urgente, la distension de la poche, qui avait d'abord beaucoup diminué, devient *stationnaire* pour des semaines, ou bien on observe une *augmentation*. Dans ce cas, on fera la nouvelle ponction.

Il y a là de la part du chirurgien une affaire d'observation que l'expérience de ces cas seule lui donnera.

En s'y attachant, il arrivera facilement à cette expérience sans faire d'école inquiétante, car les accidents ou les inconvénients de la méthode sont de bien peu d'importance.

D'abord point de phénomènes *douloureux*.

On pourrait craindre la *toxicité* de l'iodoforme, et la prudence indique, lors de la première injection, de ne pas abuser de la quantité à injecter. Toutefois, il est bien remarquable que même les jeunes sujets supportent admirablement cette injection.

Le plus gros inconvénient que j'ai vu, c'est un embarras gastrique, peu intense du reste, tout au début. Des sujets ont accusé le goût d'iodoforme que l'on ressent en mettant une cuillère d'argent dans la bouche. Mais les phénomènes ont été passagers, supportables, moins marqués que ceux que j'ai observés sur des sujets qui avaient une quantité notable d'iodoforme en pansement sur la peau.

Par prudence, et quoique j'aie l'habitude de donner continuellement de petites doses d'iodure de potassium aux sujets atteints de tuberculoses chirurgicales, j'ai supprimé, dans ces cas, l'iodure de potassium aux sujets auxquels je venais d'injecter de l'iodoforme dans de grandes poches.

Cela ne m'empêchera pas un peu plus tard de revenir à l'iodure et aux topiques mercuriels, tels que je les emploie habituellement.

Lorsque je juge qu'une nouvelle ponction est nécessaire, je la pratique avec les mêmes précautions et exactement dans les mêmes conditions que la première.

Ordinairement le liquide qui s'écoule, abondant ou non, a complètement changé d'aspect. Il est beaucoup plus fluide, beaucoup plus séreux. Les réactifs peuvent y déceler l'iodoforme même à une date extrêmement reculée de la première opération, ce qui doit faire admettre que cet iodoforme injecté a une action très prolongée et agit réellement à des doses très minimes.

Si une série de ponctions a été nécessaire, l'amélioration de l'aspect du liquide est manifeste. Les dernières ponctions tireront un liquide qui n'a plus l'aspect de pus, une sérosité louche seulement. La guérison se marquera en ce sens que la poche rétrécie disparaît peu à peu. La région qu'elle occupait se remplit d'une masse un peu indurée, résistante, qui a l'air de se continuer avec la cicatrice de la dernière ponction.

En même temps, les phénomènes de douleur, de lourdeur, les malaises dus à la poche ont disparu.

De cette méthode les résultats sont souvent satisfaisants. On peut arriver à une bonne et solide guérison. J'ai souvent observé de ces guérisons même à l'hôpital. Mais là on ne suit pas les sujets assez longtemps pour avoir la preuve de cette guérison. En ville, en revanche, j'ai eu des cas suivis longtemps, c'est-à-dire, des années, qui me l'ont fait constater.

Je pourrais citer deux cas, l'un chez un sujet de douze ans (abcès de la fosse iliaque gauche), l'autre chez un garçon de 23 ans (abcès de la cuisse et de la fosse iliaque gauche), guéris après une seule ponction suivie d'injection.

Dans un autre cas, qui paraît se rapporter comme les précédents à des lésions de l'os iliaque, j'ai fait quatre ponctions en cinq ans et la guérison paraît bien solide.

Dans un autre cas dans lequel il y avait, je pense, des lésions de la colonne lombaire avec abcès de la cuisse, quatre ponctions au cours d'un an m'ont donné une guérison qui, datant déjà de plusieurs années, semble devoir être solide.

Les premiers sujets que j'ai cités n'avaient point d'autre lésion tuberculeuse et leur état général était favorable.

Mais d'autres avaient des lésions d'autres régions.

Chez une jeune fille qui guérit bien, il y eut des suppurations du cou dont la guérison fut fort lente à venir.

Chez quelques sujets mêmes, d'autres lésions tuberculeuses évoluaient de façon à compromettre la vie du malade.

J'ai vu un sujet chez lequel on avait fait un grattage osseux d'un tibia qui ne guérit point et provoqua l'infection du sujet : tuberculose abdominale, tuberculose tibio-tarsienne.

Au milieu de l'évolution de ces accidents un grand abcès au voisinage d'un coude, contemporain de la première lésion, put arriver à guérison.

Si on n'est pas toujours aussi heureux pour la guérison définitive, on peut dire qu'on obtient toujours une modification très satisfaisante de l'état du sujet.

S'il ne guérit pas, on réduit du moins l'immense poche suppurante à des dimensions médiocres, de sorte qu'elle ne soit plus la lésion menaçante pour la vie à la moindre poussée inflammatoire.

Certaines fois, il ne reste plus qu'une fistule mince et étroite que l'on pourra dans la suite traiter par les injections modificatrices répétées.

D'autres fois, et sans provoquer de fistule, il reste la lésion principale, mal de Pott ou coxalgie, que l'on traite alors dans les meilleures conditions et pendant des années après guérison de la grande poche d'abcès.

J'ai traité ainsi, il y a quelques années, les deux plus grandes collections purulentes que j'aie jamais vues, occupant les deux fosses iliaques et la base des deux cuisses avec mal de Pott lombaire. Le malade, âgé de 33 ans, quitta Paris pour prendre une profession rurale et je l'ai suivi travaillant pendant plusieurs années.

Dans ce cas, en effet, la lésion constituée par la poche purulente étant guérie ou réduite au minimum, on traite la lésion originelle par les moyens appropriés.

Bien entendu, dans tous ces cas, le traitement général est de toute utilité et, bien que nous n'ayons pu toujours le faire, toutes les fois que le séjour au bord de la mer est possible nous le conseillons. Dans des cas où il semblait qu'aucune guérison ne fût probable nous avons vu la guérison définitive.

Comme toutes les fois que je traite une lésion tuberculeuse locale, je donne au sujet de l'iodure de potassium à petite dose :

Iodure de potassium . . . . . . 10 grammes.
Eau . . . . 150 grammes.

Une cuillerée à café chaque jour dans du lait.

Mais je ne donne jamais cette potion dans les jours qui suivent la ponction. Je craindrais d'augmenter inutilement l'absorption de l'iode.

Je donne volontiers l'arséniate de soude aux repas.

Arséniate de soude.	0,10 centigrammes.
Eau	200 grammes.

De une à six cuillerées à café chaque jour, progressivement, en donnant une dose le matin et une le soir.

Je recommande de ne pas saturer les sujets de viande comme on le fait trop souvent. Je me reconnais tout à fait incompétent pour juger l'action de la viande chez les sujets atteints de lésion pulmonaire tuberculeuse. Mais je suis convaincu qu'elle est pernicieuse chez les sujets atteints de tuberculoses chirurgicales, surtout en ce qui concerne les jeunes enfants.

Je recommande l'adjonction à la nourriture du lait et, si possible, je fais saler le lait.

Il y a quelque quarante ans, Amédée Latour préconisait le lait salé dans le traitement de la tuberculose pulmonaire. Il avait donné quelques observations qui paraissaient probantes. Je l'ai souvent donné à des sujets atteints de tuberculoses locales, et il m'a semblé qu'ils s'en trouvaient bien.

Pour les injections, comme modificateur, j'ai indiqué l'iodoforme, tout en pensant que d'autres substances peuvent aussi avoir quelque utilité. Toutefois je me borne à l'iodoforme parce que c'est la substance qui m'a paru la plus maniable et la plus utile.

L'iode en nature, sous forme de *teinture d'iode*, a été recommandée bien des fois et a donné des résultats heureux. Toutefois, je crois qu'elle n'a pas l'avantage de l'action *si lente*, si prolongée de l'iodoforme, qui est capitale. En outre, son action est *douloureuse*. Elle peut avoir un danger de *diffusion* que l'iodoforme n'a jamais.

Le *naphtol camphré* a donné de bons résultats et je l'ai employé assez souvent. On a signalé des accidents généraux, très rares il est vrai, mais très graves, de l'action du naphtol camphré.

J'ai eu l'occasion d'en observer deux. Dans un cas, une syncope courte nous avait surpris sans trop nous préoccuper.

Dans un autre cas, à la suite de l'injection d'un foyer d'abcès ancien et ouvert, des syncopes successives nous firent croire à la mort imminente pendant plusieurs heures. Depuis cette observation, nous avons mis une grande prudence à l'emploi du naphtol camphré et je ne l'ai plus injecté dans des cavités closes.

Je me suis servi aussi d'huile contenant du *gaïacol*, qui a l'avantage d'être anesthésique. Je n'ai pas continué ; on est tout à fait incommodé par l'odeur extrêmement pénétrante. Mais il y a probablement utilité à reprendre son emploi, la créosote ayant une action puissante sur la bacillose et une action antiseptique générale des plus remarquables.

Je me suis servi aussi du *chlorure de zinc* qui peut rendre de réels services, mais que je ne conseille plus pour les très grandes poches ponctionnées à cause de la *douleur* et des *mortifications* possibles.

Aucune autre substance, en somme, ne m'a paru préférable à l'iodoforme pour déterminer les modifications lentes qui peuvent amener la guérison de ces grandes poches sans douleurs et sans risques.

XXXIII

LE MATÉRIEL DE LA CHIRURGIE ANTISEPTIQUE

Le dernier chapitre de ce livre doit contenir quelques renseignements relatifs au matériel utile pour faire l'antisepsie. C'est la supériorité de la méthode sur toutes les pratiques modernes qu'elle ne nécessite *aucun appareil spécial.* Il est très facile de constituer extemporanément le matériel nécessaire en cas d'urgence ; et si les circonstances sont telles que la chirurgie soit régulière, le matériel utile est simple, facile à surveiller, facile à manœuvrer.

Si on a à sa disposition un autoclave, je ne vois aucun inconvénient à s'en servir. Toutefois je fais remarquer que l'autoclave ne donne de sécurité qu'à la condition d'être très bien manœuvré.

Je pense du reste qu'au point de vue le plus général des stérilisations les autoclaves sont destinés à disparaître devant les étuves dans lesquelles on injecte des antiseptiques et en particulier les dérivés du formol : l'un des types les plus intéressants de ces étuves est celui du Dr Berlioz.

J'ai montré, dans un mémoire présenté à l'Académie de médecine le 18 février 1908, que l'on peut, grâce à la manœuvre de cette étuve, accomplir la plus difficile de toutes les stérilisations. La stérilisation *des livres fermés* a longtemps passé pour une œuvre impossible. Avec ces appareils elle est devenue une réalité.

Ayant constaté la régularité avec laquelle cette œuvre est

accomplie j'ai essayé nombre d'autres stérilisations d'objets de pansements, d'éponges même, et je ne me suis convaincu que grâce à ces étuves, grâce au procédé Berlioz qui est un mode de vaporisation dans une chambre non close d'un liquide générateur d'aldéhydes formique et éthylique, la stérilisation parfaite *sans élévation de température à cent degrés*, est une opération très simple sans presque de surveillance et dont la durée est le seul point nécessaire. Encore je ne parle que du cas le plus difficile, celui du livre fermé; si bien que, suivant l'adage qui peut le plus peut le moins, les stérilisations banales ne présentent plus de difficultés sérieuses.

Ces étuves ont toutes sortes d'avantages sur les autoclaves. Pas de soupapes, pas de jeux compliqués, pas de dangers de manœuvres. Sécurité absolue et perfection du résultat simplement par la durée de l'opération dont la température est très facile à vérifier. Il sera sans doute pénible aux amateurs de complications de voir disparaître un des engins les plus encombrants de la thérapeutique chirurgicale moderne, celui que nombre de très bons chirurgiens n'hésitent pas à nous proposer pour encombrer les ambulances de l'armée. Mais cette disparition donnera un soulagement véritable pour tous ceux qui estiment que la pratique la meilleure est la plus simple, parce qu'elle sera la mieux surveillée.

Ce sera là une des premières et des plus grandes simplifications de la pratique actuelle.

MATÉRIEL SPÉCIAL ET ACCESSOIRES

Je n'ai jamais employé de matériel bien spécial à l'hôpital.

Je n'ai eu un autoclave que très tardivement et je suis convaincu aujourd'hui que je le supprimerais pour des moyens plus sûrs et plus simples.

Ce que je tiens à répéter à ce sujet c'est qu'après avoir eu un autoclave je n'ai jamais observé une différence dans les résultats opératoires. Je n'ai pas fait fi de l'utilisation de cet instrument parce qu'il m'a paru simplifier la besogne des aides et donner plus facilement la stérilisation que je devais poursuivre par d'autres procédés. Mais je suis si peu convaincu de sa nécessité pour la perfection des résultats que je pense qu'à l'heure actuelle loin de constituer une nécessité fondamentale de la pratique de la chirurgie c'est un instrument destiné à disparaître devant de plus simples.

Quant aux autres accessoires sans lesquels il ne semble pas aujourd'hui qu'il soit possible de faire la chirurgie depuis les vitrines, les vases ou boîtes jusqu'aux tables d'opération je n'en connais point qui représente pour le chirurgien quelque chose d'indispensable. Sans doute l'ingéniosité des constructeurs a servi certaines habitudes opératoires. Sans doute quand on les examine on trouve qu'ils répondent à certains desiderata, logiquement étudiés.

Toutefois j'avoue que ma tendance personnelle est pour l'utilisation des plus simples.

Non seulement il faut des appareils simples pour que toutes les stérilisations que l'on croit indispensables soient accomplies, mais les appareils compliqués présentent toujours tout à coup des incidents qui ne sont pas sans inconvénients pour le patient.

Il ne suffit pas de voir ces appareils dans les expositions où les complications sont faciles à dissimuler, alors que l'usage les montre souvent altérés, en mauvaises conditions.

Il faut donc pour les instruments comme pour tout le matériel qu'ils soient seulement bien aptes à la besogne qu'ils doivent remplir et faciles à surveiller et à maintenir dans l'état utile pour que le patient reste dans les meilleures conditions de l'opération ou des suites post-opératoires.

Il suffit par exemple de jeter un coup d'œil sur les lavabos que l'on construit à grands frais pour se rendre compte de ce fait que la moindre cuvette leur est supérieure à tous égards, aussi bien pour la perfection du lavage des mains que pour la régularité des fonctions des ustensiles et accessoires.

J'en dirais volontiers autant de toutes les tables d'opérations. Il faut y chercher avant tout ce qui est commode, favorable aux habitudes opératoires et je n'en connais aucune qui m'ait paru indispensable.

On concevra donc qu'on laisse toute liberté à l'opérateur car sans matériel spécial il est toujours possible de faire non seulement une opération à peu près régulière, mais l'opération la plus parfaite possible au point de vue antiseptique. Les difficultés matérielles ne m'ont jamais embarrassé, le milieu m'est toujours resté indifférent pourvu que je pusse moi-même surveiller les précautions qui sont le fondement nécessaire de la pratique chirurgicale antiseptique. J'ai pu utiliser les instruments en apparence les plus contaminés et braver les milieux qui paraissent à l'heure actuelle absolument incompatibles avec la chirurgie régulière.

Des statistiques de mes opérations les plus dangereuses je n'ai jamais écarté les cas dans lesquels j'avais dû opérer en semblable circonstance, le milieu m'étant toujours resté parfaitement indifférent. J'ai commencé à faire les opérations abdominales dans les salles communes avant tous nos contemporains et j'ai présenté pour ces opérations abdominales des statistiques tout aussi parfaites que ceux qui avaient la religion du milieu et s'abstenaient des opérations là où la perfection de ce milieu ne pouvait être atteinte.

TABLE MÉTALLIQUE POUR INSTRUMENTS. PLATEAUX ET CUVETTES

Comme je laisse toujours mes instruments dans des liquides antiseptiques je me sers habituellement de petites cuvettes métalliques, à fond plat, que l'on peut placer sur n'importe quel meuble.

Hospitalièrement, j'avais pour mes instruments une table

métallique sur laquelle quatre plateaux de différentes tailles sont encastrés. Cet appareil très simple, construit par M. Collin, m'a toujours suffi pour toutes mes opérations.

Je recommande toujours pour les autres cuvettes qui serviront au lavage des mains, aux bains, pour les éponges, ou

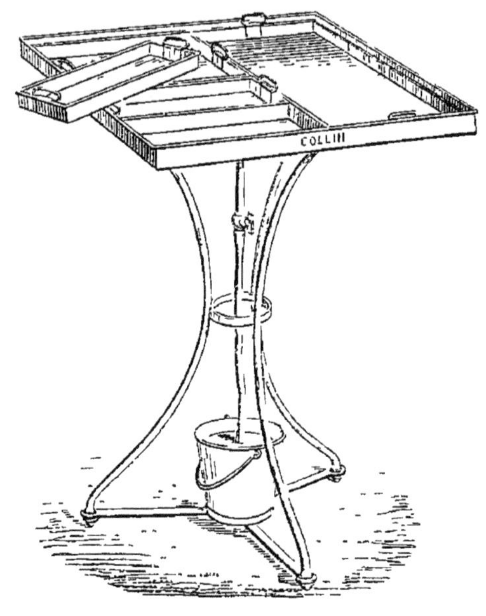

Table à instruments du Dr Lucas-Championnière

à tout autre usage, d'employer de préférence des cuvettes métalliques, émaillées ou non, dont la purification par l'eau bouillante peut être absolue.

Je ferai remarquer qu'en pratique la purification par l'eau bouillante additionnée d'un sel comme le sous-carbonate de soude suffit largement au nettoyage de tous les instruments difficiles, celui des instruments tranchants et des aiguilles étant si facile par les procédés que j'ai indiqués qu'en pratique toute autre précaution est inutile.

Le matériel hospitalier peut donc être représenté par une table à plateaux, quelques cuvettes métalliques émaillées, une poissonnière pour faire bouillir les instruments et quelque marmite qui permette d'avoir à sa disposition toute l'eau bouillie nécessaire.

PULVÉRISATEUR

Je ne puis terminer sans donner le dessin du pulvérisateur à vapeur qui, comme je l'ai dit, a joué un si grand rôle dans la pratique chirurgicale. Je suis convaincu du reste que l'instrument peut encore rendre des services quand on étudiera de plus près et à nouveau les antiseptiques. Je suis convaincu en particulier que la pulvérisation de l'eau oxygénée n'a pas donné tout ce qu'elle pourrait donner et qu'on en trouvera des utilisations fort intéressantes.

Le pulvérisateur dont je donne le dessin est celui que M. Collin a construit pour moi.

Cet appareil a eu et a encore un succès considérable, car il a été copié dans le monde entier. Il reste l'appareil le plus utilisé pour tous les usages que l'on réserve encore aux pulvérisateurs.

Le principe d'un bonne pulvérisation est dans la disposition des becs à orifice filiforme placés à un angle déterminé.

Il n'y a qu'un point de rencontre pour les jets de la vapeur qui entraîne du liquide aspiré qui soit favorable à une pulvérisation fine.

Pour éviter les accidents, alors que l'on maintient les appareils en pression, la chaudière en cuivre est très solide. Elle est essayée à 15 atmosphères alors qu'elle marche au plus à deux. En outre elle est munie d'une soupape de sûreté. L'expérience a démontré le danger des appareils sans cette soupape.

L'appareil est chauffé par un modèle très spécial de lampe à alcool permettant de diminuer ou d'augmenter la flamme à volonté.

Ce pulvérisateur est muni de deux becs de pulvérisation. Cette disposition fort ingénieuse a le but suivant : Avec les appareils bien construits pour donner une pulvérisation vrai-

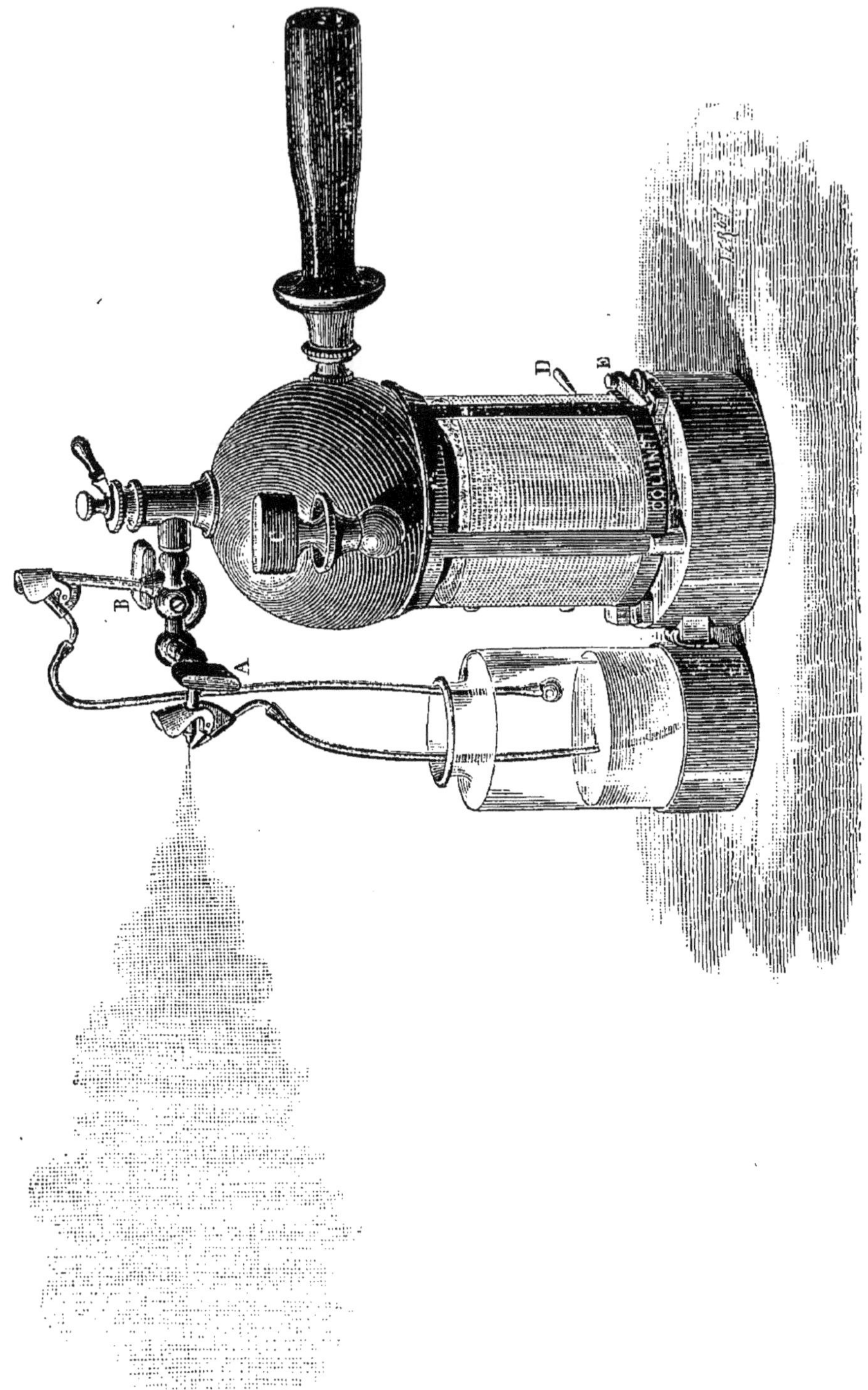

Pulvérisateur de Lucas-Championnière.

ment très fine il est fréquent que le bec de pulvérisation cesse de travailler; le second bec sert de bec de secours et aussitôt que le premier cesse, on met en marche le second. On ferme alors le premier et on y passe un fil métallique qui le débouche et le tient prêt pour suppléer l'autre.

Les gens qui n'ont pas compris la manœuvre de l'appareil ouvrent les deux becs à la fois, malgré l'avertissement qu'on leur a donné, et la pression baissant trop dans la chaudière la pulvérisation devient mauvaise et mouille le sujet beaucoup plus qu'il n'est nécessaire.

Si au contraire l'appareil marche en bonne pression la pulvérisation est tellement fine qu'il n'y a pour ainsi dire pas lieu de se défendre de l'humidité.

Il n'est pas inutile d'appeler l'attention sur cet appareil parce qu'il a été imité ou copié tant de fois qu'il est difficile de toujours se rendre compte de l'excellence de son fonctionnement si on a affaire à de mauvais modèles.

Il ne faut pas ignorer que la construction en est assez délicate.

On remarquera par exemple que la disposition des becs n'est pas celle de l'angle droit.

Les becs doivent être placés à angle aigu, mais sous un angle déterminé, pas très aigu, car il n'y aurait plus de pulvérisation, pas à angle droit car il y aurait alors une humidité considérable.

Le bec de la vapeur doit être d'un calibre un peu plus élevé que celui de l'eau pulvérisée et les deux becs ne doivent pas être tout à fait à la même hauteur. Le bec du liquide pulvérisé pour donner le maximum de finesse doit être un peu au-dessus du bec de vapeur.

Toutes ces conditions, très bien étudiées par M. Collin, avaient fait de son appareil un appareil très parfait, tandis que les imitations sont souvent loin d'avoir les mêmes qualités. Cela a contribué à coup sûr à éloigner de l'utilisation de la pulvérisation bien des gens qui n'en comprenaient plus les avantages, n'en voyant que les inconvénients.

L'appareil demandait encore à être surveillé car, marchant à une certaine pression, mal construit, il pouvait devenir dangereux. J'ai connu des accidents survenus à de mauvais appareils.

Mon pulvérisateur avait été étudié avec tant de soin qu'à l'heure actuelle, bien que ses usages chirurgicaux soient abandonnés, il continue à être employé en une foule de circonstances.

Il est utilisé soit muni de sa lampe à alcool à flamme variable, soit chauffé par une couronne de gaz qui en simplifie encore la manœuvre.

En examinant l'appareil de Collin on verra que les becs de pulvérisation sont munis d'une sorte de gaine qui les recouvre.

Cette gaine n'est pas destinée à rester en place. Elle est destinée à protéger les becs contre les chocs qui les fausseraient très rapidement et altéreraient la forme de l'orifice de pulvérisation.

La gaine protectrice doit être relevée pour le moment du travail. J'ai vu souvent laisser la gaine recouvrant les becs et le résultat était la production d'un jet mouilleur fort désagréable empêchant la pulvérisation.

Des deux becs, l'un est très mobile; mais cette mobilité ne doit servir qu'aux nettoyages nécessaires, car le point de rapport des becs est immuable et si on abaisse trop le bec du liquide à pulvériser on modifie la pulvérisation en un sens défavorable.

Le liquide à pulvériser est puisé dans un vase placé en avant et en dessous de la chaudière.

Il est puisé à l'aide d'un tube de caoutchouc rigide terminé par un petit réceptacle contenant une éponge. Cela est très nécessaire parce que le bec métallique est très fin et si quelque poussière d'importance est entraînée le becest vite bouché.

L'éponge est indispensable, à la condition toutefois qu'elle ne soit pas assez serrée pour gêner l'ascension du liquide dans le tube de caoutchouc.

Quand un tel appareil est bien monté, bien surveillé, il donne à distance un véritable nuage, tellement fin que la sensation d'humidité est bien peu marquée. Ce nuage est constitué assez exactement pour moitié de vapeur d'eau et pour moitié du liquide pulvérisé. Il ne faut pas être trop près du jet, sans quoi le jet brisé trop tôt donnerait de l'eau.

A la distance voulue, la pulvérisation est parfaite, ne mouille pas et n'obscurcit pas la vue notablement. Elle ne constitue jamais une gêne réelle, même pour les opérations de longue durée.

A plus forte raison pour le temps du pansement elle n'incommode ni le blessé, ni le chirurgien.

APPAREILS POUR L'EAU BOUILLIE

L'expérience a depuis longtemps appris la nécessité d'utiliser l'eau bouillie, non seulement pour des usages chirurgicaux et directs, mais de n'utiliser que l'eau bouillie pour faire les solutions antiseptiques.

Pour les usages chirurgicaux et pour ceux qui font réellement de l'asepsie, le fait est indiscutable; pour les solutions il est moins connu.

C'est, en effet, que si on fait des solutions antiseptiques, même avec des antiseptiques puissants, il n'est pas impossible que certains germes, qui ne sont pas ordinairement des germes pathogènes, résistent pendant un certain temps même à l'action de l'antiseptique dissous. Il peut y avoir de ce fait non une cause d'accident, mais une erreur d'interprétation relative aux germes. Peut-être peut-il y avoir quelque petit inconvénient de peu de gravité.

Il est donc nécessaire d'avoir un appareil où l'ébullition de l'eau soit assurée et d'une durée déterminée, car le seul fait d'avoir eu un court bouillon n'est peut-être pas tout à fait suffisant. Mais surtout il faut être en défiance lors des alimentations spontanées des chaudières contre l'introduction d'une portion d'eau qui n'a pas subi l'ébullition. C'est pour cela que dès une époque très ancienne, il y a plus de vingt ans, établissant une salle d'opération, j'avais fait faire pour bouillir de l'eau une simple marmite sans alimentation spontanée, et j'avais dans cette salle de l'eau certainement toujours bouillie et partant toujours stérile, alors que dans toutes les belles salles d'opération de Paris il n'y avait que de l'eau pseudo-stérilisée par des appareils automatiques, qui coûtaient douze ou quinze fois le prix de l'appareil très simple qui me fournissait l'eau réellement stérile.

LES TUBES A DRAINAGE

Bien qu'il ne s'agisse pas du matériel à proprement parler, bien que le principe du drainage ne soit pas lié d'une façon absolue à la méthode antiseptique, puisque rien n'empêche d'exécuter les opérations sans drainage en opérant antiseptiquement, tout aussi bien qu'en opérant aseptiquement, il faut donner ici un renseignement matériel sur les drains.

Il n'y a qu'une variété de drains dont la généralisation réponde à tous les besoins, celui que les Anglais appellent le drain de Chassaignac, le tube de caoutchouc perforé.

Depuis le temps de Chassaignac ce drain comme le caoutchouc industriel lui-même a été singulièrement modifié.

Le drain gris de Chassaignac était un tube mou s'aplatissant facilement. Sa souplesse et sa mollesse étaient une nécessité car il fallait le faire plonger jusqu'au fond des cavités suppurantes, au plus profond des tissus et c'était surtout en immenses setons que Chassaignac s'en servait. Il les laissait en place, les utilisait pour des injections profondes et les faisait cheminer au milieu des tissus enflammés chaque jour au cours du traitement.

Lorsque je me fus assuré, en voyant Lister, que les tubes à drainage n'avaient pas à remplir ce rôle au milieu de tissus qui devaient se réunir par première intention, lorsque j'eus constaté que Lister conseillait avant tout un ou plusieurs drains debout pour les extraire plus facilement, lorsque j'eus vu que le calibre de ces drains devait se bien maintenir pour favoriser l'écoulement de la sérosité, je donnai le conseil d'employer des drains beaucoup plus rigides tout en conservant le caoutchouc souple.

Monsieur Galante auquel je m'adressai me dit que seuls les caoutchoucs des sondes molles, dites sondes de Nélaton, pouvaient me rendre ce service, et ce furent d'abord les sondes manquées, de tout calibre, que l'on employa pour cet usage, qui furent vendues pour fabriquer ces drains droits, un peu rigides, mais souples, qui servirent de modèles à tous ceux que l'on fabrique aujourd'hui.

Peu à peu ces tubes à drainage rouges furent si bien adoptés qu'ils sont devenus de fabrication exclusive en tous pays. Aujourd'hui toutes les bonnes maisons qui fournissent les produits aseptiques pour la chirurgie ne vendent que des tubes de caoutchouc rouge de ce modèle et ce sont les seuls qu'il convienne d'employer. Les tubes de forme et de couleurs anciennes ne se rencontrent plus guère dans le commerce, où seuls des tubes noirs dits en feuille anglaise peuvent être vendus concurremment.

Les tubes rouges ou noirs de consistance suffisante, gardant leurs parois non effacées par la compression des tissus, sont, par les maisons spéciales, ordinairement vendus stérilisés.

En principe il ne semble pas que la stérilisation de ces drains doive présenter de grandes difficultés. Le passage à l'autoclave ou même l'ébullition dans l'eau simple devrait nous mettre à l'abri de toute complication venant du drain.

Cependant il faut avoir de certains de ces drains une grande défiance. J'en ai rencontré, dont la stérilisation était d'une extrême difficulté, qui ont provoqué des suppurations, malgré un passage à l'autoclave qui paraissait avoir été fait dans les meilleures conditions.

Dans mon service hospitalier j'avais trouvé que la meilleure manière de se défendre contre ces difficultés était de répéter le passage des drains à l'ébullition dans le liquide antiseptique dans lequel ils étaient conservés, c'est-à-dire dans l'eau phéniquée forte.

À partir du moment où j'ai fait faire ce traitement des drains j'ai pu compter d'une façon absolue sur ces drains.

J'ai même pu, en faisant répéter ainsi cette ébullition, m'assurer qu'un stock de drains conservés ensemble dans un bocal exposés à des contaminations diverses ne donnait jamais que des drains parfaitement stériles. C'est une manière très simple d'agir.

En pratique donc on peut procéder de deux façons :

On peut prendre dans le commerce les drains renfermés en un tube où ils ont été stérilisé, par un bon fabricant. On opère alors sous la responsabilité du frabricant. Je dois dire que, quoique d'une manière générale on ait des tubes satisfaisants, j'ai vu des cas qui m'ont paru très suspects de contamination par certains de ces drains.

Hospitalièrement et par économie on a un stock de ces drains qui sont stérilisés en même temps que les autres pièces de pansement. Or, dans ces cas, il est très simple d'avoir, comme je l'ai dit, un approvisionnement de tubes renfermés dans un bocal avec une solution phéniquée forte. Le bocal est mis dans l'autoclave au moment des stérilisations et l'ébullition du liquide antiseptique vous assure à la fois contre la septicité primitive du tube et contre les contaminations qu'il aurait pu avoir subies depuis qu'il est en stock dans le bocal. Dans ce dernier cas il me semble que le chirurgien doit être beaucoup plus sûr de son action que lorsqu'il achète un tube stérilisé sous la responsabilité du fabricant.

Au début des essais de méthode antiseptique la stérilisation des drains avait été d'une grande difficulté.

On avait cherché à modifier la substance des drains. J'ai montré des drains en aluminium qui m'ont rendu de grands services. Ils avaient l'avantage de présenter un canal très large, alors même qu'ils n'étaient pas de gros volume.

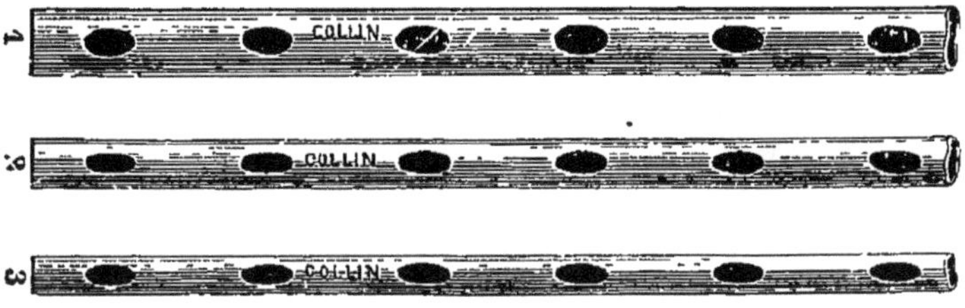

Drains en aluminium du Dr Lucas-Championnière.

J'ai fait construire des drains de caoutchouc durci.

On a beaucoup employé des drains de verre.

Bien qu'en pratique tous ces drains soient bien loin d'être employés aussi souvent que les drains ordinaires de caoutchouc, je pense qu'avec les moyens actuels de stérilisation il n'y aurait aucune raison de ne pas revenir à leur emploi.

Les drains de caoutchouc durci en particulier pourraient rendre de grands services à cause de leur paroi très rigide, de leur grande lumière, de leurs orifices très larges et de la grande douceur de leur substance pourtant bien plus résistante que le caoutchouc rouge.

Ils sont sensiblement plus chers. Mais il n'y a aucune raison de les jeter après un pansement ; on peut, si on veut, les stériliser un grand nombre de fois avec une parfaite sécurité. J'aurais même, pour ma part, plus de confiance en un drain dont j'aurais surveillé la stérilisation après emploi qu'en un drain de caoutchouc neuf présenté par le commerce, qui a de temps à autre, pour une raison restée inconnue, une résistance singulière aux moyens ordinaires de stérilisation.

Je pense même que d'autres chirurgiens ont jugé ces drains commodes, car j'ai récemment trouvé les drains de cette forme énumérés dans un catalogue de fabricant allemand, sans mon nom, mais avec un dessin très caractéristique.

Les drains de crins de cheval, de faisceaux de crin de Florence ne nécessitent aucune préparation spéciale.

Les drains d'os décalcifiés qui ont eu une certaine vogue paraissent absolument abandonnés.

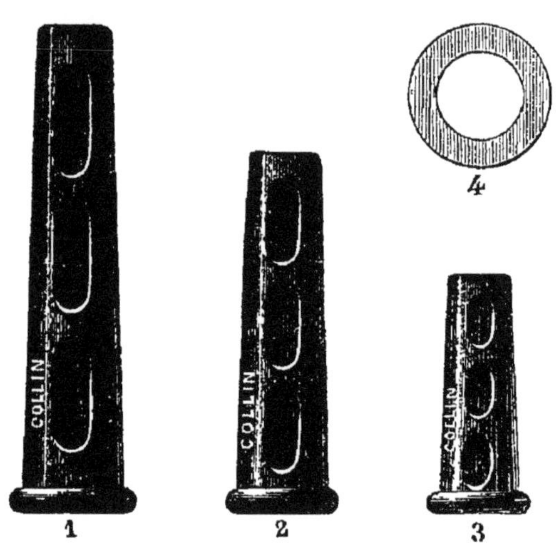

Drains en caoutchouc durci du Dr Lucas-Championnière.

Les mèches de gaze forment le matériel le plus divers. On emploie des substances différentes ou on leur donne des formes spéciales suivant les indications individuelles.

A ce matériel nous devons appliquer les principes que nous adaptons à tous les objets qui viennent en contact avec les plaies. C'est du reste la raison d'être, ce qu'il y a de nouveau dans les visées chirurgicales modernes; car la mèche et les drains eux-mêmes ne font que renouveler les tentes des chirurgiens anciens qui avaient eu une sorte de vision de leur utilité et de leurs propriétés nécessaires. Non seulement leurs tentes donnaient issue aux liquides qui étaient exsudés par la plaie et évacuaient le sang ; mais soucieux d'exercer une action topique par ces tentes, ils les enduisaient de substances destinées à favoriser la réparation des plaies dont ils ne connaissaient guère la théorie, mais qu'ils savaient influencée par le contact de ces substances dites alors *cicatrisantes*, appartenant toutes à la catégorie de celles que nous appelons antiseptiques.

TABLE DES MATIÈRES

VI

VII

VIII

IX

X

XI

XII

XIII

XIV

XV

XVI

XVII

XVIII

XIX

XX

MAYENNE, IMPRIMERIE CH. COLIN

www.ingramcontent.com/pod-product-compliance
Ingram Content Group UK Ltd.
Pitfield, Milton Keynes, MK11 3LW, UK
UKHW012145240726
13966UKWH00001B/154